Ernst Wilhelm Baader (1892-1962) und die Arbeitsmedizin
im Nationalsozialismus

Medizingeschichte im Kontext

Herausgegeben von
Karl-Heinz Leven, Mariacarla Gadebusch Bondio,
Hans-Georg Hofer und Cay-Rüdiger Prüll

Begründet als Freiburger Forschungen
zur Medizingeschichte von Ludwig Aschoff,
fortgesetzt von Eduard Seidler

Band 18

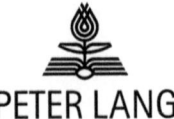

PETER LANG
Frankfurt am Main · Berlin · Bern · Bruxelles · New York · Oxford · Wien

Philipp Rauh / Karl-Heinz Leven

Ernst Wilhelm Baader (1892–1962) und die Arbeitsmedizin im Nationalsozialismus

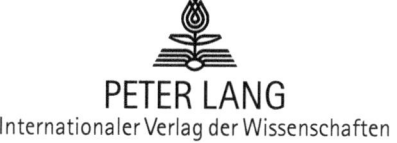

PETER LANG
Internationaler Verlag der Wissenschaften

Bibliografische Information der Deutschen Nationalbibliothek
Die Deutsche Nationalbibliothek verzeichnet diese Publikation
in der Deutschen Nationalbibliografie; detaillierte bibliografische
Daten sind im Internet über http://dnb.d-nb.de abrufbar.

Gedruckt mit Unterstützung der Ernst Wilhelm Baader-Stiftung
und der Deutschen Gesellschaft für Arbeitsmedizin
und Umweltmedizin e. V. (DGAUM).

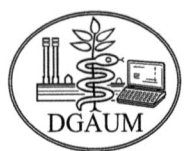

Umschlaggestaltung:
© Olaf Glöckler, Atelier Platen, Friedberg

Umschlagabbildung:
Ernst Wilhelm Baader in Hamm,
Gemälde von Bert Heller (1912-1970),
Bundesanstalt für Arbeitsschutz
und Arbeitsmedizin (BAuA), Berlin

ISSN 1437-3122
ISBN 978-3-631-64327-3 (Print)
E-ISBN 978-3-653-03320-5 (E-Book)
DOI 10.3726/ 978-3-653-03320-5

© Peter Lang GmbH
Internationaler Verlag der Wissenschaften
Frankfurt am Main 2013
Alle Rechte vorbehalten.

Das Werk einschließlich aller seiner Teile ist urheberrechtlich
geschützt. Jede Verwertung außerhalb der engen Grenzen des
Urheberrechtsgesetzes ist ohne Zustimmung des Verlages
unzulässig und strafbar. Das gilt insbesondere für
Vervielfältigungen, Übersetzungen, Mikroverfilmungen und die
Einspeicherung und Verarbeitung in elektronischen Systemen.

www.peterlang.de

Inhaltsverzeichnis

Geleitwort des Präsidenten der Deutschen Gesellschaft
für Arbeitsmedizin und Umweltmedizin 9

Vorwort der Autoren 11

Abkürzungsverzeichnis und Benutzungshinweise 13

1. Einleitung: „Allgemeiner Rückzug vom Tatort" und
„Vergangenheitsbewältigung" 15
    Vorgehensweise und Methodik 21
    Biographischer Ansatz und Sozialgeschichte 22
    Forschungsstand 25
    Quellen 28

2. Zur Geschichte der Arbeits- und Leistungsmedizin 30
    Begriffsklärung: „Arbeitsmedizin" und „Leistungsmedizin" 30
    2.1 Die Anfänge im Kaiserreich 31
    Der Gewerbearzt Franz Koelsch 33
    Der Sozialmediziner Ludwig Teleky 36
    2.2 Erster Weltkrieg 40
    2.3 Weimarer Republik 42
    Die Berufskrankheitsverordnung von 1925 43
    Das Kaiser-Wilhelm-Institut für Arbeitsphysiologie 47

3. „Erreicht werden muß ein ungeheuer fanatischer Wille, stark und gesund zu sein" – NS-Leistungsgedanke und Arbeitsmedizin 50

3.1 „Oberstes Gesetz im Dienste der Volksgemeinschaft" 50
3.2 Die Arbeits- und Leistungsmedizin im Nationalsozialismus 55
Die Gesundheitswesen der Deutschen Arbeitsfront 56
„Gesundheitsführung" im Betrieb 58
Der Ausbau des vertrauensärztlichen Dienstes 61
Neue arbeits- und leistungsmedizinische Hierarchien 65

4. Ernst Wilhelm Baader im Nationalsozialismus 68

4.1 Person und Werdegang 69
Ärzteschaft und Nationalsozialismus 74
4.2 Baaders Jahre in Berlin-Neukölln (1933-1940) 76
Ein Land der unbegrenzten Möglichkeiten – Baader in den Jahren 1933/34 76
Mehr Schein als Sein? – Das Universitätsinstitut für Berufskrankheiten 79
4.3 Weltanschauung oder Karrierestreben? Der Parteigenosse E.W. Baader 86
Die Anziehungskraft des nationalen Sozialismus 88
Sozialdarwinismus und Rassenhygiene 91
4.4 Intrigen und Beurteilungen – Baader aus Sicht von Kollegen, Partei und Wissenschaft 93
Baader gegen Bartels - Ein arbeitsmedizinisches Duell ohne Sieger 93
Beurteilungen – E.W. Baader aus Sicht von Partei und Wissenschaft 98

4.5 Kosmopolit oder Antisemit? Baader und der staatlich
sanktionierte Rassismus 101

Ernst Wilhelm Baader und Ludwig Teleky 108

4.6 Baaders Beitrag zur Implementierung des
leistungsmedizinischen Paradigmas 121

Baader als Beratender Arzt der Hitler-Jugend 121

Simulantenjagd 130

5. E.W. Baader bei der Wehrmacht 136

5.1 Der Westfeldzug 139

Belgien unter dem Hakenkreuz 146

5.2 Baader als Beratender Internist des Heeres 148

5.3 Baader und die „Hölle von Breendonk" 154

6. Ernährungswissenschaftliche Humanexperimente 165

Der Stellvertreter: Dr. Paul Rössing 165

6.1 Versuche mit Nicobion an sowjetischen
Zwangsarbeitern 167

Zwangsarbeit in Berlin 167

Die Versuchsreihe 172

Ernährungsphysiologische Menschenversuche bei der
Wehrmacht 177

Die Krautaktion 180

Medizinhistorische Einordnung der Nicobion-Versuche 181

Forschungslücken 187

7. Die Stunde Null? Ernst Wilhelm Baader und die Arbeitsmedizin nach 1945 189

Das Entnazifizierungsverfahren gegen Baader 189
Baader als Honorarprofessor an der Universität Münster 199
Auf dem Gipfelpunkt – Baader als arbeitsmedizinischer Entwicklungshelfer 205
Baader und die Verleihung des Bundesverdienstkreuzes 213

8. Ernst Wilhelm Baader und die Arbeitsmedizin im Nationalsozialismus: Ein Resümee 219

Quellen und Literatur 224

Archivalien 224
Literatur 227

Abbildungsnachweise 253

Personenregister 255

Geleitwort des Präsidenten der Deutschen Gesellschaft für Arbeitsmedizin und Umweltmedizin

„Grenzwerte" spielen in der Fachdisziplin Arbeits- und Umweltmedizin eine große Rolle; ab welcher Konzentration schadet eine Substanz oder Strahlung, gibt es überhaupt einen „Grenzwert", oder ist jede Exposition mit einem (messbaren) Gesundheitsrisiko verbunden? Die Geschichte der Arbeits- und Umweltmedizin kann auch als zunehmender Aufklärungsprozess über die allgegenwärtigen Belastungen am Arbeitsplatz und in der Umwelt gelesen werden. Zu diesen „Belastungen", nun in einem übertragenen Sinn, gehören auch historische Tatsachen und Entwicklungen. Insbesondere im Umgang mit der NS-Vergangenheit hat sich in den letzten Jahrzehnten eine differenzierte Wahrnehmung von „Belastungen" und Überschreitung von „Grenzwerten" entwickelt.

Die *Deutsche Gesellschaft für Arbeits- und Umweltmedizin* (DGAUM) hat, formal betrachtet, keine NS-Vergangenheit, da sie 1962 gegründet wurde. Allerdings hatten ihre prägenden Gestalten, insbesondere Ernst Wilhelm Baader, auf dessen persönliche Initiative die Gründung zurückging, einen Teil ihres Berufslebens während der NS-Zeit verbracht. Nun erhebt sich auch hier die Frage der „Grenzwerte" und ihrer Überschreitung. Die allgemein tragende Rolle der Medizin – Strukturen, Personen und wissenschaftliche Inhalte – für die NS-Diktatur ist in den zurückliegenden Jahrzehnten durch die Medizingeschichte im In- und Ausland differenziert herausgearbeitet worden. Für viele Handlungsfelder, insbesondere die spektakulären Medizinverbrechen, liegen seit längerem eingehende Forschungen vor. Hier sind eindeutige Grenzüberschreitungen offenkundig geworden: Ärzte im Dienst einer totalitären Ideologie, Haltungen und Handlungen, die dem Heilauftrag der Medizin diametral zuwider liefen.

Andere Bereiche der Medizin im Nationalsozialismus sind erst in der jüngeren Vergangenheit in den Blick geraten. Jenseits klarer Unterscheidungen von „schwarz" und „weiß" gibt es eine weite Grauzone, in der sich Ärzte als Gesundheitsfunktionäre, Wissenschaftler und Sanitätsoffiziere bewegten. Hier gilt das historische Interesse den Handlungsspielräumen und Optionen, die den Angehörigen eines Eliteberufs gegeben waren. In diesem Kontext ist auch die NS-Vergangenheit der deutschen Arbeitsmedizin zu sehen. Paradigmatisch ist die Leitgestalt E.W. Baader, der für die Entstehung der DGAUM entscheidend wurde und durch eine gleichnamige Stiftung bis heute wissenschaftlich weiterwirkt.

In den vergangenen Jahren regte sich unter den Mitgliedern der DGAUM verschiedentlich das Interesse an einer genaueren Beschäftigung mit E.W. Baader in der NS-Zeit; erste Darstellungen, die auf größtenteils veröffentlichten Quellen beruhten, ließen ihn als belastet erscheinen. Der Vorstand der DGAUM hat sowohl die Notwendigkeit einer vertieften Beschäftigung mit E.W. Baader erkannt, als auch den vielfach erkennbaren Wunsch der Mitglieder der DGAUM aufgenommen. Eine differenzierte Auseinandersetzung mit der NS-Vergangenheit lässt die Phase der Verdrängung hinter sich und stärkt das Selbstverständnis des Faches und seiner Fachgesellschaft. Die historische Darstellung lässt zudem Opfer und verschüttete Alternativen hervortreten, zeigt somit die Brüchigkeit vermeintlich fest gefügter Strukturen in einer bestimmten geschichtlichen Konstellation.

Die Medizinhistoriker Karl-Heinz Leven und Philipp Rauh vom Institut für Geschichte und Ethik der Medizin der Universität Erlangen-Nürnberg erklärten sich auf Anfrage der DGAUM bereit, das Thema „Ernst Wilhelm Baader (1892-1962) und die Arbeitsmedizin im Nationalsozialismus" im Rahmen eines medizinhistorischen Forschungsprojekts zu bearbeiten. Hierzu haben sie umfangreiche Quellenrecherchen in verschiedenen Archiven durchgeführt und die bislang vorliegende Literatur kritisch herangezogen. Die darauf fußende Darstellung – das vorliegende Buch – als „Abschlussbericht" ihres Forschungsprojekts entwirft ein differenziertes Bild von E.W. Baader und sei hiermit insbesondere den Mitgliedern der DGAUM zur kritischen Lektüre vorgelegt.

Erlangen, 9. März 2013   Prof. Dr. Hans Drexler, Präsident der DGAUM

Vorwort der Autoren

Die deutsche Medizin in der Zeit des Nationalsozialismus steht seit der Mitte der 1980er Jahre im Fokus der akademischen Medizingeschichte. Eine „Vergangenheitsbewältigung", was immer dieser Begriff auszusagen versucht, gehörte niemals zum Programm der professionellen Geschichtswissenschaft und ist dort weder möglich noch wünschenswert.[1] In Forschung und Lehre ist die universitäre Medizingeschichte bestrebt, zahlreiche Themenfelder der Medizin in der NS-Zeit, Medizin hier verstanden als die Gesamtheit aller Phänomene von Gesundheit, Krankheit, Heilung im wissenschaftlichen, sozialen, politischen und ideologischen Kontext, kritisch darzustellen und zu analysieren.

Ausgangspunkt des vorliegenden Buches war im Frühjahr 2011 der Wunsch des Vorstands der *Deutschen Gesellschaft für Arbeitsmedizin und Umweltmedizin e.V.* (DGAUM) an die Autoren, das Wirken von Ernst Wilhelm Baader (1892-1962) kritisch zu untersuchen. Kurz zuvor war eine materialreiche Studie der Arbeitsmedizinerin Gine Elsner (Frankfurt) erschienen, die die Karriere Baaders während der NS-Zeit erstmals in einem weiteren Kontext beleuchtete und uns wichtige Anregungen gab.[2]

Indem die *E.W. Baader-Stiftung* und die DGAUM Mittel bereitstellten, wurde es möglich, ein historisches Forschungsprojekt durchzuführen, das in zahlreichen Archiven neues Quellenmaterial zum Thema „E.W. Baader in der NS-Zeit" entdecken konnte. Es ist den Autoren eine angenehme Pflicht, für die Förderung und die vielfältigen Anregungen, Hilfestellungen und Hinweise zu danken, die wir erfahren haben. An erster Stelle geht ein herzlicher Dank an die DGAUM, insbesondere an deren Präsidenten Professor Dr. Hans Drexler (Erlangen) und seinen Vorgänger in diesem Amt Professor Dr. Stephan Letzel (Mainz); sie haben in Abstimmung mit dem Vorstand und den Mitgliedern ihrer Fachgesellschaft das Forschungsprojekt initiiert und zu jeder Zeit die Autoren vorbehaltlos und nachdrücklich unterstützt. Der E.W. Baader-Stiftung, namentlich Frau Doris Zirkler (Deutsches Stiftungszentrum, Essen), danken wir für die großzügige Förderung und die stets erfreuliche Zusammenarbeit. An der Bundesanstalt für Arbeitsschutz und Arbeitsmedizin (BAuA, Berlin) waren Sabine Cobien, Professor Dr. Hans-Martin Hasselhorn, Anne Dorothee Hölke, Professor Dr. Fritz-Klaus Kochan und Dr. Ulrich Zumdick außerordentlich hilfsbereit gegenüber unseren Wünschen und

---

[1] LABISCH, Juristisches Urteilen – historisches Urteilen (2003), S. 427 formulierte pointiert: „Das Wort ´historisch bewältigen´ wird in der Umgangssprache häufig so verstanden, als ob man etwas ´in der Geschichte ablegen´ könne."
[2] ELSNER, Schattenseiten einer Arztkarriere (2011).

Anfragen. Professor Dr. Volker Harth (Homburg/Saar), unterstützt von Karin Schiestel-Stammwitz, stellte uns eine Abbildung eines Porträts von E.W. Baader zur Verfügung. Kunsthistorischen Sachverstand zu den Porträts von E.W. Baader ließen PD Dr. Thomas Flum (Universität Freiburg) und Dr. Eckhard Kluth, Kustos für den Kunstbesitz der Universität Münster, einfließen. Professor Dr. Dietrich Milles (Bremen) überließ uns freundlicherweise Photographien von Gisella und Ludwig Teleky. Für einen aufschlussreichen Meinungsaustausch danken wir Professor Dr. Gine Elsner (Frankfurt). Zahllosen Mitarbeiter/Innen der besuchten Archive und Bibliotheken kann hier nur anonym und summarisch gedankt werden.

Von Kolleginnen und Kollegen aus der Medizingeschichte empfingen wir vielfache Anregungen und Hinweise, so von PD Dr. Fritz Dross (Erlangen), Professor Dr. Mariacarla Gadebusch-Bondio (München), PD Dr. Hans-Georg Hofer (Bonn), Dipl. Bibl. Dagmar Loch (Mainz), Dr. Nadine Metzger (Erlangen), Professor Dr. Cay-Rüdiger Prüll (Mainz), Professor Dr. Volker Roelcke (Gießen), Maria Schneider, M.A. (Berlin), Professor Dr. Eduard Seidler (Freiburg), Dr. Peter Steinkamp (Ulm), Dr. Sascha Topp (Gießen) und Professor Dr. Peter Voswinckel (Berlin).

Dr. Clemens Wachter, Leiter des Universitätsarchivs Erlangen, stand uns mit Rat und Tat wie stets zur Seite, ebenso Sigrid Kohlmann von der Handschriftenabteilung/ Graphischen Sammlung der Universitätsbibliothek Erlangen. Die Nichte Ernst Wilhelm Baaders, Frau Dr. med. Ingrid Möllhof-Mylius (Wiesloch), meldete sich spontan bei uns, nachdem sie von dem Projekt erfahren hatte. Sie berichtete mündlich über ihren Onkel, den sie in den Jahren nach 1945 näher kennen gelernt hatte und stellte uns dankenswerterweise wertvolle Photographien und Briefe E.W. Baaders aus der Nachkriegszeit zur Verfügung, die – mit jeweiligem Einzelnachweis – hier verwendet wurden.

Die technische Organisation des Forschungsprojekts lag in den bewährten Händen von Renate Rittner (Erlangen); die studentischen Hilfskräfte Philipp Rath, Martina Rummel und Theresa Schulte halfen unermüdlich. Dr. Angelika Kretschmer, Bibliothekarin des Erlanger Instituts und ihre studentischen Mitarbeiterinnen Anna Binde, Tanja Jacobs und Caroline Lazarovici erfüllten alle Bücher- und Aufsatzwünsche in Rekordzeit. Cornelia Geisler beteiligte sich umsichtig an der Schlussredaktion, fertigte das Register an und übernahm mit ruhiger Hand das Layout des Buches. Dr. Kurt Wallat vom Verlag Peter Lang betreute in langjährig erprobter Zusammenarbeit die Drucklegung des Werkes.

Erlangen, 29. März 2013   Philipp Rauh und Karl-Heinz Leven

Abkürzungsverzeichnis und Benutzungshinweise

Quellen und Literatur werden in den Fußnoten des Buches abgekürzt zitiert unter Verwendung der nachstehenden allgemeinen Abkürzungen. Titel der Forschungsliteratur werden mit AUTORENNAMEN, Kurztitel und Erscheinungsjahr zitiert; die vollständige Angabe findet sich im alphabetisch geordneten Literaturverzeichnis.
    Beispiel: WEINREICH, Hitler´s Professors (1946) = WEINREICH, M. (1946), Hitler´s Professors. The Part of Scholarship in Germany´s Crimes Against the Jewish People. Yiddisch Scientific Institute (YIVO). New York.

BAuA	Bundesanstalt für Arbeitsschutz und Arbeitsmedizin
BAB	Bundesarchiv Berlin
BAL	Bundesarchiv Ludwigsburg
BA-MA	Bundesarchiv-Militärarchiv Freiburg
BDC	Berlin Document Center
DAF	Deutsche Arbeitsfront
DGGH	Deutsche Gesellschaft für Gewerbehygiene
DVP	Deutsche Volkspartei
Gestapo	Geheime Staatspolizei
HJ	Hitler-Jugend
HU-Archiv	Archiv der Humboldt-Universität zu Berlin
KWI	Kaiser-Wilhelm-Institut
KZ	Konzentrationslager
LAB	Landesarchiv Berlin
NRW-Landesarchiv	NRW-Landesarchiv, Abteilung Rheinland in Düsseldorf
NSDÄB	Nationalsozialistischer Deutscher Ärztebund
NSDAP	Nationalsozialistische Deutsche Arbeiterpartei
NSDDB	Nationalsozialistischer Deutscher Dozentenbund

OPG	Oberstes Parteigericht der NSDAP
Pg.	Parteigenosse, Mitglied der NSDAP
RAM	Reichsarbeitsministerium
REM	Reichsministerium für Wissenschaft, Erziehung und Volksbildung
RGBl.	Reichsgesetzblatt
SA	Sturmabteilung
SD	Sicherheitsdienst
Sipo	Sicherheitspolizei
SS	Schutzstaffel
UAM	Universitätsarchiv Münster
WMA	World Medical Association/Weltärztebund (Genf)
ZBZ	Zentralbibliothek Zürich

1. Einleitung: „Allgemeiner Rückzug vom Tatort" und „Vergangenheitsbewältigung"

> „Im Gedächtnis der Menschheit hat es einige Dschingis Khans und einige Eugen Fischers gegeben, aber niemals zuvor hatte ein Dschingis Khan einem Eugen Fischer die Hand gereicht."[3]

Im Frühjahr 1946 veröffentlichte Max Weinreich (1894-1969), erster Direktor des 1925 in Berlin gegründeten *Jiddischen Wissenschaftlichen Instituts* (YIVO) sein Buch „Hitler´s Professors. The Part of Scholarship in Germany´s Crimes Against the Jewish People". Max Weinreich, ursprünglich Philologe, hatte in St. Petersburg, Berlin und Marburg studiert, bevor er Lehrer in Wilna wurde; 1940 konnte er sich in die USA retten und erhob die New Yorker Zweigstelle des YIVO zum Hauptsitz.[4] In seinem Buch „Hitler´s Professors" wählte Weinreich im Anschluss an eine akribische Quellenauswertung den eingangs zitierten historischen Vergleich, um der Öffentlichkeit einen Eindruck von der Monstrosität der gerade erst im Ansatz aufgedeckten Verbrechen des NS-Staates zu geben: Er setzte den Menschenschlächter Hitler, hier als „Dschingis Khan" apostrophiert, mit dem Wissenschaftler Eugen Fischer in Beziehung. Eugen Fischer (1874-1967), einer der führenden Rassenhygieniker und Anthropologen während der NS-Zeit, war Direktor des Kaiser-Wilhelm-Instituts für Anthropologie, menschliche Erblehre und Rassenhygiene von 1927 bis 1942 gewesen.[5] Diese historisch singuläre Zusammenarbeit von Rassenhass und (Natur-)Wissenschaft, so Weinreichs These, führte zu den Menschheitsverbrechen des Nationalsozialismus.

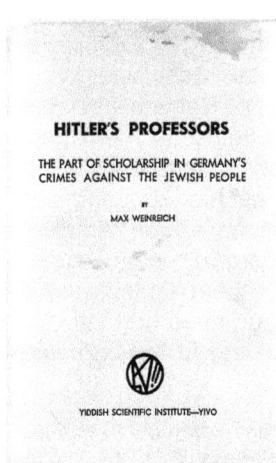

Abb. 1 Max Weinreich, „Hitler´s Professors", 1946, Außentitel

---

[3] "There were in the memory of mankind Jenghiz Khans and Eugen Fischers but never before had a Jenghiz Khan joined hands with an Eugen Fischer", so WEINREICH, Hitler´s Professors (1946), S. 240; parallel zu dieser englischen Ausgabe war das Buch auch in jiddischer Sprache erschienen.

[4] APTROOT/GRUSCHKA, Jiddisch (2010), S. 141; 163.

[5] GESSLER, Eugen Fischer (2000); LÖSCH, Rasse als Konstrukt (1997).

Weinreichs selten zitiertes Buch „Hitler's Professors", 1946 noch während des laufenden Nürnberger Hauptkriegsverbrecherprozesses erschienen, basierte größtenteils auf in der NS-Zeit veröffentlichter deutscher politischer und wissenschaftlicher Literatur, darüber hinaus auf einzelnen von den Alliierten bereits aufgefundenen Dokumenten. Die Kernaussage des Buches war, dass die deutsche Wissenschaft und ihre Repräsentanten nahezu aller Disziplinen in die Unrechtstaten des NS-Regimes gegen die Juden strukturell verwickelt waren, ja diese mit ermöglicht hatten; diese Schlussfolgerung Weinreichs steht bis heute unwiderlegt und unwiderlegbar.[6] Bemerkenswerterweise führte Weinreich diesen Beweis bereits als Zeitzeuge des NS-Staates und auf der Basis allgemein zugänglichen Quellenmaterials. Er betonte zudem, dass die deutsche Öffentlichkeit von den Verbrechen des NS-Staates Kenntnis gehabt hatte.[7]

Die plausible These Weinreichs, die heute Handbuchwissen ist, dass nämlich breite Kreise der Wissenschaft das NS-Regime (unter-)stützten, war über Jahrzehnte in Deutschland eine Mindermeinung gewesen. Eigentümlicherweise trug der *Nürnberger Ärzteprozess* (1946/47), der zahllose Verbrechen gegen die Menschlichkeit und Kriegsverbrechen von NS-Ärzten aufdeckte, dazu bei, die zwingende Schlussfolgerung, dass die deutsche Ärzteschaft strukturell in das NS-Regime eingebunden gewesen war, zu verdrängen. Dieser für die deutsche Nachkriegsgeschichte charakteristische Vorgang der „Vergangenheitsbewältigung", in der Forschung oft beschrieben und analysiert, sei hier kurz skizziert.[8] Die (provisorische) Vertretung der (west-)deutschen Landesärztekammern entsandte eine Ärztedelegation nach Nürnberg, um den Ärzteprozess vor dem amerikanischen Militärgericht zu beobachten, direkte Nachrichten darüber in die ärztliche Fachpresse zu geben und einer befürchteten „Kollektivschuldthese" hinsichtlich der Ärzte frühzeitig begeg-

---

[6] *"German scholarship provided the ideas and techniques which led to and justified the unparalled slaughter"*, so WEINREICH, Hitler's Professors (1946), S. 6; der letzte Satz seines Buches lautete: *"Before the world's conscience, German scholarship stands convicted."* (Ebd., S. 242).

[7] WEINREICH, Hitler's Professors (1946), 201: *„The crimes were of such widespread nature that the German public could not have avoided knowledge of them"*.

[8] Zum Umgang mit der NS-Vergangenheit generell siehe FREI, Vergangenheitspolitik (1996); weiterhin: FISCHER/LORENZ, Lexikon der „Vergangenheitsbewältigung" (2007); EITZ/STÖTZEL, Wörterbuch der Vergangenheitsbewältigung (2007/2009). Zum Ärzteprozess und seinen Folgen vgl. PETER, Der Nürnberger Ärzteprozess (1994); WEINDLING, Zur Vorgeschichte des Nürnberger Ärzteprozesses (2001); LEVEN, „Diese gelassene Verleugnung von Schuld" (2002), S. 17-26 und jetzt WEINDLING, Der Nürnberger Ärzte-Prozess (2013).

nen zu können. Der Heidelberger Privatdozent für Neurologie Alexander Mitscherlich (1908-1982) übernahm mit seinem Schüler, dem Medizinstudenten Fred Mielke (1922-1959), die Hauptarbeit;[9] aus ihrer Arbeit ging – in zwei aufeinander folgenden Auflagen (1947 und 1949) – die kommentierte Dokumentensammlung hervor, die bis heute den Gesamteindruck des Ärzteprozesses maßgeblich prägt.[10] Mitscherlich beklagte in Aufsätzen, die er während des Prozesses veröffentlichte, das mangelnde Interesse der deutschen Öffentlichkeit und der Ärzteschaft, sich mit den NS-Verbrechen überhaupt zu befassen.[11] Gleichwohl erwartete er, zumindest mit der Dokumentensammlung „Wissenschaft ohne Menschlichkeit" (1949) eine Selbstbesinnung der deutschen Ärzteschaft anzustoßen. Allerdings trat zunächst genau das Gegenteil ein; die Standesvertretung wertete sein Buch als „Abschlussbericht" und erklärte öffentlich, nur eine geringe Zahl („350") ärztlicher Verbrecher sei für die NS-Medizinverbrechen verantwortlich gewesen, während die größte Zahl der übrigen Ärzte „ihre Pflichten getreu den Forderungen des Hippokratischen Eides erfüllt, von den Vorgängen nicht gewußt und mit ihnen nicht im Zusammenhange gestanden" habe.[12] Die erwähnte Zahl von „350" hatten Mitscherlich/Mielke übrigens selbst in ihrem Bericht als unmittelbar an den Verbrechen Beteiligte angeführt.

Mitscherlich, der aus seinem moralischen Standpunkt kein Hehl machte und selbstbewusst sämtliche Konflikte durchstand, wurde zu einer Art Feindbild zahlreicher etablierter Ordinarien. In einer seltsamen Frontwendung der deutschen Ärzteschaft wurde Mitscherlich, der die schlechte Nachricht vom Nürnberger Ärzteprozess überbrachte, zum Sündenbock, da er schonungslos auf die Beteiligung der Ärzte an der NS-Rassen- und Vernichtungspolitik hinwies. Diese Wahrheit wollte niemand hören, insbesondere kein ärztlicher Standesvertreter oder Universitätsprofessor. Nicht die NS-Vergangenheit der Medizin belastete das

---

[9] Zu Mitscherlichs Rolle beim Nürnberger Ärzteprozess siehe WEINDLING, Alexander Mitscherlich (2003); DEHLI, Leben als Konflikt (2007), S. 145-175; FREIMÜLLER, Alexander Mitscherlich (2007), S. 97-133; HOYER, Im Getümmel der Welt (2008), S. 376-415.

[10] MITSCHERLICH/MIELKE, Das Diktat der Menschenverachtung (1947); MITSCHERLICH/MIELKE, Wissenschaft ohne Menschlichkeit (1949); ab 1960 erschien die Neuauflage der Ausgabe von 1949: MITSCHERLICH/MIELKE, Medizin ohne Menschlichkeit (1960).

[11] Mitscherlich konstatierte Anfang 1947 sarkastisch: „*Es hat ein allgemeiner Rückzug vom Tatort eingesetzt, wie er für die ganze Denazifizierung charakteristisch ist. Er stellt die letzte koordinierte Bewegung des Nazitums dar.*" Zitiert nach FREIMÜLLER, Alexander Mitscherlich (2007), S. 104.

[12] So die Arbeitsgemeinschaft der Westdeutschen Ärztekammern im Vorwort zu MITSCHERLICH/MIELKE, Wissenschaft ohne Menschlichkeit (1949), S. vii.

Gewissen des ärztlichen Standes, sondern das Auftreten des vermeintlichen „Nestbeschmutzers" Mitscherlich. Mit dieser Haltung stand die deutsche Ärzteschaft in einem politischen und gesamtgesellschaftlichen Konsens; der Politikwissenschaftler und Journalist Dolf Sternberger (1907-1989) monierte 1949 eine „vitale Vergeßlichkeit" der deutschen Gesellschaft.[13] Mit Gründung der Bundesrepublik Deutschland und der Wiedererlangung einer staatlichen (Teil-) Souveränität im Jahr 1949 begannen Versuche, die alliierten „Entnazifizierungsmaßnahmen" und politischen Säuberungen rückgängig zu machen und die Betroffenen zu rehabilitieren, ein Prozess, den Norbert Frei sarkastisch als „Bewältigung der frühen NS-Bewältigung" bezeichnet hat.[14] Für die Gesamtheit der politischen Aktionen, Gesetzgebungsmaßnahmen, Strafmaßnahmen gegen einzelne NS-Täter, öffentlichen Bekundungen, die sich um die „Bewältigung" der NS-Vergangenheit entspannen, prägte Norbert Frei (1996) den Begriff der *„Vergangenheitspolitik"*.[15] Eine derartige Vergangenheitspolitik war auch im Gebiet der Medizin wirksam, indem in den frühen Jahren und Jahrzehnten nach 1945 die Erinnerung an die NS-Vergangenheit der Medizin und des Gesundheitswesens verdrängt wurde, belastete und schwer belastete Ärzte ihre Karrieren in größerer Zahl ungebrochen fortsetzen konnten.[16]

Die Frage des Umgangs mit der NS-Vergangenheit ist, im Unterschied zu vielen anderen Epochen der Medizingeschichte, stets *„kein bißchen akademisch"* gewesen, denn sie führt, so Norbert Frei, *„mitten in die Debatte über das Selbstverständnis eines Staates, der sich seit seiner Gründung nicht zuletzt als Antwort auf die Herausforderung des Nationalsozialismus begreift."*[17] Die Verdrängung der NS-Vergangenheit konnte somit auch im Bereich der Medizin bzw. deren Standesvertretung nicht dauerhaft wirken, auch wenn Alexander Mitscherlich den epochalen Stimmungsumschwung nicht mehr erleben sollte. Erst über eine Generation nach seinem Wirken beim Nürnberger Ärzteprozess, mit Beginn der 1980er Jahre, begann unter äußerem Druck ein Umdenkprozess auf der Ebene der Landesärztekammern und der Bundesärztekammer als ärztli-

---

[13] FREI, Vergangenheitspolitik (1996), S. 15; hierzu jetzt auch URBAN, Kollektivschuld durch die Hintertür (2013).
[14] FREI, Vergangenheitspolitik (1996), S. 13; zum Begriff der „Vergangenheitsbewältigung" vgl. EITZ/STÖTZEL, Wörterbuch der Vergangenheitsbewältigung, Bd. 1 (2007), S. 601-617.
[15] Zahlreiche Aspekte dieses Phänomens, jeweils in Form von Nachschlagewerken, dargestellt in FISCHER/LORENZ, Lexikon der „Vergangenheitsbewältigung (2007) und EITZ/STÖTZEL, Wörterbuch der Vergangenheitsbewältigung, (2007/2009).
[16] OEHLER-KLEIN/ROELCKE, Einführung (2007).
[17] FREI, Vergangenheitspolitik (1996), S. 7.

chen Standesvertretungen; seit Ende der 1980er Jahre nehmen die Landesärztekammern und die Bundesärztekammer die Forschungen zur NS-Medizin nicht nur interessiert zur Kenntnis, sondern förderten sie auch – bis heute – aktiv.[18]

Die Bearbeitung der NS-Vergangenheit der Medizin hat vielfältige Aspekte; standen anfangs die medizinischen Verbrechen im Zentrum des Interesses, so hat sich das Forschungsfeld in den vergangenen Jahrzehnten stark verbreitet und ausdifferenziert.[19] So erschienen Arbeiten zur Entwicklung einzelner medizinischer Fakultäten[20] und wichtiger Forschungseinrichtungen.[21] Seit den 1990er Jahren begannen die medizinischen Fachgesellschaften, sich mit ihrer NS-Geschichte zu befassen. Eine verblüffende Kontinuität von Karrieren und Strukturen nach 1945 lässt sich für nahezu alle Fachbereiche erkennen, auch für diejenigen, die inhaltlich eng und spezifisch mit der NS-Ideologie verflochten waren, wie das Beispiel der Rassenhygiene/Eugenik bzw. Anthropologie erweist.[22] Die allgemeine Strategie der Selbstentschuldigung, wenn eine solche nach 1945 überhaupt für notwendig befunden wurde, bestand in der Behauptung, die wissenschaftliche Medizin sei während der NS-Zeit durch die Ideologie geknechtet gewesen und mit dem Untergang des NS-Staates wieder „freie" und „wahre" Wissenschaft geworden.[23] Diesem exkulpatorischen Selbstbild zufolge wäre eine „wahre" Wissenschaft grundsätzlich „ethisch gut", könnte demnach keinerlei innere Verbindung zu einer totalitären Ideologie aufweisen. Viele Hochschullehrer gaben daher, etwa in den sog. „Entnazifizierungsverfahren" an, während der NS-Zeit in einer Art inneren Widerstands verharrt zu haben. Dieses verbreitete Selbstbild erklärt recht gut, warum in den Fachgesellschaften

---

[18] Erstmals mit der Publikation von BLEKER/JACHERTZ (1993) (erste Aufl. 1989), vgl. JÜTTE et al., Medizin und Nationalsozialismus (2011), S. 311-323.
[19] Präziser Überblick über den Forschungsstand jetzt bei ROELCKE, Medizin im Nationalsozialismus (2012).
[20] Erstmals durch Eduard Seidler für Freiburg im Jahr 1991, vgl. SEIDLER/LEVEN, Die Medizinische Fakultät Freiburg (1991/2007).
[21] Siehe SCHMUHL, Grenzüberschreitungen (2005) über das Kaiser-Wilhelm-Institut für Anthropologie, menschliche Erblehre und Rassenhygiene und HINZ-WESSELS, Das Robert-Koch-Institut im Nationalsozialismus (2008).
[22] Vgl. WEINGART/KROLL/BAYERTZ, Rasse, Blut und Gene (1992), S. 534.
[23] Ebd. S. 533: „Obgleich gerade die nationalsozialistische Erfahrung die szientistische Illusion der Wesensgleichheit von Moralität und Wahrheit zerstört hat, hat sie ihre Funktion für eine selbstimmunisierende Apologie der Wissenschaft noch behalten können." Vgl. zum „Szientismus" auch SCHÖTTLER, Szientismus (2012).

Karrieren ungebrochen fortgesetzt und Ehrenmitgliedschaften für NS-belastete Fachkollegen verliehen wurden.[24]

Die *Deutsche Gesellschaft für Kinderheilkunde und Jugendmedizin* war die erste Fachgesellschaft, die einen Hauptaspekt der Fachgeschichte in der NS-Zeit, Entrechtung, Vertreibung und Ermordung jüdischer Kinderärztinnen und Kinderärzte umfassend durch Eduard Seidler (Freiburg) bearbeiten ließ.[25] Bis zum gegenwärtigen Zeitpunkt sind einige Fachgesellschaften diesem Beispiel gefolgt, so dass u.a. für die Fächer Augenheilkunde, Chirurgie, Frauenheilkunde und Geburtshilfe, Innere Medizin, Psychiatrie, Urologie, Hämatologie und Medizinische Onkologie Forschungsergebnisse vorliegen oder Projekte im Gang befindlich sind.[26]

Die *Deutsche Gesellschaft für Arbeitsmedizin und Umweltmedizin*, die seit 1962 besteht, hat mit Ernst Wilhelm Baader (1892-1962) einen Gründungspräsidenten, der seine prägenden Berufsjahre in der Zeit der Weimarer Republik und der NS-Zeit hatte. Durch die seit 1968 bestehende E.W. Baader-Stiftung, die aus dem Vermögen Baaders und seiner Frau zur Förderung arbeitsmedizinischer Projekte errichtet wurde, weiterhin durch die regelmäßige „E.W. Baader-Gedächtnisvorlesung" anlässlich der Jahrestagung der Deutschen Gesellschaft für Arbeitsmedizin und Umweltmedizin, weiterhin durch den „E.W. Baader-Preis" besteht eine mehr als symbolische Bindung der Fachgesellschaft an E.W. Baader. Die 1962 von Baader gegründete Deutsche Gesellschaft für Arbeitsmedizin hat zwar aus chronologischen Gründen im Wortsinne keine NS-Vergangenheit, allerdings ist sie durch die Person Baaders mit der NS-Zeit direkt verbunden. Baaders Berufsweg während der NS-Zeit und seine Haltung zum Regime wurden im Jahr 2000 von der Frankfurter Arbeitsmedizinerin Gine Elsner problematisiert und in einem Aufsatz dargelegt.[27] Die teilweise kontrovers geführte Debatte innerhalb der Fachgesellschaft mündete in den Wunsch, das Thema durch die professionelle Medizingeschichte bearbeiten zu lassen. Unterdessen legte Gine Elsner 2011 eine Monographie vor, die sich eingehend mit der Rolle Baaders in der NS-Zeit befasste; ihre Darstellung fußte hauptsächlich auf gedruck-

---

[24] OEHLER-KLEIN/ROELCKE, Einführung; vgl. beispielhaft FROBENIUS (2012), BGGF-Ehrenmitglieder und das „Dritte Reich".
[25] SEIDLER, Jüdische Kinderärzte (2007).
[26] Aktuellstes Beispiel ist der jüngst erschienene Band von ANTHUBER/BECKMANN/DIETL/DROSS/FROBENIUS (Hg.), Herausforderungen. 100 Jahre Bayerische Gesellschaft für Geburtshilfe und Frauenheilkunde (2012).
[27] ELSNER, Bemerkungen zu E.W. Baader (2000).

ten Quellen und einzelnen Dokumenten.[28] Zusammenfassend konstatierte sie eine weitgehende Verstrickung Baaders in den NS-Staat und bezweifelte, dass er weiterhin als „Nestor" der deutschen Arbeitsmedizin aufgefasst werden könne.[29] Nunmehr beauftragte der Vorstand der Deutschen Gesellschaft für Arbeitsmedizin und Umweltmedizin das *Institut für Geschichte und Ethik der Medizin* der Universität Erlangen-Nürnberg, Baaders Wirken während der NS-Zeit historisch-kritisch zu untersuchen und monographisch darzustellen. Durch Mittel der E.W. Baader-Stiftung und Eigenmittel der Deutschen Gesellschaft für Arbeitsmedizin und Umweltmedizin wurde dieses Forschungsprojekt ermöglicht. Hierzu waren umfangreiche Recherchen in zahlreichen Archiven notwendig, die 2011/2012 durchgeführt wurden. Die Autoren legten als Zwischenbericht im Frühjahr 2012 eine erste Publikation vor[30]; die vorliegende Studie ist zugleich der Abschlussbericht des Projekts. Auf der Basis sämtlich unveröffentlichter Archivalien entsteht ein differenziertes Bild vom Wirken E.W. Baaders in der NS-Zeit. Hiermit bietet sich für die weitere Erörterung der Problematik eine neue Grundlage.

Vorgehensweise und Methodik

Ziel des Forschungsprojektes war es, den Werdegang des Arbeitsmediziners Ernst Wilhelm Baader im Kontext der Entwicklung seines Faches wissenschaftlich-kritisch zu erforschen. Baaders generelle Haltung zum Nationalsozialismus sowie seine konkreten Handlungen in den Jahren zwischen 1933 und 1945 standen dabei im Zentrum der Betrachtung. Betrachtet man seine Vita im „Dritten Reich", so wird sehr schnell deutlich, wie vielfältig der Arzt Baader tätig war. Dies weist zum einen daraufhin, wie wenig klar definiert und wie unspezifisch die junge Fachdisziplin noch war; zum anderen lässt sich daran ablesen, dass die Arbeitsmedizin zu dieser Zeit noch ein sehr kleines Fachgebiet war – zu klein für den riesigen Aktionsradius E.W. Baaders. Für das Forschungsvorhaben bedeutete dies ausgedehnte, teilweise weit über den genuinen Bereich der Arbeitsmedizin hinausreichende Recherchen. Hierbei konnten einige überraschende Befunde zu Tage befördert werden. Anders formuliert: Zu Beginn des Baader-Projektes haben wir nicht vermuten

---

[28] ELSNER, Schattenseiten einer Arztkarriere (2011); ebd. S. 10f. ein Abriss der Diskussion 2001 innerhalb der Fachgesellschaft über die Notwendigkeit weiterer Forschungen zu Baader in der NS-Zeit.
[29] Vgl. ELSNER, Schattenseiten einer Arztkarriere (2011), S. 147.
[30] LEVEN/RAUH, Ernst Wilhelm Baader (2012); abschließend hierzu auch RAUH/LEVEN, Das Projekt „Ernst Wilhelm Baader". Ergebnisse und Perspektiven (2013).

können, dass uns die Spurensuche bis an die Pforten eines belgischen Konzentrationslagers sowie eines Berliner Zwangsarbeiterlagers führen würde.

Biographischer Ansatz und Sozialgeschichte

Bei der Darstellung der Ergebnisse zu E.W. Baader im Nationalsozialismus bedient sich die vorliegende Studie der biographischen Methode.[31] Nachdem die Biographie innerhalb der Geschichtswissenschaft lange Zeit als Stiefkind galt, erfreut sie sich auch hier seit geraumer Zeit zunehmender Resonanz.[32] Mit der biographischen Konjunktur einer ging in den letzten zwei Dekaden eine deutliche Weiterentwicklung ihrer methodischen und theoretischen Grundlagen.[33] Zwar steht nach wie vor das Individuum im Zentrum des Forschungsinteresses, allerdings nicht mehr als ein vom Weltenlauf abgeschotteter und einzig und allein um sich selbst kreisender „*homo clausus*".[34] Mittlerweile geht es vielmehr um die prinzipielle Frage nach dem Zusammenhang von Individuum und Gesellschaft.[35] Der Paradigmenwechsel weg von einer stark individualistischen hin zu einer sozialgeschichtlich ausgerichteten Biographik basierte im Wesentlichen auf neuen wissenschaftlichen Erkenntnissen der Identitätstheorie, Psychoanalyse und Hirnforschung. Hierbei stellte sich die Annahme, ein Individuum könne autonom und rational seinem Leben einen unabwendbaren Sinn verleihen als „biographische Illusion" heraus.[36] Individuelles Handeln lässt sich nur durch eine fortwährende Kontextualisierung und „dichte Beschreibung" des Zusammenspiels zwischen Akteur und seiner sozialen Umwelt verstehen.[37] Der gesellschaftlichen Bedingtheit individueller Lebensläufe gilt es Rechnung zu tragen, ohne jedoch das Individuum vollständig hinter sozialen Strukturen verschwinden zu lassen. Der biographische Zugang entspricht vielmehr der Erwartung, dass Menschen als selbstverantwortlich handelnde Individuen ihre Entscheidungen zwar mit freiem Willen, aber doch nicht unabhängig von ih-

---

[31] Zur biographischen Methode generell siehe KLEIN, Grundlagen der Biographik (2002); Zur (Gruppen-)Biographie innerhalb der Medizingeschichte siehe GRADMANN, Leben in der Medizin (1998).
[32] Vgl. GALLUS, Biographik und Zeitgeschichte (2005), S. 40.
[33] Siehe hierzu vor allem GESTRICH, Einleitung (1988).
[34] Die Bezeichnung geht zurück auf ELIAS, Über den Prozess der Zivilisation (1978), S. IL.
[35] Vgl. GESTRICH, Einleitung (1988), S. 9.
[36] Zit. n. einem Aufsatz von BOURDIEU (2000). Siehe hierzu weiterhin: GESTRICH, Einleitung (1988), S. 16.
[37] Siehe GEERTZ, Dichte Beschreibung (1983).

rem Charakter, ihrer persönlichen Entwicklung und ihrem jeweiligen sozialen, familiären und gesellschaftlichen Umfeld treffen.[38] Der neue biographische Ansatz erwies sich bei der Erforschung nationalsozialistischer Täter bzw. Eliten als äußerst fruchtbar.[39] Dabei stand vor allem die Wechselwirkung zwischen den verantwortlichen Akteuren und der Genese der NS-Rasse- und Vernichtungspolitik im Vordergrund.[40] Das Individuum fungierte hier als Sonde, dessen Lebensweg grundlegende Erkenntnisse über soziale, gesellschaftliche und politische Entwicklungen, Dynamiken und Radikalisierungsprozesse lieferte. Und an diesem Punkt möchte auch die vorliegende biographische Studie über Ernst Wilhelm Baader methodisch anknüpfen.

Um Baaders Handlungsweisen insbesondere im „Dritten Reich" nachvollziehen und einordnen zu können, ist es notwendig, stets den Kontext zu berücksichtigen, in dem er gehandelt hat. Welche weltanschaulichen, situativen, sozialen, und kulturellen Faktoren lagen dabei seinen spezifischen Wahrnehmungen und Schlussfolgerungen zugrunde? Des Weiteren wird auch Baaders Persönlichkeitsausstattung berücksichtigt, begegnen einem bei ihm doch stets wiederkehrende, sehr ausgeprägte Verhaltensmuster, die sicherlich einen wichtigen Erklärungsansatz für sein Handeln liefern. Sein Werdegang im Nationalsozialismus kann nicht alleine durch ideologische oder karrieristische Motive erklärt werden. Zwar wird insbesondere der Frage nach seiner weltanschaulichen Übereinstimmung mit den Zielen des NS-Regimes nachgegangen, doch Baader reagierte und handelte in manchen Situationen eben auch auf eine sehr spezifische Art und Weise. Diese individuellen charakteristischen Eigenarten gilt es immer auch zu berücksichtigen. Der hier angewandte sozialgeschichtlich-biographische Ansatz integriert demnach individuelle, ideologische und strukturelle Erklärungsansätze. Der Anspruch der vorliegenden Arbeit ist es dabei nicht, im Nachhinein ein erneutes, diesmal medizinhistorisches Entnazifizierungsverfahren gegen Baader durchzuführen. Es geht vielmehr darum, am Beispiel Baaders Handlungsspielräume auszuloten, über die man als (Arbeits-)

---

[38] Vgl. WILDT, Blick in den Spiegel (2008), S. 29.
[39] Die Biographie von Ulrich Herbert über Werner Best, den Chefideologen des Reichssicherheitshauptamtes, stellte dabei gleichsam den historiographischen Einsatzpunkt dar. Vgl. HERBERT, Best (1996).
[40] Siehe hierzu vor allem die Arbeiten von WILDT, Generation des Unbedingten (2002) sowie LONGERICH, Heinrich Himmler (2008). Weiterhin gibt es mit der umfangreichen Biografie von Ulf Schmidt über Karl Brandt mittlerweile auch eine kenntnisreiche Studie über den Protagonisten der NS-Gesundheitspolitik. Vgl. SCHMIDT, Hitlers Arzt Karl Brandt (2009).

Mediziner im „Dritten Reich" verfügte.[41] Der personalisierte Blick auf den Mediziner Baader möchte zu einem besseren Verständnis der Genese, Durchführung und Radikalisierung der NS-Gesundheitspolitik beitragen. In dieser Hinsicht versteht sich die vorliegende Studie als ein Beitrag zur Erforschung nationalsozialistischer Funktionseliten.[42]

In der aktuellen Zeitgeschichtsforschung lässt sich zunehmend die Tendenz ausmachen, die Jahre 1933 bis 1945 nicht isoliert zu betrachten, sondern sowohl die Voraussetzungen für den NS-Staat als auch seine Folgewirkungen mit in das geschichtswissenschaftliche Kalkül zu ziehen.[43] Die biographische Methode ermöglicht es dabei in besonderem Maße, Kontinuitäten und Brüche der deutschen Zeitgeschichte anschaulich darzustellen.[44] Diesem Ansatz fühlt sich auch die vorliegende Arbeit über E.W. Baader und die NS-Arbeitsmedizin verpflichtet. Zum einen geht sie in den ersten Abschnitten aus sozialgeschichtlicher Perspektive ausführlich auf die Entwicklung der Arbeitsmedizin vom Kaiserreich bis in das „Dritte Reich" ein. Die Entwicklungslinien des Faches dienen dabei für die im Anschluss daran einsetzende Analyse der Rolle Baaders im Nationalsozialismus als Bezugspunkte.[45] Weiterhin wird Baaders Werdegang gezielt über das Jahr 1945 hinaus untersucht.[46] Durch diese Längsschnittperspektive soll ein Schlaglicht auf die Integrationsbemühungen Baaders im Nachkriegsdeutschland sowie den generellen gesellschaftlichen Umgang mit NS-Eliten in der Bundesrepublik geworfen werden.[47]

Sozialhistorische Biographieforschung ist wesentlich auf die Ergebnisse der einschlägigen Forschungen angewiesen. Sie bilden den Referenzrahmen, in den sich die biographischen Befunde einfügen.[48] Die vorliegende Studie über Ernst Wilhelm Baader kann dabei auf eine Vielzahl medizin- bzw. sozialhistorischer Arbeiten über die Geschichte der Arbeits- und Leistungsmedizin zurückgreifen.

---

[41] Zu den Handlungsspielräumen im „Dritten Reich" siehe LÜDTKE, „Fehlgreifen in der Wahl der Mittel" (2003).
[42] Siehe hierzu den instruktiven Sammelband von HIRSCHFELD/JERSAK, Karrieren im Nationalsozialismus (2004).
[43] Wegweisend auch hier HERBERT, Best (1996).
[44] Vgl. GALLUS, Biographik und Zeitgeschichte (2005), S. 42.
[45] Zum Referenzrahmen siehe NEITZEL/WELZER, Soldaten (2012), S. 16 ff.
[46] An rezenten Studien, die die Jahre 1933 bis 1945 bewusst überschreiten seien exemplarisch die Arbeiten von ROTH, Herrenmenschen (2009) sowie CONZE et. al., Das Amt und die Vergangenheit (2010) genannt.
[47] Zu den elitären Nachkriegskarrieren siehe neben anderen FREI, Hitlers Eliten (2002); darin findet sich auch ein Beitrag über die Elitenkontinuität bei den Medizinern. Vgl. FREIMÜLLER, Mediziner (2002).
[48] Vgl. GESTRICH, Einleitung (1988), S. 22.

Forschungsstand

Mit der in den 1980er Jahren verstärkt einsetzenden Aufarbeitung der NS-Medizin rückte auch die Rolle der Arbeits- und Leistungsmedizin in den Fokus des (medizin-)historischen Interesses. Bereits 1980 wies Walter Wuttke-Groneberg auf die paradigmatische Bedeutung der Leistungsideologie für die Medizin des „Dritten Reiches" hin.[49] Dieser Faden wurde auch auf dem im gleichen Jahr abgehaltenen alternativen „1. Gesundheitstag", der sich als Gegenveranstaltung zum 83. Deutschen Ärztetag verstand und einen Meilenstein hin zu einer kritischen Auseinandersetzung mit der NS-Vergangenheit der gesamten Ärzteschaft darstellte, aufgenommen. In seinem Beitrag hob Sepp Graessner die sozialdisziplinierende Funktion der Arbeitsmedizin im „Dritten Reich" hervor und bewertete in diesem Zusammenhang insbesondere die Rolle der Gesundheitsexperten der Deutschen Arbeitsfront (DAF) sehr kritisch.[50]

Der Medizinhistoriker Alfons Labisch hob in einem 1984 erschienen Aufsatz die gesellschaftliche Dimension des Faches Arbeitsmedizin hervor, dessen Entwicklungen immer auch sozial- und arbeitspolitische Weichenstellungen in Deutschland widerspiegeln.[51] Daraus leitete er die Forderung ab, die Geschichte der Arbeitsmedizin im Modus einer Sozialgeschichte zu schreiben. Dem Diktum Labischs wurde in der Zwischenzeit durchaus Folge geleistet. Besieht man sich die bisherige geschichtswissenschaftliche Forschung, dann lassen sich zwei (westdeutsche) Kompetenzzentren zur Erforschung der Geschichte der Arbeitsmedizin ausmachen. Zum einen entwickelten sich aus einem gewerkschaftsnahen und sozialreformerischen Antrieb heraus unter der Leitung von Rainer Müller und Dietrich Milles seit den 1980er Jahren an der Universität Bremen verschiedene sozialwissenschaftliche Projekte zur Arbeitsmedizin, die immer auch historische Fragestellungen berücksichtigten.[52] Einen Schwerpunkt legte die Forschergruppe dabei auf die sozialpolitische Bedeutung der 1925 beschlossenen Ausweitung der Unfallversicherung auf Berufserkrankungen. In der Folgezeit setzte sich insbe-

---

[49] WUTTKE-GRONEBERG, Medizin im Nationalsozialismus (1980).
[50] Vgl. hierzu die Tagungsdokumentation von BAADER/SCHULTZ, Medizin im Nationalsozialismus (1980). Hierin findet sich auch der Beitrag von GRAESSNER, Neue soziale Kontrolltechniken (1980). Seine dortigen Ausführungen finden sich ausführlicher noch in: GRAESSNER, Leistungsmedizin (1990).
[51] LABISCH, Zur Sozialgeschichte der Arbeitsmedizin (1984).
[52] Einen Überblick über die eigene Forschungstätigkeit findet sich in: MILLES, Entwicklungslinien und Aufgabenstellung (2002). Aus einer Vielzahl an Publikationen, die aus den diversen Forschungstätigkeiten zur Arbeitsmedizin entsprangen, seien an dieser Stelle MÜLLER, Arbeitsmedizin in sozialer Verantwortung (1985) und MÜLLER/MILLES, Beiträge zur Geschichte (1984) genannt.

sondere Dietrich Milles wiederholt kritisch mit der aus seiner Sicht seitdem stattgefundenen Prioritätenverlagerung der Arbeitsmedizin von einer sozialreformerischen Bewegung hin zu einer primären Begutachtungsdisziplin auseinander.[53] In einem gewerkschaftlich orientierten Umfeld sind auch die Publikationen von Gine Elsner zur Arbeitsmedizin entstanden;[54] ihrer Studie über E.W. Baader verdankt das vorliegende Buch, wie bereits eingangs erwähnt, wichtige Anregungen.[55]

Zum anderen profitierte die (medizin-)historische Erforschung der Arbeitsmedizin ungemein von einem von Gerhard Baader und Michael Hubenstorf am Institut für Geschichte der Medizin der Freien Universität Berlin geleiteten Doktorandenkolloquium über die Geschichte der Sozialen Hygiene im 19. und 20. Jahrhundert.[56] Die daraus hervorgegangenen Dissertationen beleuchten das Themenfeld der Arbeitsmedizin multiperspektivisch. Während Andreas Wulf den entscheidenden Einfluss der Sozialmedizin bzw. Sozialhygiene auf das Wirken des Arbeitsmediziners Ludwig Teleky (1872-1957) herausarbeitete,[57] zeichnete Gertraud Schottdorf die Bedeutung von Rassenhygiene, Konstitutionsforschung und betrieblichen Rationalisierungsbestrebungen für die Arbeitsmedizin der Weimarer Republik nach,[58] eine Entwicklung, die letztlich für eine Abkehr der Arbeitsmedizin von ihrem sozialreformerischen Anspruch sorgte und den Weg für die nationalsozialistische Leistungsmedizin ebnete. Wie grundlegend die Implementierung einer ausschließlich leistungsorientierten Komponente innerhalb der Gesundheits- und Sozialpolitik bereits in der Frühphase des „Dritten Reiches" vorangetrieben wurde, darüber gibt Karl-Peter Reegs Studie über den Arbeitsmediziner Friedrich Bartels (1892-1968) Aufschluss.[59] Dass mit Beginn des Zweiten Weltkrieges sich auch der Bereich der Arbeits- und Leistungsmedizin weiter radikalisierte, wird durch die Arbeit von Martin Höfler-Waag, die ebenfalls aus dem Berliner Doktorandenkolloquium hervorging, offenkundig.[60] Die medizinhistoriographische Beschäftigung mit der Entwicklung von Arbeits- und Leistungsmedizin war allerdings keine westdeut-

---

[53] Vgl. MILLES, Entwicklungslinien und Aufgabenstellung (2002), S. 55.
[54] Siehe zuletzt ELSNER/STEINECKE: Der Gewerbehygieniker Meyer-Brodnitz (2013). Zur Autorin Gine Elsner siehe JACHERTZ, Gine Elsner (2013).
[55] ELSNER, Schattenseiten (2011).
[56] Vgl. HUBENSTORF, Sozialhygiene (2005), S. 4.
[57] WULF, Teleky (2001). Zu Teleky siehe auch MILLES/SCHMACKE (1999); wichtige Arbeiten Telekys wurden kürzlich von Dietrich Milles bearbeitet und neu herausgegeben, vgl. ÖSTERREICHISCHE GESELLSCHAFT FÜR ARBEITSMEDIZIN (Hg.), Ludwig Teleky (2013).
[58] SCHOTTDORF, Arbeits- und Leistungsmedizin (1995).
[59] REEG, Bartels (1988).
[60] HÖFLER-WAAG, Die Arbeits- und Leistungsmedizin (1994).

sche Domäne, sondern fand sich auch in der DDR. Bereits seit den 1970er Jahren erforschte Karl-Heinz Karbe am medizinhistorischen Institut in Leipzig die Geschichte des Arbeitsschutzes und der Arbeitsmedizin.[61] Einer seiner Forschungsschwerpunkte war dabei die forcierte Ausweitung des betriebsärztlichen Systems im „Dritten Reich".[62]

Ebenfalls auf die Arbeitsmedizin geht die exzellente Studie von Winfried Süß über das NS-Gesundheitswesen im Zweiten Weltkrieg ein.[63] Süß gibt hierin nicht nur einen konzisen Überblick über die beiden zentralen betriebsmedizinischen Maßnahmen im „Dritten Reich", nämlich den Ausbau sowohl der „Gesundheitsführung" im Betrieb als auch des vertrauensärztlichen Dienstes, sondern er leitete daraus auch überzeugend ab, dass unter Federführung des Gesundheitsdienstes der DAF während der Kriegsjahre die Leistungsmedizin die Rassenhygiene als das zentrale gesundheits-, arbeits- und sozialpolitische Paradigma weitgehend ablöste.[64] Schließlich lieferten auch einige physiologiegeschichtliche sowie wissenschaftssoziologische Studien wichtige Erkenntnisse über die Entwicklung des unternehmens- und wirtschaftsnahen Zweiges der Arbeits- und Leistungsmedizin. Neben Irene Raehlmanns wegweisenden Forschungen zu den NS-Arbeitswissenschaften seien an dieser Stelle auch die jüngst erschienen umfangreichen Publikationen über das Kaiser-Wilhelm-Institut (KWI) für Arbeitsphysiologie genannt.[65]

Zusammenfassend lässt sich konstatieren, dass es mittlerweile eine ganze Reihe medizin- und sozialhistorischer Studien gibt, die die Entwicklung der Arbeits- und Leistungsmedizin im Kontext der Geschichte der Sozialpolitik in Deutschland fundiert nachzeichnen. Als führende arbeitsmedizinische Fachvertreter standen bislang die zumindest anfäng-

---

[61] Siehe beispielsweise KARBE, Arbeitsschutz und Arbeitsmedizin (1975).
[62] Vgl. KARBE, Das faschistische Betriebsarztsystem (1991).
[63] SÜSS, Der „Volkskörper" (2003).
[64] Vgl. ebd., S. 243 ff., insbesondere S. 254 f. Zu den Betriebs- und Vertrauensärzten im „Dritten Reich" siehe auch KNÖDLER, Von der Reform zum Raubbau (1991).
[65] Irene RAEHLMANN, Arbeitswissenschaft im Nationalsozialismus (2005). Zu den NS-Arbeitswissenschaften auch ROTH, Intelligenz und Sozialpolitik (1993). Zum Kaiser-Wilhelm-Institut für Arbeitsphysiologie siehe HACHTMANN, Ein Kind der Ruhrindustrie? (2010). Weiterhin PLESSER/THAMER, Arbeit, Leistung und Ernährung (2012); vgl. jetzt auch die Tagung von Michael WILDT/Marc BUGGELN, auf Einladung des Internationalen Geisteswissenschaftlichen Kollegs „Arbeit und Lebenslauf in globalgeschichtlicher Perspektive", Humboldt-Universität Berlin, 13.-15. Dez. 2012 und den Tagungsbericht von Pina BOCK, http://hsozkult.geschichte.hu-berlin.de/tagungsberichte/id=4669. (Zugriff am 28. Februar 2013)

lich stark sozialmedizinisch orientierten Gewerbeärzte wie Ludwig Teleky und Franz Koelsch (1876-1970) oder die dann im Nationalsozialismus dominierenden Leistungsmediziner wie Friedrich Bartels oder Hans Hoske (1900-1970) im Vordergrund des Interesses.[66] Wie sich mit E.W. Baader ein primär klinisch orientierter Arbeitsmediziner innerhalb dieser deutlich divergierenden fachlichen Strömungen positionierte, soll auf folgender Quellengrundlage herausgearbeitet werden.

Quellen

Im Rahmen des Forschungsprojektes über Ernst Wilhelm Baader und die NS-Arbeitsmedizin wurde eine grundlegende Archivrecherche durchgeführt. Bisherige Untersuchungen zur Person Baaders stützten sich beinahe ausschließlich auf seine Fachpublikationen und (gedruckte) Zeitzeugenberichte über ihn.[67] Um die Rolle Baaders im Nationalsozialismus jedoch ausgewogen zu beurteilen, erwies es sich als unabdingbar, neben einer Auswertung der bisherigen historischen Forschungsliteratur sowie zeitgenössischer Fachjournale bislang nicht ausgewertete Quellenbestände in die wissenschaftliche Analyse miteinzubeziehen. Die bedauerliche Tatsache, dass kein zentraler Nachlass zu Ernst Wilhelm Baader existiert und sein Universitätsinstitut für Berufskrankheiten mitsamt allen Krankenakten und sonstigen Unterlagen Anfang 1944 einem Luftangriff zum Opfer fielen,[68] machte eine möglichst breit angelegte Archivrecherche umso mehr vonnöten. Im Zuge dessen wurden Quellenüberlieferungen in insgesamt 13 Archiven eingesehen.[69] Dabei wurde bei der Recherche die gesamte archivalische Bandbreite ausgenutzt.

Im *Berliner Bundesarchiv* befinden sich mit den Akten des Reichsarbeitsministeriums, des Reichsgesundheitsamtes und des Reichsversicherungsamtes die zentralen Ministerien bzw. Institutionen für den Bereich der NS-Arbeitsmedizin. Diese Bestände wurden ebenso systematisch ausgewertet wie die Akten der einschlägigen NSDAP-Parteidienststellen und -organisationen. Im Hinblick auf Baaders Haltung gegenüber dem im „Dritten Reich" staatlich sanktionierten Antisemitismus erwies sich der in der *Zürcher Zentralbibliothek* befindliche Nach-

---

[66] Zu Koelsch siehe Szczesny, Koelsch (1984); weiterhin: Milles, 75 Jahre Landesgewerbeärzte (1984). Zu Hoske wiederum siehe Beck, Leistung und Volksgemeinschaft (1991).
[67] So auch die verdienstvolle Studie von Elsner, Schattenseiten (2011).
[68] Vgl. Universitätsarchiv Münster (UAM), Bestand 52/Nr. 253: Selbstverfasster Lebenslauf Baaders vom 11.6.1951.
[69] Eine detaillierte Auflistung aller gesichteten und ausgewerteten Archivquellen befindet sich am Ende dieser Studie.

lass Heinrich Zanggers als außerordentlich erhellend. In Zanggers reger Korrespondenz mit dem Arbeitsmediziner Ludwig Teleky kommt regelmäßig der Name Baader zur Sprache. Für die Rekonstruktion der akademischen Karriere Baaders war es unerlässlich, in den *Universitätsarchiven in Berlin und Münster* und im so genannten *„Holstein-Archiv" der Bundesanstalt für Arbeitsschutz und Arbeitsmedizin (BAuA, Berlin)* zu recherchieren. Aufschluss über Baaders Berliner Zeit in Lichtenberg und insbesondere Neukölln geben die Quellenüberlieferungen im *Landesarchiv und im Geheimen Staatsarchiv Preußischer Kulturbesitz* (beide in Berlin). Die Militärzeit Baaders im Zweiten Weltkrieg wiederum lässt sich anhand der Akten der Heeressanitätsinspektion, die sich im *Bundesarchiv-Militärarchiv in Freiburg* befinden, sehr gut nachvollziehen. Eine wertvolle militärgeschichtliche Ergänzung stellen in dieser Hinsicht einschlägige Akten der Zentrale Stelle der Landesjustizverwaltungen im *Bundesarchiv Ludwigsburg* dar. Eine bedeutsame Quelle für Baaders Werdegang im Nachkriegsdeutschland ist sicherlich seine Entnazifizierungsakte, die sich im *nordrheinwestfälischen Landesarchiv (Abteilung Rheinland) in Düsseldorf* befindet. Darüber hinaus waren weitere wichtige Dokumente für die Zeit nach 1945 im *Bundesarchiv Koblenz*, im *Stadtarchiv Hamm* sowie im *Privatarchiv von Frau Dr. Ingrid Möllhoff-Mylius* (Wiesloch) einzusehen. Im letzteren befindet sich eine ausführliche Korrespondenz zwischen E.W. Baader und seiner Frau Ilse Baader aus den 1950er und 1960er Jahren, in die uns Frau Dr. Möllhoff-Mylius dankenswerter Weise Einblick gewährte. Außerdem stellte sie einige Bildvorlagen zur Verfügung.

Insgesamt lässt sich konstatieren, dass die ausfindig gemachten und ausgewerteten Archivquellen, ergänzt durch zeitgenössische Fach- sowie aktuelle Forschungsliteratur, zwar keine lückenlose Dokumentation der Biographie Baaders erlauben, sehr wohl jedoch valide Aussagen über seine Rolle im Nationalsozialismus gewährleisten.

2. Zur Geschichte der Arbeits- und Leistungsmedizin

Bevor die Untersuchungsergebnisse über das Handeln von Ernst Wilhelm Baader in den nationalsozialistischen Jahren präsentiert werden, soll zunächst einmal die Entwicklung der Arbeits- bzw. Leistungsmedizin ausgehend vom Kaiserreich über die Jahre des Ersten Weltkrieg und der Weimarer Republik bis hinein in das „Dritte Reich" skizziert werden. Doch vorab wird mit einer Begriffsklärung begonnen.

Begriffsklärung: „Arbeitsmedizin" und „Leistungsmedizin"

Da im weiteren Verlauf immer wieder abwechselnd die Termini Arbeitsmedizin und/oder Leistungsmedizin verwendet werden und die beiden Begriffe auch im Nationalsozialismus häufig synonym gebraucht und nicht klar voneinander getrennt wurden, gilt es zunächst einmal eine Begriffsklärung im Kontext des Untersuchungszeitraums vorzunehmen. Während der Fachbegriff „Arbeitsmedizin" seit dem Internationalen Kongress für Berufskrankheiten in Lyon 1929 anerkannt war, stellte der Terminus „Leistungsmedizin" eine nationalsozialistische Wortneuschöpfung dar.

Eine zeitgenössisch bedeutsame Definition beider Begriffe lieferte Werner Bockhacker (1893-?), Leiter des DAF-Amtes für „Gesundheit und Volksschutz", der im Nationalsozialismus zu einem der führenden Fachvertreter der Arbeits- und Leistungsmedizin avancieren sollte. Nach Bockhacker hatte die Arbeitsmedizin die zunächst diagnostische Aufgabe, die Auswirkungen der Arbeitseinflüsse auf den menschlichen Körper festzustellen und sodann therapeutisch an der Gestaltung sowie Optimierung der Arbeitsbedingungen mitzuwirken. Ziel der Leistungsmedizin wiederum sollte es sein, die Leistungsfähigkeit der arbeitenden Menschen zu bestimmen und zu perfektionieren sowie die Wiedereingliederung kranker Arbeiter in den Arbeitsprozess zu forcieren.[70] Der Begriff Leistungsmedizin reichte jedoch insbesondere im Nationalsozialismus über die Beschreibung einer medizinischen Fachrichtung deutlich hinaus. Retrospektiv lässt sich feststellen, dass es sich bei der Arbeitsmedizin um eine klassische, wenn auch noch vergleichsweise junge medizinische Fachdisziplin handelte, wohingegen die Bezeichnung Leistungsmedizin ein gesundheitspolitisches Paradigma – nämlich die grundsätzli-

---

[70] Vgl. hierzu BOCKHACKER, Die Arbeits- und Leistungsmedizin (1941).

che Implementierung des Leistungsgedankens in der Medizin – ausdrückte. Doch auch wenn die planmäßige Ausgestaltung des Leistungsgedankens zu einem quasi eigenen Zweig der Medizin und mehr noch zu einem gesundheitspolitischen Paradigma mit all den daraus folgenden fatalen Konsequenzen erst unter der nationalsozialistischen Herrschaft möglich wurde, so war auch während der Weimarer Jahre der Leistungsgedanke weder der Arbeitsmedizin noch der Medizin im Allgemeinen fremd.[71] Deshalb erscheint es nötig, zunächst einmal die weiter zurückliegende Entwicklung der Arbeits- und Leistungsmedizin zu konturieren; dies nicht zuletzt auch deshalb, um den im Anschluss daran präsentierten Karriereweg E.W. Baaders richtig einordnen zu können.

2.1 Die Anfänge im Kaiserreich

Die Anfänge der Arbeitsmedizin waren eng mit der Entwicklung des deutschen Sozialstaates verknüpft; sie entwickelte sich am Ende des 19. Jahrhunderts allmählich zu einem selbständigen Fachgebiet, nachdem mit der Industrialisierung in den Städten die „Soziale Frage" und damit auch die Gesundheitsverhältnisse der Arbeiterschaft vermehrt ins staatliche Blickfeld geraten waren.[72] Mit dem am 7. Juni 1871 erlassenen Reichshaftpflichtgesetz begann die Gesetzgebungstätigkeit des Deutschen Reiches auf dem Gebiet des Arbeitsschutzes.[73] Durch die Verordnung bestand für Arbeitnehmer erstmals die Möglichkeit, bei erwiesenermaßen vom Arbeitergeber verschuldeten Gewerbeunfällen einen Schadensersatz zu erhalten.[74] De facto ließ sich das Gesetz nur äußerst selten in die Praxis umsetzen, waren doch die gesundheitlich geschädigten Arbeiter kaum in der Lage, ihren Rechtsanspruch durchzufechten.[75]

Einen Meilenstein in der Geschichte der Arbeiterversicherungen bedeutete der von Reichskanzler Otto von Bismarck initiierte Aufbau des Sozialversicherungssystems. Das politische Kalkül Bismarcks war es, durch die Sozialversicherung den aufstrebenden Sozialdemokraten sowie sozialistischen Gewerkschaften *„das Wasser abzugraben und die*

---

[71] Grundlegend für die Entwicklung der leistungsmedizinischen Komponente in der Weimarer Republik SCHOTTDORF, Arbeits- und Leistungsmedizin (1995). Die Bedeutung arbeits- bzw. leistungsmedizinischer Komponenten für die Medizin und Versorgungspraxis in der Weimarer Jahre konturiert Stephanie Neuner am Beispiel der Psychiatrie; vgl. NEUNER, Politik und Psychiatrie (2008).
[72] Zur Geschichte der Sozialpolitik RITTER, Soziale Frage (1998).
[73] Vgl. HOFMANN, Arbeitsmedizinische Praxis (2004), S. 45.
[74] Vgl. ebd.
[75] Vgl. MILLES/MÜLLER, Auftrag und Begrenzung (2002), S. 40.

Arbeiter von ihren politischen Führern zu trennen."⁷⁶ Die Sozialgesetzgebung startete 1883 mit der Krankenversicherung. Die ein Jahr später eingeführte Unfallversicherung sollte den Betroffenen eine medizinische Versorgung sowie finanzielle Entschädigung gewährleisten. Die Sozialgesetzgebung rundete dann die Rentenversicherung von 1889 ab. Obwohl bei den Gesetzesinitiativen das Feld der berufsbedingten chronischen Erkrankungen ausgeblendet blieb, bedeutete für die kleine Zahl von Ärzten, die sich mit Gewerbehygiene beschäftigten, die Sozialgesetzgebung eine gewisse institutionelle Verankerung und öffentliche Anerkennung.⁷⁷

Mit dieser positiven Haltung befanden sich die Gewerbemediziner innerhalb ihres Berufsstandes in der Unterzahl, lehnte die Ärzteschaft den neuen sozialpolitischen Ansatz doch mehrheitlich ab. Die ärztlichen Standesvertreter entwickelten insbesondere gegen die neu eingeführte Krankenversicherung eine regelrechte Aversion. Das Krankenversicherungsgesetz legte fest, dass im Krankheitsfall die Krankenkassen ihren Mitgliedern ärztliche Hilfe zu gewähren hätten. Eine große Zahl der Kassen schloss daraufhin mit den Ärzten privatrechtliche Verträge ab. Die Vereinbarungen sahen zumeist vor, dass die Ärzte die Versicherten behandeln und dafür direkt von der Krankenkasse vergütet werden sollten.⁷⁸ Vielerorts gerieten Ärzte in eine missliche Verhandlungsposition, da die Krankenkassen zwischen mehreren Medizinern auswählen und ihnen die Höhe der Vergütung diktieren konnten. Die Krankenversicherung wurde dadurch Gegenstand einer jahrzehntelang erbittert geführten Auseinandersetzung zwischen organisierter Ärzteschaft und den zumeist sozialdemokratisch bzw. gewerkschaftlich dominierten Krankenkassen.⁷⁹ Dieser Konflikt habe auch, so die Analyse des Historikers Michael H. Kater, zu einer weitreichenden Entfremdung zwischen Ärzte- und Arbeiterschaft gesorgt.⁸⁰ Doch auch der Unfallversicherung stand das Gros der Ärzte eher skeptisch gegenüber, sah sie in ihr doch von Anfang an die Gefahr, dass durch die in Aussicht gestellte Rente der Gesundungswille des verletzten oder erkrankten Arbeiters gehemmt würde. Die Folge sei eine nachhaltige Verweichlichung der Arbeiterschaft und die Züchtung einer Vielzahl von Rentenneurotikern.⁸¹ Für die Arbeitsmediziner bedeutete ihre Bejahung der ansonsten von Kollegen aller anderen Fachrichtungen kritisierten Sozialgesetzgebung, dass sie, ob sie dies nun wollten

---

76 Zit. n. RITTER, Soziale Frage (1998), S. 51.
77 Vgl. MILLES, Prävention und Gutachtermedizin (1985), S. 625.
78 Siehe HUERKAMP, Aufstieg der Ärzte (1985), S. 194ff.
79 Vgl. NEUNER, Politik und Psychiatrie (2008), S. 115.
80 Vgl. KATER, Soziale Lage der Ärzte (2001).
81 Siehe hierzu MOSER, Der Arzt im Kampf (1991).

oder nicht, an der Seite der Arbeiterschaft und somit politisch eher links stehend verortet wurden.

Eine weitere für die Geschichte des Arbeitsschutzes bedeutende Gesetzesneuerung war die Reichsgewerbeordnung vom Juli 1878, in der die Fabrikbesitzer dazu verpflichtet wurden, für unfallverhütende Vorrichtungen an Maschinen, ausreichende Belüftung sowie Beseitigung von Staub und Abfall zu sorgen.[82] Für die Umsetzung dieser Standards sollte durch eine Gesetzesnovelle von 1891 die Landesgewerbeaufsicht sorgen.[83] Doch der Einfluss dieser Verfügung blieb begrenzt, denn die Gewerbebeamten waren bei ihrem Bestreben, weitergehende Verbesserungen der Unfallverhütung durchzusetzen, von der Akzeptanz der Unternehmer abhängig.[84] Weiterhin problematisch war die mangelnde ärztliche Teilhabe an der Landesgewerbeaufsicht. Nur langsam setzte sich die Überzeugung durch, dass für eine verbesserte gesundheitliche Prophylaxe in den Betrieben eine verstärkte ärztliche Präsenz innerhalb der Gewerbeaufsicht vonnöten war. Bis zur Installation des ersten Landesgewerbearztes sollte es allerdings noch bis zum Jahr 1909 dauern. In diesem Jahr trat im Königreich Bayern mit Franz Koelsch der erste Landesgewerbearzt seinen Dienst an.

Der Gewerbearzt Franz Koelsch

Koelsch wurde am 4. Juli 1876 in Eichstätt geboren.[85] Nach seiner Reifeprüfung auf einem humanistischen Gymnasium studierte er Medizin und Soziologie in Erlangen, Berlin und Kiel und wurde 1900 mit einer Arbeit über die „Aktinomykose [Strahlenpilzkrankheit; d. Verf.] des Menschen" promoviert. Nach seiner Approbation übernahm er 1901 in Ebnath, einem kleinen Ort im Fichtelgebirge, eine Arztpraxis. Sein weitläufiger Praxisbereich umfasste ca. 7.000 Menschen, die hauptsächlich in Spiegel-, Glas- und Porzellanfabriken sowie in Holz- oder Steinbetrieben tätig waren. Zwei Jahre später legte er die Prüfung für den ärztlichen Staatsdienst, das so genannte Physikat ab. Die dafür notwendigen wissenschaftlichen Arbeiten verfasste er über ein versicherungsmedizinisches („Die traumatische Lungenentzündung") sowie ein gewerbehygienisches („Die Hygiene des Bäcker- und Müllereigewerbes") Thema.

---

[82] Vgl. HOFMANN, Arbeitsmedizinische Praxis (2004), S. 45.
[83] Vgl. WULF, Teleky (2001), S. 39.
[84] Vgl. HOFMANN, Arbeitsmedizinische Praxis (2004), S. 45.
[85] Die biographischen Angaben sind wie auch im Folgenden entnommen aus SZCZESNY, Koelsch (1984).

Seine Prüfungsschwerpunkte und praktischen ärztlichen Erfahrungen prädestinierten ihn dazu, sich auf die vom bayerischen Staatsministerium ausgeschriebene Stelle eines hauptamtlichen Landesgewerbearztes zu bewerben.[86] Ende 1908 bekam Koelsch offiziell die Zusage und nahm mit dem neuen Jahr seine Tätigkeit auf. Bis auf ein kurzes Intermezzo in Berlin, wo er 1921/22 gewerbehygienischer Referent im Reichsarbeitsministerium war,[87] blieb er bis zu seiner Pensionierung als Gewerbearzt tätig. Parallel zu seiner ärztlichen Tätigkeit habilitierte sich Koelsch 1919 an der Universität München, an der er ab 1923 als Professor lehrte.[88] Bemerkenswert an Koelsch war zudem eine starke internationale arbeitsmedizinische Ausrichtung. Neben einer Vielzahl an ausländischen Dienstreisen, die ihn bis nach Nordamerika oder Südafrika führten, sei an dieser Stelle seine Delegiertentätigkeit in der „Arbeits-Hygiene-Kommission" des internationalen Arbeitsamtes genannt.

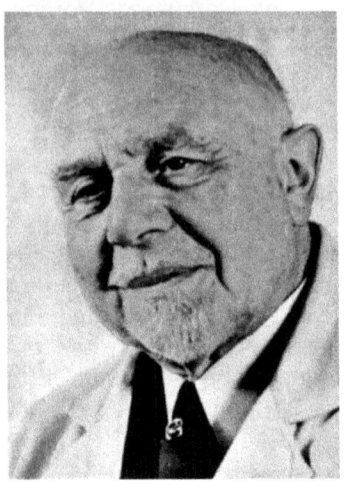

Abb. 2 Franz Koelsch (1876-1970)

Nach seiner – mehrmals auf eigenes Betreiben hin hinausgeschobenen – Pensionierung 1950 zog der mittlerweile 74jährige Koelsch von München nach Erlangen, wo er sogleich eine Honorarprofessur für Berufskrankheiten an der Universität annahm, die er bis zu seinem 85. Lebensjahr innehatte. Bis kurz vor seinem Tod war er als Gutachter, Vortragsreisender und Publizist aktiv. Franz Koelsch verstarb am 30. November 1970 in Erlangen im Alter von 94 Jahren. Wie kaum ein anderer hatte er die Entwicklung der Gewerbehygiene und Arbeitsmedizin in Deutschland mehr als ein halbes Jahrhundert und über vier verschiedene politische Systeme hinweg nachhaltig geprägt.

---

[86] Vgl. MILLES/MÜLLER, Der Beitrag der Landesgewerbeärzte (1986), S. 116.
[87] Zu seiner Berliner Tätigkeit siehe auch seine Personalakte aus dem Reichsarbeitsministerium; sie befindet sich im Bundesarchiv Berlin (BAB), Bestand R 3901/100494.
[88] Koelsch habilitierte über den Zusammenhang zwischen Porzellanarbeit und der Entstehung der Tuberkulose. Vgl. KOELSCH, Porzellanindustrie (1919).

Als erster Landesgewerbearzt versah Koelsch eine absolute Pioniertätigkeit. Sein Arbeitgeber trug dem Rechnung, indem er ihm eine zweijährige Vorlaufphase gestattete, die er neben ausgedehnten Untersuchungen über das berufsbedingte Auftreten von Tuberkulose und ihre Abgrenzung zu Staublunge und Silikose vor allem für die Ausarbeitung einer wegweisenden Programmatik nutzte; das Aufgabenprofil des Gewerbearztes hatte nach Koelsch wie folgt auszusehen:[89]

- Gutachtertätigkeit für Behörden
- Durchführung und Überwachung der Arbeiterschutzgesetze
- Wissenschaftliches Arbeiten
- Schulungs- und Vortragstätigkeit
- Sozialhygienisches Engagement

Mithilfe dieses programmatischen Rüstzeuges, das über Generationen hinweg als arbeitsmedizinische Richtschnur dienen sollte, sah Koelsch sein Fach auf einem vielversprechenden Weg, die Arbeitssituation der Lohnempfänger grundlegend zu verbessern:

„Die Propaganda für den ‚Gewerbearzt' kommt ja in erster Linie der arbeitenden Bevölkerung zugute, für welche die Gesundheit das einzige Kapital bedeutet, das ihnen im schweren wirtschaftlichen Kampfe zur Verfügung steht. Schließlich stehen aber auch noch höhere nationale Interessen im Spiele. Bevölkerungszunahme und Militärtauglichkeit gestalten sich mit der steigenden Industrialisierung Deutschland zusehends ungünstiger. Diese Tatsache allein schon berechtigt zur Forderung, daß der Arzt als hygienischer Berater nicht vor den Fabriktoren Halt machen darf, hinter denen die Mehrzahl unserer Volksgenossen oft unter recht unhygienischen Bedingungen sein Leben dahinbringt".[90]

Koelsch wollte durch eine permanente gewerbeärztliche Aufsichtstätigkeit innerhalb der Fabrikmauern die Besserstellung der Arbeiter forcieren. Um seine sozialhygienischen Ziele zu erreichen, verwies er auf übergeordnete staatliche Zielvorstellungen, in dem er sich davon überzeugt gab, dass nur bessere, d.h. gesundheitsschonendere Arbeitsbedingungen die Volksgesundheit verbessern könnten.[91] Zu Beginn des gewerbeärztlichen Dienstes entwickelte sich demnach eine weitreichende Konzeption, die stark von sozialreformerischen bzw. –medizinischen Ideen beeinflusst war. Zumindest in den Anfangsjahren stand bei Franz Koelsch die soziale Verantwortung der Gewerbehygiene im Vordergrund.

---

[89] Vgl. KOELSCH, Entwicklung, Wege und Züge (1911), S. 17.
[90] Zit. n. KOELSCH, Entwicklung, Wege und Züge (1911), S. 30 f.
[91] Vgl. MILLES, 75 Jahre Landesgewerbeärzte (1984), S. 583.

In diesem Zusammenhang versäumte er es auch nie, auf seine familiäre Traditionslinie hinzuweisen, war sein Urgroßonkel doch einer der Gründerväter der sozialmedizinischen Bewegung in Deutschland gewesen – die Rede ist von Johann Peter Frank (1745-1821).[92]

Frank zählte zusammen mit Rudolf Virchow (1821-1902) und Alfred Grotjahn (1869-1931) zum „sozialmedizinischen Dreigestirn" in Deutschland. Genau genommen galten Franks Überlegungen über das *„Volkselend als Mutter der Krankheiten"* als Ausgangspunkt der sozialmedizinischen Bewegung, die gerade auf die Arbeitsmediziner der ersten Stunde einen großen Einfluss ausübte.[93] Frank hatte innerhalb von Jahrzehnten (1780-1810) eine sechsbändige „Medizinische Polizei" geschaffen, eine Art Handbuch der „Staatsmedizin", das den Anspruch des aufgeklärt absolutistischen Staates auf Verbesserung und Kontrolle der Gesundheitsverhältnisse der Bürger eindrucksvoll unterstrich. Gleichwohl war Franks „Polizeiwissenschaft" von wenigen Ausnahmen abgesehen, so der nach 1800 in Europa erfolgreichen Pockenimpfung vermittels der von Edward Jenner (1749-1823) entwickelten Vakzination, im Theoretischen verhaftet geblieben. Die zeitgenössische Medizin des frühen 19. Jahrhunderts hatte einstweilen nur den Gedanken einer staatlichen Kontrolle gesundheitsrelevanter Lebensbereiche entwickelt, erst die naturwissenschaftlich ausgerichtete Medizin der zweiten Hälfte des 19. Jahrhunderts ließ anwendungsfähige Instrumente entstehen. Mit der Bezugnahme auf seinen Vorfahren Frank unterstrich Koelsch die historische Tiefendimension seiner arbeitsmedizinischen Bestrebungen.

Der Sozialmediziner Ludwig Teleky

Soziales Engagement war auch die berufliche Triebfeder für Ludwig Teleky (1872-1957), den neben Franz Koelsch anderen großen Arbeitsmediziner dieser Zeit. Teleky wurde am 12. Juli 1872 in Wien in eine jüdische Arztfamilie hineingeboren.[94] Bereits sein aus Ungarn stammender Vater, der niedergelassene Internist Hermann Teleky, engagierte sich für die Belange der Arbeiterschaft und verkehrte in Wien in den linksliberalen medizinischen bzw. sozialpolitischen Kreisen, in denen sich später

---

[92] Vgl. LEVEN, Infektionskrankheiten (1997), S. 88f.; siehe auch SEIDLER, Johann Peter Frank (1991).

[93] Johann Peter FRANK, „Rede über das Volkselend als Mutter der Krankheiten" an der Universität Pavia (1790), zit. n. HUBENSTORF, Sozialhygiene (2005), S. 11.

[94] Zu Teleky siehe die kenntnisreiche Biografie von WULF, Teleky (2001). Die im vorliegenden Text verwandten biographischen Angaben zu Teleky sind – soweit nicht anders markiert – hieraus entnommen.

auch sein Sohn Ludwig aufhalten sollte. Mit diesen beiden Eigenarten – jüdische Herkunft und politisch „linksgerichtete" Orientierung – sind wesentliche Züge der deutschen und österreichischen Arbeitsmedizin der Jahrzehnte vor und nach 1900 genannt. Im Vorgriff auf die weitere Geschichte der Arbeitsmedizin ist bereits hier zu betonen, dass die zu gleicher Zeit erstarkenden Ideologien des Antisemitismus und des Rechtsradikalismus sich nach dem Ersten Weltkrieg feindlich gegen diese weltoffene und international ausgerichtete Arbeitsmedizin wandten – dies sollte auch für das Wirken E.W. Baaders bedeutsam werden.

Ludwig Telekys Vater Hermann war mit der Frauenrechtlerin Marie Teleky-Koritschoner verheiratet. Die Schwester Ludwigs, Dora Teleky, trat in die Fußstapfen beider Elternteile; war sie doch 1904 eine der ersten promovierten Ärztinnen Österreichs, engagierte sich in der Frauenbewegung und gilt als Mitbegründerin der „Organisation Österreichischer Ärztinnen".[95] 1911 wurde sie als erste Frau Mitglied in der Deutschen Gesellschaft für Urologie.[96]

Nach seinem Medizinstudium in Wien und Straßburg, das er 1896 mit seiner Promotion abschloss, sammelte er an der Wiener chirurgischen Poliklinik erste praktische Erfahrungen als Arzt. Hier wurde Telekys Interesse für Sozialmedizin und Prävention geweckt. Konfrontiert mit einer ganzen Reihe von laugenverätzten Kindern, hervorgerufen durch das versehentliche Trinken von Reinigungsmitteln, deprimierten Teleky zusehends die zumeist erfolglosen mechanischen bzw. medikamentösen Therapieversuche. Der junge Arzt sah vielmehr in der Aufklärung der Bevölkerung eine erfolgversprechende Präventivmaßnahme. Daraufhin entschloss er sich, 1903 in der Wiener „Arbeiter-Zeitung" einen populärwissenschaftlichen Beitrag unter dem Titel „Hütet euch und eure Kinder vor der Lauge! Die Mahnung eines Arztes" zu verfassen.[97]

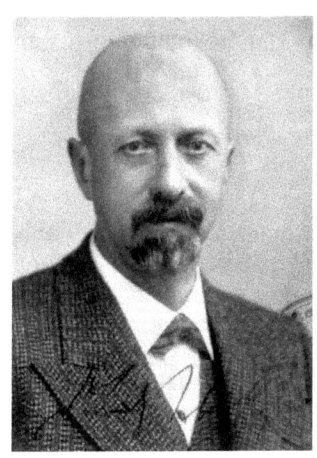

Abb. 3 Ludwig Teleky, Photo von seiner Erkennungskarte, Stadt Wien, 1936

---

[95] Siehe hierzu ARIAS, Die ersten Ärztinnen in Wien (2000).
[96] Vgl. BELLMANN, Dora Teleky (2012).
[97] TELEKY, „Hütet euch und eure Kinder" (1903).

Zwei Jahre später engagierte ihn – zunächst noch parallel zu seiner klinischen Tätigkeit – der gewerkschaftsnahe Wiener Gebietskrankenkassenverband als gewerbehygienischen Berater.[98] Diese Tätigkeit sah auch eine Sprechstunde vor, die Teleky als Basis für seine weitere gewerbemedizinische Forschung, insbesondere über Bleivergiftungen diente. Darüber hinaus barg die neue Anstellung die Möglichkeit, sich aktiv an den Debatten um den Ausbau der Arbeitsschutzbestimmungen und der Sozialversicherung in Österreich zu beteiligen. Seine Positionen hierzu ließen ihn politisch an die Positionen der organisierten Arbeiterschaft heranrücken.

1906 wurde Ludwig Teleky durch die Behandlung einer Zündholzarbeiterin auf eine seltene Berufserkrankung aufmerksam. Die Frau erkrankte durch ihre Kontaktnahme mit weißem Phosphor, der für die Herstellung von selbstentzündbaren Streichhölzern benutzt wurde, an der als ausgestorben geltenden Phosphornekrose, einer spezifischen Schädigung der Gesichtsknochen. Alarmiert durch dieses Krankheitsbild begab sich Teleky auf eine Reise in den Böhmerwald, wo er Arbeiter der dortigen Zündholz-Produktionsstätten untersuchte und bei 80 von ihnen eine Phosphornekrose diagnostizierte. Er musste feststellen, dass in den Fabriken die gewerbehygienischen Richtlinien nur in den seltensten Fällen eingehalten wurden. Sein Urteil hinsichtlich der Bekämpfung dieser Berufserkrankung war eindeutig:

> *„Das einzige Mittel zur Verhütung der Phosphornekrose ist das Verbot der Verwendung des (...) Phosphors – eine Meinung, der auch manche einsichtige Fabrikbesitzer und Fabrikleiter Ausdruck gegeben haben."*[99]

Und auch hier begnügte sich Teleky nicht mit einer fachwissenschaftlichen Veröffentlichung, sondern richtete eine Eingabe an die Regierung *„betreffend die Bekämpfung der aus der Verwendung des weißen Phosphors zur Zündhölzchenerzeugung sich ergebenden Gefahren"*.

Neben seiner (gewerbe)ärztlichen Tätigkeit versuchte Ludwig Teleky auch innerhalb der universitären Wissenschaft Fuß zu fassen. Seinen Bemühungen war auch anfänglicher Erfolg beschieden; 1909 habilitierte er sich, und unmittelbar darauf wurde er zum Dozenten für das Fach „Soziale Medizin" ernannt. Bei seiner Antrittsvorlesung lieferte er eine aussagekräftige Definition seines Fachbereichs:

> *„Die soziale Medizin ist das Grenzgebiet zwischen den medizinischen Wissenschaften und den Sozialwissenschaften. Sie hat die Einwirkung gegebener sozialer und beruflicher Verhältnisse auf*

---

[98] Vgl. MILLES/MÜLLER, Der Beitrag der Landesgewerbeärzte (1986), S. 117.
[99] Zit. n. TELEKY, Ein Beitrag (1906), S. 20.

die Gesundheitsverhältnisse festzustellen und anzugeben, wie durch Maßnahmen sanitärer oder sozialer Natur derartige schädigende Einwirkungen verhindert oder ihre Folgen nach Möglichkeit behoben oder gemildert werden können. Ihre Aufgabe ist es auch, anzugeben, wie die Errungenschaften der individuellen Hygiene und der klinischen Medizin jenen zugänglich gemacht werden können, die einzeln und aus eigenen Mitteln nicht imstande sind, sich diese Errungenschaften zunutze zu machen. Sie hat den Ärzten das wissenschaftliche Rüstzeug zu liefern, dessen sie bei ihrer Tätigkeit auf dem Gebiet der sozialen Fürsorge bedürfen."[100]

Noch im gleichen Jahr ernannte ihn die „Österreichische Gesellschaft zur Erforschung und Bekämpfung der Krebskrankheit" zum Vorstandsmitglied und im Jahre 1911 übernahm er auch das Amt des Schriftführers im „Österreichischen Zentralkomitee zur Bekämpfung der Tuberkulose".[101] Der berufliche Aufschwung Ludwig Telekys wurde durch den Ersten Weltkrieg, in dem er ab 1916 in einer sanitätsmedizinischen Versorgungseinheit eingesetzt wurde, jäh gestoppt. Nach Kriegsende stagnierte insbesondere seine Universitätskarriere. Sein Wunsch, einen eigenen Lehrstuhl für das Fach Soziale Medizin an der Universität Wien zu erhalten, erfüllte sich nicht. Aufgrund der fehlenden Perspektiven in Wien entschied sich Teleky, 1921 das Angebot als Gewerbearzt für das Rheinland anzunehmen. In Personalunion übernahm er zeitgleich die Leitung der Westdeutschen Sozialhygienischen Akademie in Düsseldorf,[102] einer von drei deutschen Ausbildungsstätten für sozial interessierte Mediziner, die eine kreis- bzw. fürsorgeärztliche Laufbahn anstrebten.[103] Wie später noch ausführlicher dargelegt werden wird, avancierte Teleky in den Jahren der Weimarer Republik zu der bestimmenden arbeitsmedizinischen Persönlichkeit.

Im November 1933 wurde Teleky, nunmehr 61 Jahre alt, wegen seiner jüdischen Herkunft aufgrund des „Gesetzes zur Wiederherstellung des Berufsbeamtentums" zwangsweise in den Ruhestand versetzt. Er ging zurück nach Wien, von wo aus er 1939 – nach dem „Anschluss" Österreichs an das nationalsozialistische Deutsche Reich – in die USA emigrierte. Dort arbeitete er in der gewerbehygienischen Abteilung des staatlichen Arbeitsdepartements. Nach dem Ende des NS-Regimes zeigte sich Teleky an einer Rückkehr nach Deutschland interessiert; eine von

---

[100] Zit. n. TELEKY, Vorlesungen (1914), S. 1.
[101] Vgl. MILLES/MÜLLER, Der Beitrag der Landesgewerbeärzte (1986), S. 118.
[102] Siehe hierzu ausführlich den Sammelband von MILLES/SCHMACKE, Ludwig Teleky (1999).
[103] Vergleichbare Akademien wurden beinahe zeitgleich auch in Berlin und Breslau gegründet; vgl. HUBENSTORF, Sozialhygiene (2005), S. 19.

ihm 1947 angestrebte Berufung auf den Berliner Lehrstuhl für Sozialhygiene kam jedoch nicht zustande; er starb am 20. August 1957 im Alter von 85 Jahren in New York.

An den Anfängen der Karrieren von Koelsch und Teleky zeigt sich anschaulich, dass sie eine Pioniertätigkeit versahen, die zunächst einmal ein gehöriges Maß an Autodidaktik, Feldforschung und das Sammeln von Daten erforderte, um die Gewerbehygiene auf eine halbwegs solide empirische Grundlage zu stellen. Auch wenn sie durch den Ersten Weltkrieg in ihrer genuin arbeitsmedizinischen Tätigkeit unterbrochen wurden, so erwiesen sich die Kriegsjahre durchaus als Katalysator für ihr junges Fachgebiet.

2.2 Erster Weltkrieg

Im militärmedizinischen Kontext fand während der Kriegsjahre eine bemerkenswerte Neudefinierung der Begriffe Krankheit und Gesundheit statt. Gesundheit wurde mit Leistungsfähigkeit, hier konkret mit Kriegsdiensttauglichkeit gleichgesetzt. Krankheit definierte sich demnach als eine Leistungsminderung bzw. Leistungsunfähigkeit.[104] Diese ärztliche Haltung repräsentierte beispielsweise der Kardiologe Karl Frederik Wenckebach (1864-1940), der von 1915 bis 1929 an der Universität Wien tätig war.[105] Im Hinblick auf die von ihm behandelten herzkranken Soldaten war es seiner Meinung nach eben nicht entscheidend,

> „ob der Arrhythmiker eventuell lange leben, sondern ob er mit seinem gesunden, aber arrhythmischen Herzen die verlangten körperlichen Anstrengungen wird leisten können".[106]

Wenckebach bediente sich unter dem Eindruck des Krieges der klassischen Parole der Leistungsmedizin, indem er die Gesundheit des Soldaten mit seiner etwaigen militärischen Leistungsfähigkeit gleichsetzte. Der Standpunkt dieses ausgewiesenen Herzspezialisten war keine Ausnahme, er bildete vielmehr den Mainstream innerhalb der Verlautbarungen in den medizinischen Fachjournalen ab.[107] Der Erste Weltkrieg sorgte somit auf dem Gebiet der Leistungsmedizin für eine mentale Weichenstellung. Und so überrascht es auch nicht, dass das Militär großes Interesse an wissenschaftlichen Erkenntnissen über die Leistungsfähigkeit der Soldaten zeigte. Der erste Ansprechpartner der Obersten Heeresleitung war in diesen Fragen das 1912 gegründete Kaiser-Wilhelm-Institut

---

[104] Vgl. RAUH, Victory (2011), S. 167 ff.
[105] Vgl. ebd., S. 171 ff.
[106] WENCKEBACH, Ueber die Herzkonstatierung (1916).
[107] Vgl. RAUH, Victory (2011), S. 169 f.

(KWI) für Arbeitsphysiologie.[108] Das vom Berliner Ordinarius für Physiologie Max Rubner (1854-1932) geleitete Institut führte während des Ersten Weltkrieges im Auftrag des Militärs auf die Leistungsoptimierung des Soldaten abzielende Forschungen durch, wobei Fragen der Kriegsernährung den Schwerpunkt bildeten.[109] Die Kooperation zwischen Institut und Militär hatte über den Ersten Weltkrieg hinaus Bestand und wurde dann zwischen 1939 und 1945 wieder intensiviert.[110]

Ein Blick an die Heimatfront des Ersten Weltkriegs erweist einen deutlichen Bedeutungszuwachs der arbeitsmedizinischen Fachrichtung. Die Umstellung auf Kriegsproduktion bei gleichzeitigem Abzug männlicher Arbeitskräfte durch den Militärdienst brachte eine deutliche Steigerung der Arbeitsbelastungen und Gesundheitsgefährdungen in den Betrieben mit sich. Die Betriebsorganisation wurde vollständig auf die unmittelbare Produktion festgelegt. Für Schutzmaßnahmen, Unfallverhütung und Wohlfahrtspflege waren weder das Personal noch die Dringlichkeit vorhanden. Hier nun übernahmen Gewerbeaufsicht sowie einzelne Gewerbeärzte die Aufgabe, die Grenzen der Belastungen, der Leistungssteigerung, der Frauen- und Kinderarbeit bei gleichzeitigem Abbau der Schutzmaßnahmen zu markieren. Der gewerbemedizinische Einfluss im unmittelbaren Produktionsgeschehen wuchs in den Jahren zwischen 1914 und 1918 merklich.[111]

Daran in Friedenszeiten anzuknüpfen, stellte in den Augen vieler Arbeitsmediziner eine große Chance für einen weiteren Aufschwung der Fachrichtung dar.[112] Und tatsächlich hatten arbeitsmedizinische Themen in den 1920er Jahren Konjunktur. In dieser Hinsicht, der Entwicklung als akademische Disziplin, glich die Arbeitsmedizin zahlreichen anderen medizinischen Fachrichtungen, die ebenfalls durch den Ersten Weltkrieg an Bedeutung gewonnen hatten. Zu nennen sind hier die Kinderheilkunde, die Dermatovenerologie, weiterhin die Frauenheilkunde und Geburtshilfe, um nur die markantesten Beispiele anzuführen.[113] Zunächst

---

[108] Zur Geschichte des KWI für Arbeitsphysiologie, das seinen Standort zunächst in Berlin und ab 1928 in Dortmund hatte, siehe HACHTMANN, Ein Kind der Ruhrindustrie? (2010). Seit Kurzem auch der umfangreiche Sammelband von PLESSER/THAMER, Arbeit, Leistung und Ernährung (2012). Weitere Ausführungen über das KWI für Arbeitsphysiologie auch auf S. 47 der vorliegenden Arbeit.
[109] Zu Rubner, der als „Papst der Ernährungsphysiologie" galt, und seinen Forschungen im Ersten Weltkrieg siehe SCHMIDT, Zwischen Expertise und Propaganda (2012).
[110] Siehe NEUMANN, Das Kaiser-Wilhelm-Institut für Arbeitsphysiologie (2012).
[111] Vgl. MILLES, Chancen und Blockaden (1985), S. 84.
[112] Vgl. ebd.
[113] Vgl. SEIDLER, Kinderärzte (2007), S. 17f.; LEVEN, Infektionskrankheiten (1997), S. 118; ANTHUBER et al. (2012), Herausforderungen (2012).

kriegsspezifische Handlungsfelder (Versorgung kranker Kinder, Kindersterblichkeit, Geschlechtskrankheiten, abnehmende Geburtenrate) wurden nach 1918 von den jeweiligen Fachvertretern als Herausforderungen und Aufgaben aufgenommen; auf fachpolitischer Ebene suchten diese Fächer, ihren Spielraum und Einfluss zu vergrößern, indem sie auf die im Krieg entstandenen, mit dessen Ende aber weiterhin ungelösten Probleme verwiesen.

2.3 Weimarer Republik

Mit der Weimarer Republik erfolgten in Deutschland ein qualitativer Sprung in der Entwicklung des Sozialstaates und eine Neuausrichtung der Sozialpolitik.[114] Während die Sozialpolitik bis zu Beginn des Ersten Weltkrieges trotz der Bismarckschen Sozialgesetzgebung und der damit verbundenen Stärkung der Arbeitnehmerrechte von paternalistischem Fürsorgedenken und antigewerkschaftlichen Tendenzen geprägt worden war und dabei stets die Stabilisierung des Obrigkeitsstaates zum Ziel hatte, wollte die Weimarer Verfassung die Demokratie sozial absichern.[115] Der Sozialstaat galt dabei als die zentrale Integrationsklammer der Weimarer Republik.[116] Er sollte das Interesse bürgerlicher und unternehmerischer Kreise an einer kapitalistischen Marktwirtschaft mit dem Interesse der Arbeiterschaft an der sozialen Ausgestaltung von Wirtschaft und Gesellschaft verbinden.[117]

Die sozialstaatliche Ausrichtung der Weimarer Republik förderte die Entwicklung von Gewerbehygiene und Arbeitsmedizin ganz eindeutig. Initiativen zur Verbesserung der Arbeitsbedingungen wurden vorangetrieben, erste Vorlesungen über Arbeitsmedizin und Gewerbehygiene wurden an den Universitäten gehalten, neue Institutionen wie die sozialhygienischen Akademien (1920/21), das von Koelsch geleitete Institut für Arbeitsmedizin (1921) oder auch E.W. Baaders Institut für Berufskrankheiten (1925) wurden geschaffen, die Forschung erlebte einen merklichen Aufschwung und die Gewerbehygiene wurde intensiv in den Kreisen von Ärzteschaft und Industrie diskutiert.[118] Es waren erneut die Gewerbeärzte, die diese Debatten aufnahmen, diktierten und steuerten; sie bildeten in den Weimarer Jahren eine *„hochaktive Schaltzentrale der Arbeitsmedizin".*[119] Hier bündelte sich klinisches, praktisches und theoreti-

---

[114] Vgl. RITTER, Soziale Frage (1998), S. 69.
[115] Vgl. ebd.
[116] Vgl. PANKOKE/SACHßE, Armutsdiskussion (1992), S. 159.
[117] Vgl. RITTER, Soziale Frage (1998), S. 69.
[118] Vgl. SCHOTTDORF, Arbeits- und Leistungsmedizin (1995), S. 21.
[119] Zit. n. MILLES/MÜLLER, Der Beitrag der Landesgewerbeärzte (1986), S. 119.

sches Wissen, trafen Berichte von staatlichen Behörden, niedergelassenen Ärzten, Berufsgenossenschaften und Arbeitern ein, wurden Untersuchungen angeregt und vorgenommen und auch sozialpolitische Zusammenhänge kritisch beleuchtet.[120]

Die Weimarer Republik kann auch als eine Wissenschaftsgesellschaft bezeichnet werden.[121] Mit der gestiegenen Bedeutung der Sozialen Frage ging eine verstärkte Nachfrage nach sozialwissenschaftlichen Experten einher, da die Politik sich von deren wissenschaftlichem Knowhow einen entscheidenden Beitrag zur Problemlösung versprach.[122] Und auch von dieser Entwicklung profitierte die Arbeitsmedizin, da zunehmend Arbeits- und Sozialpolitiker auf die Expertise der Gewerbeärzte zurückgriffen. Dieser Bedeutungszuwachs darf allerdings auch nicht überschätzt werden, blieb die sozialpolitische Dimension der Arbeitsmedizin doch stets abhängig von wirtschaftlichen Erwägungen. Dieses Abhängigkeitsverhältnis ist nun kein Spezifikum Weimarer Zeit, kann doch die hohe Bedeutung der Kostenfrage der diskutierten arbeitsmedizinischen Verbesserungen bzw. Entschädigungsregeln als eine historische Konstante bezeichnet werden, die weiterhin wirksam ist. Der Handlungsspielraum für die Arbeitsmedizin war in der von wirtschaftlichen Krisen geprägten Weimarer Republik ausgesprochen eng. Selbst ein sozialpolitisch engagierter Arbeitsmediziner wie Ludwig Teleky, der erkennbar Sympathien für die Belange der Arbeiterschaft hegte, achtete darauf, um wenigstens einen Teil seiner Forderungen durchzusetzen, der industriellen Produktion keine allzu großen finanziellen Hemmnisse in den Weg zu legen. Dieser Befund gilt jedoch nicht nur für die von Teleky und seinen Mitstreitern angestrebten zahlreichen Ansätze zur Verbesserung der Gesundheitsfürsorge am Arbeitsplatz, sondern auch für die Frage einer Entschädigung für die bei der Werktätigkeit erlittenen Gesundheitsschäden. Unter diesen Rahmenbedingungen erklärt sich auch die 1925 verabschiedete Verordnung über die Ausdehnung der Unfallversicherung auf gewerbliche Berufskrankheiten.[123]

Die Berufskrankheitsverordnung von 1925

Die Diskussionen darüber, ob die Unfallversicherung auf das Feld der Berufskrankheiten auszudehnen sei, bekamen durch neue industrielle Entwicklungen zur Jahrhundertwende neuen Auftrieb.[124] Durch die immer stärker werdende Rolle chemischer Prozesse in der Fabrikation kam

---

[120] Vgl. ebd.
[121] Vgl. NEUNER, Politik und Psychiatrie (2008), S. 13 f.
[122] Wegweisend hierzu RAPHAEL, Die Verwissenschaftlichung (1996).
[123] Zur Berufskrankheitsverordnung siehe HOHMANN, Berufskrankheiten (1984).
[124] Vgl. MILLES/MÜLLER, Auftrag und Begrenzung (2002), S. 42.

es vermehrt zu akuten wie chronischen Vergiftungen. Die Risikolagen, die dabei konkret im Zentrum der Diskussion standen, waren v.a. die gewerblichen Vergiftungen in den „Giftküchen" der Teerfabriken.[125] Hier wurde die soziale Ungleichheit zwischen Krankheit und Unfall offenkundig. Weil die Leistungen der Unfallversicherung deutlich besser waren, erhielt ein Chemiearbeiter, der durch einen umgefallenen Kessel vergiftet wurde, eine ungleich bessere Rente und medizinische Versorgung als sein berufserkrankter Kollege, der den Kessel jeden Tag reinigen musste.[126] Die 1925 beschlossene Ausdehnung der Unfallversicherung auf elf Berufskrankheiten zielte darauf, diese Unausgewogenheit zu beseitigen oder zumindest zu lindern.

- Erkrankungen durch Blei oder seine Verbindungen
- Erkrankungen durch Phosphor
- Erkrankungen durch Quecksilber oder seine Verbindungen
- Erkranken durch Arsen oder seine Verbindungen
- Erkrankungen durch Benzol oder seine Homologen
- Erkrankungen durch Schwefelkohlenstoff
- Erkrankungen an Hautkrebs durch Ruß, Paraffin,Teer, Anthrazen, Pech und verwandte Stoffe
- Grauer Star bei Glasmachern
- Erkrankungen durch Röntgenstrahlen und andere strahlende Energie
- Wurmkrankheit der Bergleute
- Schneeberger Lungenkrankheit

11 Erkrankungen - Ausdehnung der Unfallversicherung auf gewerbliche Berufskrankheiten (1925)

Hier wurden zum ersten Mal elf verschiedene Berufskrankheiten als potentiell entschädigungspflichtig eingestuft. Das Gesetz wurde von Seiten der Arbeitsmediziner, die sich teilweise vehement dafür einsetzten und als Sozialexperten auch an den Planungen und Besprechungen beteiligt waren, für nicht mehr als ein erster Schritt in die richtige Richtung gewertet.[127] Der Grund, warum sich gerade die sozial engagierten Gewerbeärzte wie Koelsch und vor allem Teleky, obwohl sie sich des lückenhaften Charakters der Verordnung bewusst waren, so stark für ihr Zustandekommen einsetzten, lag in ihrer Hoffnung begründet, das Gesetz wür-

---

[125] Vgl. ebd., S. 45.
[126] Vgl. ebd., S. 46.
[127] Siehe die ausführliche Quellenüberlieferung zum sozialpolitischen Ausschuss im Bundesarchiv Berlin (BAB), R 401/Nr. Nr. 503-504, Nr. 507-508 sowie Nr. 511-512.

de der Arbeitsmedizin endlich eine rechtlich fundierte Stellung beimessen, der gewerbehygienischen Forschung Auftrieb geben, helfen, die Fachrichtung innerhalb der Medizinischen Fakultäten zu etablieren und schließlich auch die Unternehmer sowie Berufsgenossenschaften zu größeren Anstrengungen im Gesundheitsschutz bewegen.[128] Das Gegenteil trat ein. Die praktischen Ärzte kümmerten sich wenig um die Meldepflicht verdächtiger Krankheiten, die Arbeitsmedizin wurde in die Verfahren zur Anerkennung der Berufskrankheiten verstrickt und ihre präventiven Zielvorstellungen kamen durch ihre gutachterliche Inanspruchnahme weitgehend zum Erliegen. Die Zahl der anerkannten Berufskrankheiten blieb bis weit in die Zeit der Bundesrepublik hinein marginal.[129] Zwar wurde die Anzahl an entschädigungspflichtigen Erkrankungen durch weitere Verordnungen von 1929, 1936 und auch 1943 erweitert. Allerdings blieb in diesem Zusammenhang ein grundsätzliches Problem bestehen, stand doch die Zahl der anerkannten Berufskrankheiten von Beginn an in keinem Verhältnis zur Anzahl der bewilligten Entschädigungen.[130]

Diese restriktive Begutachtungspraxis ist auch auf den zunehmenden Einfluss konstitutionsbiologischer und rassenhygienischer Vorstellungen zurückzuführen. Bereits in der Weimarer Republik schrieben viele Gutachter die Ursache der Berufserkrankung eher der vermeintlich schwächlichen Konstitution des Arbeiters denn seiner potentiell gesundheitsgefährdenden Tätigkeit zu.[131] Der konstitutionelle Ansatz für die Ätiologie wurde nicht selten von rassenhygienisch motivierten Mutmaßungen über eine minderwertige Erbanlage des Arbeitnehmers flankiert.[132] Dies bot die Möglichkeit, die Krankheitsursache am Patienten selbst festzumachen und den Einfluss exogener Faktoren bei der Entstehung der Krankheit als gering zu veranschlagen. Die Arbeitsmedizin war den konstitutionsbiologischen und rassenhygienischen Forschungstrends gegenüber grundsätzlich sehr aufgeschlossen. Es macht Ludwig Teleky zu einer Ausnahmeerscheinung innerhalb der Arbeitsmedizin, dass er sich während der Weimarer Republik als einer der wenigen Sozialmediziner und Gewerbehygieniker weitgehend immun zeigte gegen die aufkommende rassenhygienische Strömung und die damit zusammenhängenden Debatten um minderwertige Konstitution, Bevölkerungspolitik und Fortpflanzungskontrolle.[133] Die Öffnung von Gewerbe- und Sozial-

---

[128] Vgl. MILLES/MÜLLER, Auftrag und Begrenzung (2002), S. 48.
[129] Vgl. ebd., S. 48.
[130] Vgl. ROTH, Leistungsmedizin und Vernichtung (1998), S. 189.
[131] Vgl. WESTERMANN/WIESING, Von der Prävention (2011), S. 54.
[132] Vgl. MILLES/MÜLLER, Auftrag und Begrenzung (2002), S. 46.
[133] Vgl. WULF, Teleky (2001), S. 464 ff.

hygiene hin zur Eugenik vollzog Teleky – anders etwa als sein bayerisches Pendant Koelsch – nicht mit.[134]
Die weitgehende Adaption konstitutioneller und eugenischer Ideen innerhalb der arbeitsmedizinischen scientific community konnte allerdings auch Teleky nicht verhindern, eine Entwicklung, die konkrete Folgen für die Verfahren zur Feststellung von Berufskrankheiten hatte. Die Entschädigungsansprüche wurden überwiegend als Begehrlichkeit oder Rentenneurose der Arbeiter abgetan und demzufolge abgelehnt.[135] Letztlich setzte sich das wirtschaftliche Interesse der Unternehmer und ihrer Berufsgenossenschaften durch. Dieser Punkt sollte während der NS-Zeit in besonderer Weise das Interesse von E.W. Baader auf sich ziehen, wie noch zu zeigen sein wird. Das sog. „Endogenitätsprinzip" sollte sich in der Begutachtungspraxis des „Dritten Reiches" weiter radikalisieren.[136] Die Ausdehnung der Unfallversicherung auf die Berufskrankheiten erwies sich für die Belange der sozial engagierten Arbeitsmediziner somit nur als relativer Erfolg. Ihr Betätigungsfeld verlagerte sich fortan auf die Ursache-Wirkungs-Logik der Sozialversicherungsordnung und der Begutachtungs- und Entschädigungspraxis der Unfallversicherung, währenddessen ihr reformorientierter sozialmedizinischer (auch präventiv wirkender) Ansatz zusehends erlahmte.[137]

Die Verordnungen von 1925 zielten auf den Gesundheitsschutz der Arbeiter, aber durch die gutachterliche Beschränkung auf die erwähnten 11 Erkrankungen wurde eine Art Obergrenze eingezogen.[138] Dies hatte Folgen für die Ausrichtung der Arbeitsmedizin, ging es hier doch nicht um eine systematische Prävention von arbeitsbedingten Erkrankungen, sondern um langwierige, oft Jahre dauernde Kasuistiken, in denen versucht wurde, monokausale Zusammenhänge zwischen Lohnarbeit und Krankheit klinisch zu rekonstruieren. Bei dieser Art von Arbeitsmedizin war das leistungsmedizinische Interesse im Sinne einer optimalen An-

---

[134] Zu Koelschs Haltung zu Konstitution und Rassenhygiene siehe HIEN, Public-Health-Praxis (2011), S. 180.
[135] Vgl. MILLES/MÜLLER, Auftrag und Begrenzung (2002), S. 47.
[136] Siehe hierzu ELSNER, Schattenseiten (2011), S. 138ff.
[137] Vgl. WULF, Teleky (2001), S. 3ff.
[138] Sehr kritisch bewertet die Forschergruppe um Dietrich Milles die Einführung und Entwicklung der Berufskrankheitenverordnung (BVO). Sie bewerten diese als ein restriktives Instrument, das von Beginn an nicht auf eine effektive Prävention gesundheitlicher Risiken im Betrieb abzielte. Sie monieren, dass die Liste der Berufskrankheiten stets zu eng gefasst und fortwährend zu langsam erweitert wurde. Aus diesem Grund sehen sie in der BVO lediglich eine Symbolpolitik, die seit je her von den zentralen sozialhygienischen Problemen ablenkt; Vgl. MILLES, Entwicklungslinien und Aufgabenstellung (2002), S. 55.

passung der Arbeitnehmer an die Produktionsbedingungen, unter dem Primat einer Kostenersparnis offenkundig.

Gleichwohl zeigte sich bei den Bestrebungen um die Aufnahme der Berufskrankheiten in die Unfallversicherung zweifelsfrei eine vom ursprünglichen Ansatz her sozialmedizinisch inspirierte, am Wohl des Arbeiters bzw. Patienten orientierte Seite der Arbeitsmedizin. Doch war deren inhaltliche Ausrichtung in der Weimarer Republik nicht eindeutig. Neben der an Therapie und Prophylaxe orientierten Richtung existierte innerhalb der Gewerbehygiene auch eine starke Linie, für die der Leistungsgedanke ausschlaggebend war.[139] Sie interessierte sich hauptsächlich für die Erforschung der Leistungsmöglichkeiten des arbeitenden Menschen und die Bedingungen, unter denen diese sich optimal entfalten konnten. Ihre Protagonisten gingen eine Koalition mit Industrie und Wirtschaft ein, um eine möglichst straffe Ausnutzung der vorhandenen Arbeitskraft im Betrieb zu forcieren. Dies schloss nun per se den Einsatz für Arbeitsschutz und die Verbesserung der gesundheitlichen Situation der Arbeiterschaft nicht aus, doch waren die Prioritäten anders gesetzt.[140] Besonders anschaulich wird diese leistungsmedizinische Komponente am bereits oben kurz erwähnten KWI für Arbeitsphysiologie.

Das Kaiser-Wilhelm-Institut für Arbeitsphysiologie

Die Gründung, Ausrichtung und Entwicklung des KWI für Arbeitsphysiologie ist im Kontext der von den Vereinigten Staaten ausgehenden und sich international ausbreitenden betrieblichen Rationalisierungsbestrebungen zu sehen.[141] Im Jahre 1911 verfasste der US-amerikanische Ingenieur Frederick W. Taylor (1856-1915) seine vielbeachtete Schrift „The Principles of Scientific Management".[142] Sein darin entworfenes Konzept der wissenschaftlichen Betriebsführung sah die strikte Trennung zwischen einem den Produktionsablauf konzeptionell planenden Management und einer Arbeiterschaft vor, die diese detailgenauen, bis in einzelne Handgriffe hineinreichenden Vorgaben exakt umzusetzen hatte. Basierend auf wissenschaftlichen Untersuchungen strebte Taylor eine effiziente Steuerung des Arbeitsprozesses an, die einzelne überflüssige Arbeitsschritte wegrationalisierte. Die Folge war ein stark zergliederter Arbeitsvorgang, der von den Werktätigen lediglich die Ausführung weniger, sich ständig wiederholender Handgriffe verlangte und somit auch die

---

[139] Siehe hierzu allen voran SCHOTTDORF, Arbeits- und Leistungsmedizin (1995).
[140] Vgl. ebd., S. 188.
[141] Siehe HACHTMANN, Ein Kind der Ruhrindustrie? (2010), S. 79 ff.
[142] Siehe hierzu KÖNIG, Kontrollierte Arbeit (2009).

Einstellung ungelernter Arbeitskräfte ermöglichte.[143] Die von Taylor begründete wissenschaftliche Betriebsführung wurde in der Folgezeit von anderen Ingenieuren weiter ausdifferenziert, so diente sie zum Beispiel Henry Ford als Grundlage für die Einführung der Fließbandproduktion.

Die Entstehung des KWI für Arbeitsphysiologie kann als eine unmittelbare Reaktion auf die mit dem „Taylorismus" verbundenen Herausforderungen verstanden werden. Den Gründern und Wissenschaftlern des Instituts ging es allerdings nicht um eine bloße Kopie der Taylor'schen Lehre.[144] Die Arbeitsphysiologen nahmen einerseits die auch nach Deutschland überschwappende Rationalisierungseuphorie auf, andererseits versuchten sie sich aber auch gegenüber den Neuerungen aus den Vereinigten Staaten abzugrenzen und eigene Akzente zu setzen. Bei Taylor monierten sie eine rein technische Perspektive, die die Eigenarten des „Motor Mensch" (Rabinbach) beim Produktionsprozess vernachlässige.[145] Taylors System müsse daher durch die Arbeitsphysiologie und eine am Industriearbeiter orientierte Leistungsmedizin erweitert werden.[146] Dem Raubbau als logische Folge des Taylorismus setzte man von Seiten des KWI für Arbeitsphysiologie die Theorie der „physiologischen Rationalisierung" entgegen. Statt der vom Taylorismus angestrengten Maximalleistungen strebten die Wissenschaftler am KWI für Arbeitsphysiologie eine Optimalleistung des Arbeiters an, wobei dieser Ansatz Paramater wie optimale Ernährung, regelmäßige Pausen und ein gemäßigtes Arbeitstempo beinhaltete.

Die demonstrative, teilweise sehr bemüht wirkende programmatische Abgrenzung von Teilen der Lehren Taylors ermöglichte es dem Institut zwar neben einer Vielzahl an finanziellen Förderern aus der Großindustrie auch die Gewerkschaften an sich zu binden.[147] Dies änderte jedoch nichts an der grundlegenden Ausrichtung des KWI für Arbeitsphysiologie als einer wirtschaftsnahen, eher die Interessen der Arbeitgeberseite bedienenden Forschungseinrichtung.[148] Denn trotz aller Abgrenzungsbemühen gegenüber einem rigorosen betrieblichen Rationalismus à la Taylor war auch am KWI für Arbeitsphysiologie der Arbeiter letztlich ein Objekt, dessen Gesundheit und individuelles Wohlbefinden lediglich im Kontext der angestrebten betrieblichen Rationalisierung, Leistungsstei-

---

[143] Vgl. SCHOTTDORF, Arbeits- und Leistungsmedizin (1995), S. 87.
[144] Vgl. HACHTMANN, Ein Kind der Ruhrindustrie? (2010), S. 80.
[145] Siehe hierzu aus physiologie- bzw. körpergeschichtlicher Perspektive RABINBACH, Motor Mensch (2001); weiterhin: SARASIN/TANNER, Physiologie und industrielle Gesellschaft (1998).
[146] Vgl. HACHTMANN, Ein Kind der Ruhrindustrie? (2010), S. 80.
[147] Siehe LAUSCHKE, Das Max-Planck-Institut für Arbeitsphysiologie (2012).
[148] Vgl. HACHTMANN, Ein Kind der Ruhrindustrie? (2010), S. 80 ff.

gerung und damit Gewinnmaximierung interessierte. Dieser primär auf den Leistungsgedanken abzielende arbeitsphysiologische Strang der Arbeitsmedizin gewann im Angesicht der Weltwirtschaftskrise 1929 zusätzlich an Bedeutung.[149]

Am Vorabend des „Dritten Reiches" lässt sich konstatieren, dass die Belange der Gewerbemedizin in der Weimarer Republik einen steten Bedeutungszuwachs erfuhren. Mit dieser Entwicklung konnte die Institutionalisierung der Arbeitsmedizin jedoch nicht mithalten. Insbesondere an den Universitäten fristete das Fach von wenigen Ausnahmen abgesehen ein Schattendasein. Die Akzeptanz als medizinisch-wissenschaftliche Fachrichtung stand zu Beginn des Jahres 1933 noch auf tönernen Füßen. An dem leistungsorientierten Entwicklungsstrang wiederum zeigen sich bereits die Potentiale einer Leistungsmedizin, die dann im Nationalsozialismus als medizinisches und sozialpolitisches Paradigma eine unheilvolle Rolle spielen sollte.[150] Aber diese Ausrichtung der Arbeitsmedizin war nicht zwangsläufig. Für ihre Entfesselung und Radikalisierung sorgten erst die nationalsozialistischen Rahmenbedingungen. Die Frage wird nun sein, inwieweit sich die klassischen Felder der Arbeitsmedizin und mit ihnen auch deren Fachvertreter in das leistungsmedizinische Paradigma des Dritten Reiches integrieren ließen bzw. diese Entwicklung gar federführend vorantrieben.[151] Hierin lässt sich dann auch das Wirken Ernst Wilhelm Baaders verorten. Bevor sich der Blick jedoch auf die Felder der NS-Arbeits- und Leistungsmedizin richtet, ist der interpretatorische Rahmen weiter abzustecken. Es gilt, die grundsätzliche Bedeutung der Arbeit bzw. des Leistungsfanatismus im Nationalsozialismus zu umreißen.

---

[149] Vgl. SCHOTTDORF, Arbeits-und Leistungsmedizin (1995), S. 190 f.
[150] Vgl. hierzu auch WESTERMANN/WIESING, Von der Prävention (2011), S. 54.
[151] Vgl. ROTH, Leistungsmedizin und Vernichtung (1998), S. 180.

3. „Erreicht werden muß ein ungeheuer fanatischer Wille, stark und gesund zu sein"[152] – NS-Leistungsgedanke und Arbeitsmedizin

Neben der Rasse war die Arbeitsfähigkeit das zentrale Selektionsmerkmal, welches über die Zugehörigkeit zur NS-Volksgemeinschaft entschied. Konnten sich die NS-Machthaber bei der forcierten Umsetzung rassenpolitischer Zielvorstellungen auf die tatkräftige Mitarbeit eugenisch orientierter Ärzte verlassen, so war die Medizin auch bei der Realisierung der radikal leistungsorientierten gesellschaftlichen Utopie behilflich. Das leistungsmedizinische Paradigma avancierte im „Dritten Reich" folgerichtig zu einer der gesundheits- aber auch sozial- wie arbeitspolitischen Säulen des NS-Regimes.[153] Insbesondere mit der Umstellung der Wirtschaft auf Rüstungs- bzw. Kriegsproduktion kam es zu einem grundlegenden Bedeutungszuwachs leistungsmedizinischer Parameter. Charakteristisch für diese generelle Entwicklung der NS-Medizin war eine Gleichsetzung von Gesundheit mit Arbeitsfähigkeit. Krankheiten, so die ideologisch motivierte Lesart, basierten auf persönlichem Versagen und mangelndem Willen zur Gesundheit, Unproduktivität kam einem Affront gegen die Volksgemeinschaft gleich.[154] Hauptaufgabe der Medizin sollte es sein, für eine möglichst restlose Ausnutzung der Arbeitskraft zu sorgen.[155] Die Leistungsfähigkeit des Einzelnen zu optimieren, kam im „neuen Deutschland der Arbeit" herausragende Bedeutung zu.

3.1 „Oberstes Gesetz im Dienste der Volksgemeinschaft"[156] – Die Bedeutung von Arbeit und Leistung im Nationalsozialismus

Arbeit und Leistung gehörten zu den zentralen Topoi während des „Dritten Reiches".[157] Die Propaganda des NS-Regimes führte diese (ver-

---

[152] Zit. n. BARTELS, Schicksal (1927), in: S. 17.
[153] Vgl. SÜSS, Der „Volkskörper" (2003), S. 254 f.; COCKS, The State of Health (2012), S. 126-141.
[154] Vgl. REEG, Bartels (1988), S. 128.
[155] Vgl. SÜSS, Der „Volkskörper" (2003), S. 242.
[156] Dieser Slogan entnommen aus: Pflege der artgemäßen Arbeit. Die Arbeitsleistung der deutschen Rassen. Aufschlussreiche Untersuchungen des Arbeitswissenschaftlichen Instituts der DAF, in: Deutsche Arbeits-Korrespondenzen 7 (1939), S. 1 f.; zit. n. REEG, Bartels (1988), S. 123.
[157] Siehe hierzu die wegweisende Publikation von GEYER, Soziale Sicherheit (1989).

meintlichen) Tugendbegriffe unentwegt im Munde, pries, erforschte und bewertete pausenlos dieses neue „Deutschland der Arbeit". Die ideologische Überhöhung des Begriffs „Arbeit" fand in unzähligen Variationen und Initiativen ihren Niederschlag. Die „Erziehung zur Arbeit" galt als das Erziehungsideal des Nationalsozialismus schlechthin und als „Volkserziehungsschule" fungierte der Reichsarbeitsdienst (RAD).[158] Ab Juni 1935 wurden alle männlichen Jugendlichen zwischen 18 und 25 zu einem halbjährigen Arbeitsdienst zwangsverpflichtet. Ziel des RAD war es, *„die deutsche Jugend im Geiste des Nationalsozialismus zur Volksgemeinschaft und zur wahren Arbeitsauffassung, vor allem zur gebührenden Achtung vor der Handarbeit zu erziehen".*[159] Die Tätigkeitsfelder waren Autobahn- und Straßenbau, Flussregulierungen, später auch der Bau von Rüstungswerken sowie die Errichtung des Westwalls.[160] Kurz nach Beginn des Zweiten Weltkriegs wurde die Arbeitsdienstpflicht auch für weibliche Jugendliche eingeführt.[161]

Die Propagandisten des RAD wurden nicht müde zu betonen, dass die Arbeit nicht „nur ein Mittel zum Gelderwerb, ein mehr oder weniger notwendiges Übel" sei, sondern der „Inhalt des Lebens. In der Arbeit erkennen wir eine Schwester des Kampfes". Die Leistung des Einzelnen solle überdies nur „nach ihrem Werte für die Volksgemeinschaft" beurteilt werden. Die Nationalsozialisten, so der Führer des RAD, Konstantin Hierl (1875-1955), wollten „dem deutschen Arbeiter seine Ehre geben, sie ist notwendiger noch als Tariflöhne, unentbehrlich, weil er ein Deutscher ist. Wir wollen das Wort ‚Arbeiter' zum Ehrentitel für jeden Deutschen machen, (…)".[162]

Die propagierte Wertschätzung der arbeitenden Bevölkerung war jedoch keineswegs gleichbedeutend mit einer staatlichen Förderung individueller Entwicklungs- oder gar Selbstverwirklichungsmöglichkeiten. Die Akzeptanz der Arbeit war im Nationalsozialismus auf das Engste an den Leistungsbegriff gekoppelt.

---

[158] Zum RAD siehe die international vergleichende Studie von PATEL, Soldaten der Arbeit (2003).
[159] Zit. aus Reichsgesetzblatt (RGBl.) 1935 I, S. 769.
[160] Vgl. SCHNEIDER, Unterm Hakenkreuz (1999), S. 312.
[161] Vgl. ebd., S. 312f.
[162] Rede des RAD-Führers Konstantin Hierl auf dem Reichsparteitag der NSDAP am 2.9.1933. Zit. n. SCHNEIDER, Unterm Hakenkreuz (1999), S. 309f.

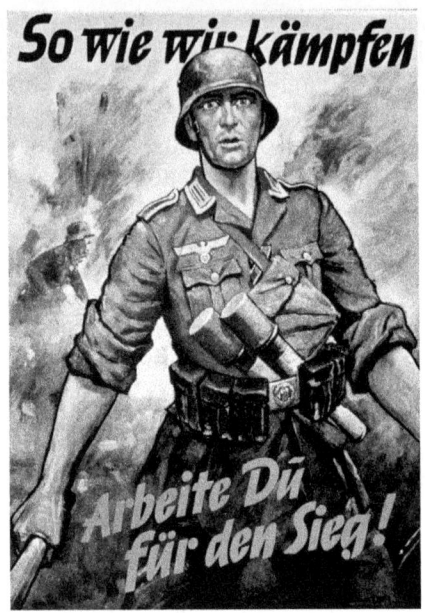

Abb. 4: „So wie wir kämpfen", deutsches Propagandaplakat von 1942

Zur Volksgemeinschaft zugehörig war der Einzelne erst dann, wenn er durch seine Arbeit einen Nutzen für das Volksganze erbrachte.[163] Ihre Haltung zu Arbeit und Leistung war in den Augen der neuen Machthaber ihr Alleinstellungsmerkmal und für die NS-Bewegung nachgerade konstitutiv:

> „Die Idee der Arbeitsdienstpflicht ist wohl der kennzeichnendste Ausdruck des Geistes einer neuen Zeit, der Aufbruch einer Bewegung, die in ihrem Wollen, ihrer Auffassung vom Sinne der Arbeit, ihrer Bodenverbundenheit im schroffsten Gegensatz zum Geiste des versinkenden liberalistischen Zeitalters steht, dem immer mehr der Geist des Judentums das Gepräge gegeben hat."[164]

Mit der Betonung des umfassenden Tugendbegriffes der Arbeit bzw. des Arbeiters als Antwort auf ein vermeintlich zum Scheitern verurteiltes liberalistisches Zeitalter zeigten sich die NS-Ideologen von ihrer modernitätskritischen Seite; eine Geisteshaltung, die sie mit den vielen national-

---

[163] Vgl. MILLES, Tendenzen und Konsequenzen (1985), S. 116.
[164] Konstantin Hierl, Grundsätzliches zur Arbeitsdienstpflicht. Vortrag gehalten am 20. Januar 1934 vor der Deutschen Studentenschaft in Berlin, 2. Aufl. 1934, S. 5 f. Zit. n. SCHNEIDER, Unterm Hakenkreuz (1999), S. 310.

konservativen und völkisch-radikalen Kritikern der Weimarer Republik teilten. Literarisch-philosophischen Ausdruck fand diese mystische Überhöhung der Arbeit insbesondere in Ernst Jüngers 1932 erschienener Schrift „Der Arbeiter".[165]

Die Arbeit wurde als Deutschlands Schicksal und Voraussetzung für die Erneuerung des „völkischen Lebens" verstanden.[166] Innerhalb einer von den Nationalsozialisten geforderten Volksgemeinschaft diente sie als zentrales Praxisfeld von Inklusion der „Volksgenossen". Zukünftig sollte die Trennung zwischen geistiger und materieller Arbeit, zwischen den „Arbeitern der Stirn" und den „Arbeitern der Faust", überwunden werden.[167] In den Lagern des Reichsarbeitsdienstes, der Hitler-Jugend und anderer Organisationen bildete die von allen gleichermaßen getane Handarbeit die grundlegende Praxis erlebter Gemeinschaft, die herkömmliche gesellschaftliche Distinktionen nach Herkunft oder Bildung negieren sollte und allein nach dem für die Gemeinschaft geleisteten Nutzen fragte. Unter einem arbeitsideologischen Blickwinkel offenbart sich die NS-Volksgemeinschaft als eine rassisch homogene und leistungsbereite Betriebsgemeinschaft. Im Umkehrbeschluss bedeutete die *„beinahe magische Verehrung der Arbeit"*, dass sie im „Dritten Reich" auch als ein Instrument der *Exklusion* zur Anwendung kam.[168]

Dass Deutschlands Stärke nur auf der Arbeit der Volksgenossen beruhe, war eine der grundsätzlichen Annahmen der NS-Arbeitsideologie. Sie passte, nachdem das „Gesetz zur Ordnung der nationalen Arbeit" im Januar 1934 die Belegschaften nach dem „Führer-Gefolgschaftsprinzip" organisiert hatte, sowie die Zielvorgaben des Vierjahresplans 1936 verkündet waren, hervorragend zu der politischen Zielvorgabe einer Steigerung der Produktivität von Unternehmen wie der Gesamtwirtschaft.[169] Das *Recht auf Arbeit*, mit dem die Nationalsozialisten seit der Weltwirtschaftskrise geworben hatten, war denn auch nicht ohne das damit verbundene Korrelat, die *Pflicht zur Arbeit*, verständlich: So wie der Arbeitslose zwangsläufig nicht zur Vermehrung des nationalen Wohlstandes beitrage, so sehr belaste der Arbeitsunwillige die „Leistungsgemeinschaft".[170] Wer nicht arbeite, schließe sich automatisch auch aus der „Volksgemeinschaft" aus.

---

[165] Vgl. JÜNGER, Der Arbeiter (1932); aus der umfangreichen Literatur zu Jünger sei hier nur verwiesen auf KIESEL, Ernst Jünger (2007).
[166] Vgl. GEYER, Soziale Sicherheit (1989), S. 382.
[167] WILDT, Funktionswandel (2011), S. 80.
[168] Zit. n. PROCTOR, Blitzkrieg (2002), S. 84.
[169] Vgl. KÄSTNER, Der Mißbrauch (1989), S. 190.
[170] Vgl. GEYER, Soziale Sicherheit (1989), S. 391.

Die Implementierung dieses spezifischen Arbeitsethos bot die Handhabe, arbeitsfähige, aber unproduktive Menschen mit staatlich sanktionierter Gewalt „zur Arbeit zu erziehen". Die Verletzung der Arbeitsdienstpflicht, Selbstverstümmelung, Arbeitsverweigerung, Betteln, Landstreicherei und Trunkenheit rechtfertigten aus Sicht des NS-Staates die Entziehung der eigenen Verfügung über die Arbeitskraft. Im Januar 1938 startete Heinrich Himmler mit der „Aktion Arbeitsscheu im Reich" eine große Kampagne gegen „Gewohnheitsverbrecher und Asoziale".[171] Als „arbeitsscheu" galten Personen, deren Arbeitsfähigkeit durch amtsärztliche Gutachten festgestellt worden war und die nachweislich zweimal die ihnen gebotenen Arbeitsplätze ohne berechtigten Grund abgelehnt hatten. Auf diese Weise landeten mehr als 10.000 Menschen in Konzentrationslagern, wo sie zur Arbeit in den wirtschaftlichen Unternehmen der SS gezwungen wurden.[172]

Dass Arbeit „frei" mache, wurde den KZ-Häftlingen bereits bei ihrer Einlieferung vor Augen gehalten. In den KZs der frühen NS-Herrschaft stellte die Arbeit das entscheidende Erziehungsmittel dar, mit dem sozialistische Politiker oder jüdische Professoren das „wahre" Volksleben kennenlernen sollten, und zugleich Demütigungsmittel, um, wie es hieß, den *„Juden endlich das Arbeiten beizubringen".*[173] Ein weiteres Exklusionsinstrument waren in diesem Zusammenhang die Arbeitserziehungslager, die der Disziplinierung der deutschen, vor allem aber der ausländischen Arbeiterschaft dienen sollten.[174] In Arbeitserziehungslager waren, so der zentrale Erlass Heinrich Himmlers, *„Arbeitsverweigerer sowie arbeitsvertragsbrüchige und arbeitsunlustige Elemente"* einzusperren, wo sie Sklavenarbeit zu verrichten hatten.[175]

Im Mittelpunkt der NS-Arbeitsideologie stand somit eine Neubewertung der nationalen Arbeit. Diese Neuausrichtung führte – zunächst durch die Aufrüstung und dann durch den Zweiten Weltkrieg – zur rigorosen Ausplünderung der Arbeitskraft. Sozialpolitik wurde primär ein Instrument der Arbeitseinsatzpolitik mit stark repressiven Zügen.[176] Und nicht nur das: Die Arbeits- in Verbindung mit der Rassenideologie bildete

---

[171] Siehe hierzu AYASS, „Asoziale" (1995).
[172] Vgl. ebd., S. 165.
[173] Zit. n. WILDT, Funktionswandel (2011), S. 80.
[174] Siehe hierzu das Standardwerk von LOTFI, KZ der Gestapo (2000). Einen konzisen Forschungsüberblick bietet auch PAGENSTECHER, Zwangsarbeit und Arbeitserziehungslager (2004), insbesondere S. 14ff.
[175] BAB, R 58/1027: Erlass des Reichsführers SS und Chefs der Deutschen Polizei vom 28.5.1941; zit. n. PAGENSTECHER, Zwangsarbeit und Arbeitserziehungslager (2004), S. 14.
[176] Vgl. GEYER, Soziale Sicherheit (1989), S. 383.

die Grundlage für die grausame Praxis, die „Leistungsunfähigen" zu vernichten. Arbeitsfähigkeit als Selektionskriterium entschied in den psychiatrischen Anstalten, in den Konzentrations- und Vernichtungslagern sowie in den Gettos im Osten über Leben und Tod. Wer nicht arbeitete, sollte nicht essen und auch nicht leben – diese utilitaristische Maxime durchzog das gesamte rassistische Denken.[177] Doch welche Rolle spielte die Medizin, insbesondere die Arbeitsmedizin in den eben skizzierten Entwicklungen?

3.2 Die Arbeits- und Leistungsmedizin im Nationalsozialismus

Will man die Entwicklung der Arbeits- und Leistungsmedizin im „Dritten Reich" und ihre weit über die genuin medizinischen Belange herausreichende Rolle bei der Umsetzung des leistungsmedizinischen Paradigmas verstehen, so ist es unabdingbar, sich zunächst einmal die gesundheitspolitischen Strukturen dieser Jahre zu vergegenwärtigen.[178]

Das nationalsozialistische Gesundheitssystem war, entgegen der zeitgenössischen Propaganda medizinischer Funktionsträger, alles andere als ein homogener Block. Ganz im Gegenteil, wurde doch gerade auf dem umkämpften Feld der Gesundheitspolitik die polykratische Struktur des nationalsozialistischen Machtgefüges evident.[179] Die Geschichte des NS-Gesundheitswesens war die eines steten Kompetenzgerangels zwischen staatlichen und parteiamtlichen Institutionen. Das Handeln ihrer Akteure bestand zu einem erheblichen Teil aus Versuchen, eigene Einflussbereiche zu sichern und auszudehnen bzw. eine Expansion konkurrierender Machtaggregate zu verhindern.[180] Galt dieser Befund im Grundsatz bereits für die Zeit ab 1933, so verschärfte sich diese Entwicklung nach dem Tode des Reichsärzteführers Gerhard Wagner (1888-1939) im August 1939 zusehends. Leonardo Conti (1900-1945), dem Nachfolger Wagners, gelang es zu keinem Zeitpunkt, die wichtigsten gesundheitspolitischen Felder an sich zu ziehen. Ohnmächtig musste er mit ansehen, wie die aufstrebenden parteinahen Säulen des NS-Gesundheitssystems immer mehr an Bedeutung gewannen. Allen voran der DAF-Gesundheitsdienst expandierte von 1939 bis weit in

---

[177] Vgl. WILDT, Funktionswandel (2011), S. 80.
[178] Siehe hierzu ausführlich LABISCH/TENNSTEDT, Der Weg (1985)
[179] Siehe detailliert SÜSS, Der „Volkskörper" (2003), insbesondere S. 44ff. sowie 412ff.
[180] Vgl. BEDDIES, „Du hast die Pflicht" (2008), S. 22.

die Kriegszeit hinein nahezu ungebremst.[181] Im Zentrum der Bemühungen stand bei der DAF der Ausbau des betrieblichen Gesundheitsdienstes.

Die Gesundheitswesen der Deutschen Arbeitsfront

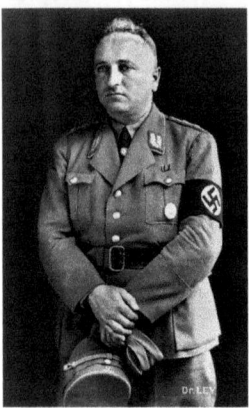

Abb. 5: Robert Ley (1890-1945)

Die DAF wurde am 10. Mai 1933 und damit nur wenige Tage nach Zerschlagung der freien Gewerkschaften gegründet.[182] Sie übernahm zwar die organisatorische Nachfolge der bisherigen Arbeitervertretungen und deren Vermögen, jedoch nur einen Teil ihrer gewerkschaftlichen Aufgaben und Funktionen.[183] Mit ihrer Leitung betraute Adolf Hitler mit dem NSDAP-Reichsorganisationsleiter Robert Ley (1890-1945) einen alten Weggefährten.[184] Dieser begnügte sich nicht damit, eine Einheitsgewerkschaft spezifisch nationalsozialistischer Prägung zu entwickeln, sein Anspruch war ungleich ambitionierter.

Unter Leys Führung avancierte die DAF nicht nur zu einem riesigen Wirtschaftsimperium, sondern sie stieg auch zu einer zentralen Organisation für alle Bereiche der Arbeits- und Sozialpolitik auf.[185] Der DAF gelang es innerhalb weniger Jahre, ihr Konzept eines totalitären und „völkischen" Wohlfahrtsstaates mit einer umfassenden Betreuung der deutschen Arbeiterschaft in die Tat umzusetzen;[186] eine Fürsorge freilich, die nur die eine Hälfte eines Januskopfes abbildete, war der DAF doch neben den realen Verbesserungen im Arbeitsalltag sowie propagandistisch wertvollen „Kraft durch Freude"-Aktivitäten immer auch ein restriktives und kontrollierendes Element inhärent. Ihre Bemühungen zur Verbesserung der Arbeitssituation waren nie bloßer Selbstzweck, sondern zielten stets auf die Leistungsoptimierung des Lohnempfängers und somit auf

---

[181] Vgl. SÜSS, Der „Volkskörper" (2003), S. 69ff.
[182] Zur DAF siehe seit Kurzem die umfangreiche Studie von HACHTMANN, Das Wirtschaftsimperium (2012).
[183] Vgl. SCHNEIDER, Unterm Hakenkreuz (1999), S. 168.
[184] Siehe hierzu SMELSER, Robert Ley (1989).
[185] Zur wirtschaftlichen Expansion der DAF siehe HACHTMANN, Das Wirtschaftsimperium (2012). Zur verworrenen DAF-Struktur auch HACHTMANN, Ein Koloß (2006).
[186] Siehe hierzu SACHSSE/TENNSTEDT, Der Wohlfahrtsstaat (1992).

die Stärkung der „Volksgemeinschaft" ab.[187] Im Fortgang des „Dritten Reiches" wurde die Mobilisierung der Leistungsbereitschaft dann immer vehementer eingefordert. Für einen Radikalisierungsschub sorgte insbesondere die Entwicklung auf dem Arbeitsmarkt in den Jahren 1933 bis 1939.[188] Begann die Regierung Hitler noch mit einem Heer von sechs Millionen Arbeitslosen, so konnte 1936 Vollbeschäftigung vermeldet werden. Diese wiederum mündete sogleich in einen – durch den Vierjahresplan hervorgerufenen und durch die Forcierung der Kriegswirtschaft zusätzlich verschärften – Arbeitskräftemangel.

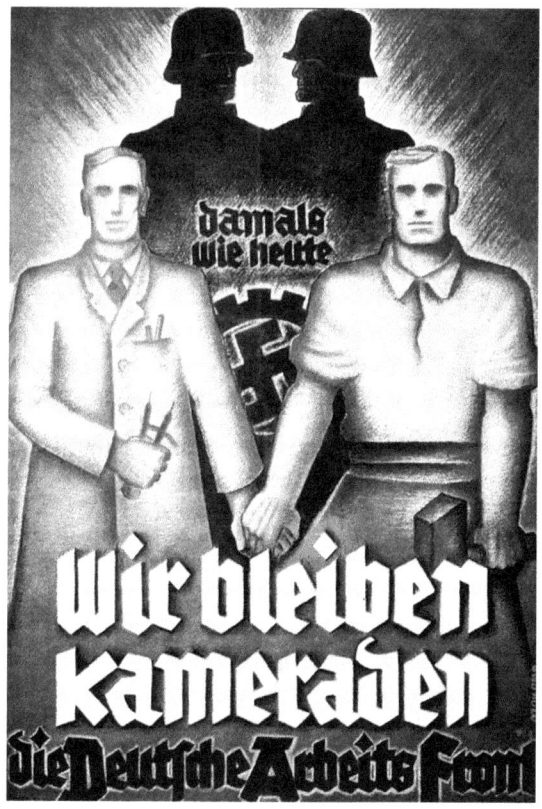

Abb. 6: Propagandaplakat „Damals wie heute - Wir bleiben Kameraden", Aufruf der Deutschen Arbeitsfront nach Auflösung der Gewerkschaften am 2. Mai 1933

---

[187] Vgl. SCHNEIDER, Unterm Hakenkreuz (1999), S. 168-243.
[188] Zur NS-Arbeitsmarktsituation siehe SCHMUHL, Arbeitsmarktpolitik (2003).

Ein wichtiges sozialpolitisches Feld, das es in den Augen der DAF zu besetzen galt, war das betriebliche Gesundheitswesen. Aus diesem Grund errichteten die Verantwortlichen bereits 1934 eigene Ämter für Volksgesundheit. In der Folgezeit versuchte sich die DAF mit erheblichem finanziellen, propagandistischen und personellen Aufwand auf dem Gesundheitssektor zu positionieren.[189] Das 1935 errichtete zentrale DAF-Gesundheitsamt wurde bis 1939 von Reichsärzteführer Gerhard Wagner und seinem Stellvertreter Friedrich Bartels (1892-1968) geführt, die in Personalunion auch dem NSDAP-Hauptamt für Volksgesundheit vorstanden.[190] Die DAF kappte nach Wagners Tod und der Amtsübernahme durch Leonardo Conti die bis dahin bestehende enge Bindung an das NSDAP-Amt für Volksgesundheit rasch und vollständig. Der Gesundheitsdienst der DAF strebte nach dem alleinigen betriebsmedizinischen Führungsanspruch, um auf diese Weise Zugriff auf das gesamte Feld der Sozialpolitik zu erlangen.[191] Die Entwicklung einer genuinen Leistungsmedizin war ihre erklärte Absicht.[192] Als ein wirkungsvolles Instrument zur Leistungssicherung sahen die Verantwortlichen des DAF-Amtes für „Gesundheit und Volksschutz", so die 1940 vorgenommene Umbenennung, die Einrichtung bzw. den Ausbau eines Betriebsarztsystems an.[193]

„Gesundheitsführung" im Betrieb

Gedanklicher Ausgangspunkt der betriebsmedizinischen Umbaupläne war ein von Rüstungskonjunktur und den von ihr verursachten Engpässen auf dem deutschen Arbeitsmarkt heraufbeschworenes demographisches Krisenszenario.[194] Einer niedrigen Geburtenziffer und einer steigenden Lebenserwartung, so warnten Bevölkerungswissenschaftler, stünde eine rückläufige Lebensarbeitszeit gegenüber. Daher drohe der erwerbstätige Teil der Bevölkerung zu schrumpfen, während gleichzeitig höhere Kosten für die Altersversorgung zu erwarten seien. Für den Gedeih des Regimes war jedoch ein kontinuierlicher Arbeitskräftenach-

---

[189] Vgl. SÜSS, Der „Volkskörper" (2003), S. 69.
[190] Vgl. REEG, Deine Ehre (1993), S. 58.
[191] Vgl. SÜSS, Der „Volkskörper" (2003), S. 71.
[192] Vgl. FREI, Einleitung (1991), S. 10.
[193] Vgl. ebd., S. 10f.
[194] Konzise Überblicke über die Ausweitung der „Gesundheitsführung" im Betrieb finden sich in: SÜSS, Der „Volkskörper" (2003), S. 254-268 sowie KNÖDLER, Von der Reform zum Raubbau (1991), S. 116ff. Weiterhin in KARBE, Das faschistische Betriebsarztsystem (1991).

wuchs von entscheidender Bedeutung.[195] Daher sollte *„die Summe der produktiven Lebensjahre"* – so die Überlegung – *„durch besondere Maßnahmen der Krankheits- und Invaliditätsverhütung"* unbedingt erhöht werden. Dabei *„wünschenswert ist jener Zustand"* – so Werner Bockhacker – *„wo der Verfall der physischen Leistungsfähigkeit mit dem physischen Tod zusammenfällt"*[196]. Daran anknüpfend gab es Bestrebungen, das Rentenalter auf 70 Jahre hinaufzusetzen. Robert Ley verknüpfte mit dieser Zielsetzung gar die Existenzberechtigung des gesundheitlichen Dienstes der DAF:

> *„Wenn es uns nicht gelingt, den Siebzigjährigen noch leistungs- und arbeitsfähig zu erhalten, dann sollten wir unsere Arbeit aufgeben, dann hat sie gar keinen Wert."*[197]

Die restlose Ausschöpfung der Arbeitskraft sollte vor niemanden halt machen, und so war es nur konsequent, dass die NS-Gesundheitsführung auch die Integration der „Anbrüchigen" in den Arbeitsprozess vorantrieb. Wie Friedrich Bartels, in den Anfangsjahren der NS-Herrschaft einer der führenden Arbeitsmediziner, formulierte, brauche man *„nicht nur die 100%igen, sondern angesichts des Arbeitskräftemangels auch diejenigen, die 70 und weniger Prozent tauglich sind"*.[198] Alte, Leistungsschwache, Kriegs- und Arbeitsinvalide waren ohne Rücksicht auf Verluste des Individuums für die Wirtschaft zu mobilisieren. Bartels war es auch, der von jedem verantwortlichen Arzt verlangte, dass er *„auch einmal gegen sein methodisches Gewissen"* einen untersuchten Arbeiter davon überzeuge, dass *„er stark genug für die Arbeit sei"*.[199] Über die möglichen Folgen war sich Bartels bewusst und machte auch kein Hehl daraus:

> *„Wohl müssen wir dabei auch Opfer an Toten in Kauf nehmen. Wir müssen nur dafür sorgen, daß die Menschen ihr Opfer nicht fühlen."*[200]

Bei der Realisierung dieses rigiden leistungsmedizinischen Kurses spielte der personelle Ausbau der „Gesundheitsführung" im Betrieb eine wichtige Rolle. Neue, fest auf dem Boden der NS-Ideologie stehende Be-

---

[195] Vgl. SÜSS, Der „Volkskörper" (2003), S. 255.
[196] Zit. n. BOCKHACKER, Aufbau und die Aufgaben, des Amtes für Volksgesundheit (1941), S. 9.
[197] Vortrag Leys auf der Tagung des Reichsarbeitskreises für Gesundheitsführung des deutschen Volkes am 18.8.1937; zit. n. REEG, Bartels (1988), S. 123.
[198] Zit. n. BARTELS, Leistungsanlage (1939), S. 3.
[199] Zit. n. BARCH, NS 22/745: Rede von Bartels auf einer Tagung des Reichsarbeitskreises für die Durchführung der vier Gauuntersuchungen (10.4.1937).
[200] Zit. n. ebd.

triebsärzte sollten die Leistungsfähigkeit der Arbeiterschaft optimieren.[201] Die auserkorenen „Gesundheitsführer" im Betrieb waren zuständig für Eignungs- und regelmäßige Kontrolluntersuchungen, sie leiteten den Betriebssport und verlagerten mit der Zeit auch mehr und mehr hausärztliche Behandlungstätigkeiten in den Betrieb. Vor allem aber hatten sie die Aufgabe, die Belegschaft zum *„fanatischen Gesundseinwollen"* zu führen.[202] Die retrospektiv befremdende Verbindung des Adjektivs „fanatisch" mit dem „Gesundseinwollen" entsprach einem üblichen Sprachgebrauch des NS-Staates. *„Niemals vor dem Dritten Reich"* – so der Dresdner Philologe und Zeitzeuge Victor Klemperer (1881-1960) – *„wäre es jemandem eingefallen, fanatisch als ein positives Wertwort zu gebrauchen."* Klemperer konstatierte in seiner 1947 erstmals veröffentlichten Analyse der Sprache des „Dritten Reiches" (LTI, *Lingua Tertii Imperii*): *„Fanatisch"* wurde *„während der gesamten Ära des Dritten Reiches ein superlativisch anerkennendes Beiwort."*[203]

Der Betriebsarzt Erwin Risak brachte die Aufgabenstellung an seinen Berufsstand in einer Publikation von 1944 prägnant auf den Punkt:

> *„Haben wir früher den Satz geprägt, unsere Ehre ist die Arbeit, so sagen wir heute, in letzter Konsequenz nationalsozialistischen Denkens: Deine Ehre ist die Leistung. Den Leistungswillen zu steigern ist Angelegenheit der politischen Menschenführung - die Leistungskraft zu erhalten, ist unsere ärztliche Aufgabe."*[204]

Die 1936 beschlossene Umsetzung des betriebsärztlichen Systems verlief zunächst schleppend, als Katalysator erwies sich dann allerdings der Beginn des Zweiten Weltkrieges. Gab es bis Kriegsbeginn lediglich einige hundert Betriebsärzte, so waren 1944 insgesamt 8.000 haupt- und nebenamtliche betriebliche „Gesundheitsführer" im Dienst.[205]

In der Theorie umfasste das Konzept der betrieblichen „Gesundheitsführung" zwar auch die Fortentwicklung der in der Weimarer Republik eingeleiteten arbeitsmedizinischen Maßnahmen und somit durchaus fortschrittliche Komponenten zur Bekämpfung von Berufskrankheiten, zur Unfallverhütung und zur ergonomischen Gestaltung von Arbeitsplätzen. Einen Modernisierungsschub auf dem Feld der Arbeitsmedizin löste das „Dritte Reich" jedoch nicht aus.[206] Ganz im Gegenteil, verloren doch durch die Einführung des betriebsärztlichen Systems gerade die erfahre-

---

[201] Vgl. KNÖDLER, Von der Reform zum Raubbau (1991), S. 116 f.
[202] Zit. n. REEG, Deine Ehre (1993), S. 62.
[203] KLEMPER, LTI (1996), S. 78.
[204] Zit. n. RISAK, Aus dem Aufgabenkreis (1944), S. 9
[205] Zur Entwicklung des Betriebsärztesystems während des Zweiten Weltkrieges siehe HÖFLER-WAAG, Arbeits- und Leistungsmedizin (1994), S. 88ff.
[206] Vgl. SÜSS, Der „Volkskörper" (2003), S. 256.

nen Gewerbemediziner den ärztlichen Zugriff auf die Arbeiterschaft. Ihre konservierten sozialmedizinischen Ansätze wurden im betriebsmedizinischen Alltag beiseite geschoben.[207] Da sie deutlich im Schatten rüstungswirtschaftlicher Prioritäten standen, war die reale Wirkung der übernommenen präventivmedizinischen Aspekte eher gering, sodass sich in der Praxis die medizinische Versorgung der Arbeiter deutlich verschlechterte.[208]

Anschaulich wird dies – was auf den ersten Blick paradox erscheinen mag – an den signifikant sinkenden Krankenständen nach der Einführung von Betriebsärzten. Rückgänge um mehr als 50 % waren kaum auf die therapeutischen Fähigkeiten der betrieblichen Gesundheitsführer zurück zu führen. Sie waren vielmehr Ausdruck einer restriktiven Krankschreibungspraxis, die sich v.a. während der Kriegsjahre zusehends verschärfte.[209] Arbeiter, die dem *„mörderischen Arbeitstempo"* gesundheitlich nicht mehr gewachsen waren, erhielten keine Verschnaufpause, sondern wurden schnellstmöglich zurück in die Produktion beordert.[210] Der Betriebsarzt war eben nicht primär seinem Patienten, sondern dem Betrieb und ganz grundsätzlich dem Volkswohl gegenüber verpflichtet. Da die NS-Machthaber die Gesundheit primär als Wirtschaftsgut betrachteten, war Krankheit keine Privatsache mehr, sondern eine öffentliche Angelegenheit. Der kranke Mensch wurde demzufolge in erster Linie als Störfaktor im geordneten Ablauf der Produktion aufgefasst.[211] Diese Störfaktoren zu beheben, wurde zur höchsten Priorität der Leistungsmediziner im Nationalsozialismus.[212]

Der Ausbau des vertrauensärztlichen Dienstes

War bei der radikalen Installierung einer „Gesundheitsführung" das DAF-Amt für Volksgesundheit federführend, so spielte bei einer weiteren bedeutenden betriebsmedizinischen Maßnahme das mit der DAF konkurrierende Reichsarbeitsministerium (RAM) die Hauptrolle. Die Konzepte ähnelten sich jedoch insofern, da beide die gesundheitspolitische Leit-

---

[207] Vgl. KNÖDLER, Von der Reform zum Raubbau (1991), S. 117.
[208] Prcotor weist darauf hin, dass durch die „Militarisierung der Wirtschaft" bereits in den ersten vier Jahren der NS-Herrschaft die Zahl der Berufsunfälle und -erkrankungen signifikant anstieg; Vgl. PROCTOR, Blitzkrieg gegen den Krebs (2002), S. 91f.
[209] Vgl. SÜSS, Der „Volkskörper" (2003), S. 262.
[210] „Mörderisches Arbeitstempo" war eine Kapitelüberschrift in: Deutschland-Bericht der Sozialdemokratischen Partei Deutschlands (Sopade) 1938. Siehe hierzu KNÖDLER, Von der Reform zum Raubbau (1991), S. 119.
[211] Vgl. SÜSS, Der „Volkskörper" (2003), S. 262.
[212] Siehe HÖFLER-WAAG, Arbeits- und Leistungsmedizin (1994), S. 12.

idee einer größtmöglichen Ausnutzung der für die Kriegswirtschaft verfügbaren Arbeitskraft vorsahen.[213]

Bereits in der Weimarer Republik bestanden in einzelnen Zweigen der Sozialversicherungen so genannte vertrauensärztliche Dienststellen, die vor allem seit der Weltwirtschaftskrise 1929 der ungerechtfertigten Inanspruchnahme von Versicherungsleistungen vorbeugen sollten.[214] In den Jahren nach der nationalsozialistischen Machtergreifung entfaltete die Entwicklung des vertrauensärztlichen Dienstes eine erhebliche Eigendynamik. Schon bald nach 1933 zeichnete sich ab, dass die Hauptaufgabe des vertrauensärztlichen Dienstes eben nicht in der medizinischen Beratung der Sozialversicherungsträger bestehen würde, sondern darin, der nationalsozialistischen Volkswirtschaft die Arbeitskraft der Patienten zu erhalten.[215] Denn bereits im Vorfeld des Krieges war eine starke Erschöpfung von Teilen der Arbeiterschaft zu verzeichnen, die sich in zunehmenden Fehlzeiten niederschlug. Von dieser Entwicklung zeigte sich insbesondere die Reichsgruppe Industrie alarmiert. In einem Schreiben vom Juli 1939 wies sie das Reichsversicherungsamt darauf hin, dass sie

> *„schon seit längerer Zeit mit großer Sorge das bedrohliche Ansteigen der Krankenziffern in den Betrieben verfolgt. Wir sind den Ursachen nachgegangen und haben festgestellt, dass (...) wesentlich zur Erhöhung der Krankenziffern beiträgt, dass Gefolgschaftsmitglieder infolge der ausserordentlich starken und schon länger andauernden Beanspruchung aus einem Gefühl der Ermüdung häufig ohne stichhaltigen Grund sich krank melden, um einmal ausspannen zu können. So erklärlich menschlich gesehen dieses Gefühl ist, so ist es doch in der gegenwärtigen Zeit der Anspannung aller Kräfte unmöglich, dem nachzugeben."*[216]

Mit Kriegsbeginn spitzte sich diese Entwicklung zu. Von nun an war der vertrauensärztliche Dienst mit dem Arbeitseinsatz untrennbar verbunden.[217] Er sollte dem Versicherten gegenüber seinen Einfluss auf Hebung des Arbeitswillens geltend machen, was in der Praxis darauf hinauslief, möglichst viele Kranke in möglichst kurzer Zeit gesundzuschreiben. War eine Überprüfung der Berufserkrankten ursprünglich nur im Falle eines begründeten Anfangsverdachtes vorgesehen, wurde sie für

---

[213] Auch zum Ausbau des vertrauensärztlichen Dienstes liefert Süss, Der „Volkskörper" (2003), S. 243ff. einen exzellenten Überblick. Weiterhin: Knödler, Von der Reform zum Raubbau (1991), S. 125ff.
[214] Vgl. Süss, Der „Volkskörper" (2003), S. 243.
[215] Vgl. ebd., S. 245.
[216] Zit. aus BAB, R 89/5266: Schreiben der Reichsgruppe Industrie an das Reichsversicherungsamt vom 21.7.1939.
[217] Siehe Süss, Der „Volkskörper" (2003), S. 245ff.

die Dauer des Krieges für die Mehrzahl der Krankenversicherten zur Norm. Seit Oktober 1940 meldeten die Betriebsleitungen neuerkrankte Arbeiter automatisch dem vertrauensärztlichen Dienst zur Kontrolluntersuchung.[218] Die damit einhergehende krankenstandsenkende Wirkung des vertrauensärztlichen Dienstes beruhte vor allem auf dem Abschreckungseffekt solcher Kontrolluntersuchungen. Ein bis zwei Drittel der kranken Arbeiter erschienen umgehend wieder am Arbeitsplatz, nachdem sie eine Vorladung erhalten hatten – freilich um den Preis, dass Patienten die Arbeit wieder aufnahmen, ohne gesundheitlich wieder hergestellt zu sein und nicht selten bald darauf erneut und diesmal womöglich schwerer als zuvor erkrankten.[219]

Wie dienstbeflissen diese Ärzte ihrer Aufgabe nachgingen, wird an einem Tätigkeitsbericht des vertrauensärztlichen Dienstes bei der Betriebskrankenkasse der AEG in Berlin-Hennigsdorf ersichtlich.[220] Im Oktober 1942 überprüfte der Vertrauensarzt Dr. Krastel innerhalb von 11 Tagen die Krankmeldungen in den von der Betriebskasse betreuten Hennigsdorfer Firmen. Zu diesem Zeitpunkt waren rund 1.000 der insgesamt über 13.000 Versicherten krankgemeldet, von denen Krastel wiederum 680 zu einer Kontrolluntersuchung einbestellte. Über 40 % der angeforderten Arbeiter kehrten daraufhin sofort zu ihrer Arbeitsstätte zurück, der Rest fand sich zur Nachuntersuchung ein. Bei den Untersuchungen fand der Vertrauensarzt nur selten triftige Gründe für ein Fortbestehen der Krankschreibung, sodass am Ende des Untersuchungszeitraumes 623 der vormals Krankgeschriebenen wieder arbeitsfähig gemeldet wurden. Im Laufe seines Berichtes verkündete Krastel noch eine grundsätzliche Einschätzung der von ihm untersuchten Arbeiter:

„Wie die Durchprüfung weiter ergeben hat, befindet sich unter den Krankmeldungen aber auch eine grosse Anzahl von asozialen deutschen Gefolgschaftsmitgliedern. So haben z.B. mehrere arbeitsunfähig erklärte Kassenmitglieder den Arzt überhaupt nicht zur Behandlung aufgesucht und sich irgendwo herumgetrieben. Andere haben sich nach der Arbeitsfähigkeitserklärung sofort durch einen anderen Arzt wieder neu krank schreiben lassen."[221]

Bei seinem Bestreben, den Krankenstand in den Betrieben nachhaltig zu senken, sah der Vertrauensarzt Krastel eine Art Fehler im System. Die

---

[218] Vgl. ebd., S. 246.
[219] Vgl. ebd.
[220] Vgl. BAB, R 89/5272: Schreiben der Gemeinschaftsstelle der Bundesversicherungsanstalten an das Reichsarbeitsministerium vom 29.10.1942 betr. „Besonderer Einsatz des vertrauensärztlichen Dienstes bei den Borsig-Lokomotivwerken GmbH Hennigsdorf".
[221] Zit. n. ebd.

Hauptschuld an der Misere der ständig steigenden Krankenzahlen trugen, daran ließ Krastel keinen Zweifel, die Kassenärzte,

> *"die verantwortungslos die viel zu leichte Krankschreibung der Versicherten vornehmen. Wenn man den 623 Arbeitsfähigkeitserklärungen (...) die in derselben Zeit erfolgten Neukrankmeldungen von 475 entgegenstellt, sieht man, dass es unmöglich ist, ein derartiges Überfluten von Krankmeldungen durch den Vertrauensarzt allein beeinflussen zu wollen".*[222]

Angesichts dieser Praxis des vertrauensärztlichen Dienstes verwundert es nicht, dass die Bevölkerung gegenüber dieser Ärztegruppe dauerhaft verstimmt war.[223] Die Mediziner des vertrauensärztlichen Dienstes avancierten zweifelsohne zu den unbeliebtesten Ärzten innerhalb des nationalsozialistischen Gesundheitswesens, die Arbeiterschaft trat den „verhassten Gesundschreibern" mit unverhohlener Ablehnung und zum Teil auch offener Aggression entgegen.[224]

Vor allem in den letzten Kriegsmonaten wurde das Kranksein in den industriellen Betrieben zunehmend kriminalisiert. An die Stelle medizinischer Versorgung traten für den erkrankten Arbeiter immer häufiger Strafen, wie die Versetzung an einen unangenehmeren Arbeitsplatz, die Kürzung der Lebensmittelzulagen oder die Nacharbeitung wegen Krankheit versäumter Tage.[225] Der Generalinspekteur der Luftwaffe, Generalfeldmarschall Erhard Milch (1892-1972), empfahl gar eine *"Liste der Bummelanten Himmler zu treuen Händen [zu] geben".*[226] Solche durchgeführten oder auch bloß angedachten Maßnahmen markieren die Folgen eines grundlegenden gesundheitspolitischen Funktionswandels. Wo individuelle Gesundheit keinen Wert an sich, sondern eine von rüstungswirtschaftlichen Rationalisierungskriterien abhängige Größe war, blieb die Gesundheit auf der Strecke.[227] Diese Entwicklung hatte für viele Werktätige verheerende Folgen, wie der Präsident der Reichsknappschaft, Reinhard Jakob, am Beispiel der Bergarbeiter einräumte:

> *"Alle noch im Dienst der Reichsknappschaft stehenden alten Knappschaftsärzte, die mein besonderes Vertrauen besitzen, melden übereinstimmend, dass der Gesundheitszustand der Bergmänner während ihrer 30-40-jährigen Tätigkeit – abgesehen*

---

[222] Zit. n. ebd.
[223] Vgl. SÜSS, Der „Volkskörper" (2003), S. 250.
[224] Vgl. MILLES, Entwicklungslinien und Aufgabenstellung (2002), S. 49.
[225] Vgl. SÜSS, Der „Volkskörper" (2003), S. 254.
[226] Bericht über die 53. Besprechung der Zentralen Planung betreffend den Arbeitseinsatz vom 16.2.1944; zit. n. ebd.
[227] Vgl. ebd.

von den Jahren 1917 bis 1918 – noch nie so heruntergewirtschaftet war, wie zum jetzigen Zeitpunkt."[228]

Neue arbeits- und leistungsmedizinische Hierarchien

Die konsequente Anwendung leistungsmedizinischer Prämissen in den Betrieben insbesondere der Jahre 1936 bis 1945 ging einher mit einer gravierenden personellen Fluktuation. Nach der Machtübernahme betraten plötzlich gänzlich neue Akteure die arbeitsmedizinische Bühne. Alte Hierarchien wurden umgestürzt, neue Bündnisse wurden geschmiedet und verschiedenartige Machtkämpfe entbrannten. Die fehlende einheitliche Ausrichtung der NS-Gesundheitspolitik wird auch anhand der Arbeits- bzw. Betriebsmedizin deutlich. Der schwache Grad an Institutionalisierung der Arbeitsmedizin sorgte dafür, dass die vorherrschende Lücke im betrieblichen Gesundheitswesen durch die DAF und ihr Amt für Volksgesundheit ausgefüllt wurde. Es gelang einer kleinen Gruppe ärztlicher Vordenker aus dem DAF-Umfeld den Diskurs zu dominieren. Männer wie Friedrich Bartels (zumindest bis zu seiner Kaltstellung 1939), Hans Hoske (1900-1970), Hermann Hebestreit (1904-?) und später vor allem Werner Bockhacker sorgten für eine radikal leistungsorientierte Ausrichtung der Arbeitsmedizin.[229] Die alteingesessenen Gewerbemediziner vom Schlage eines Franz Koelsch oder Kurt Nuck (1892-1970) aus Niedersachsen hingegen verloren im „Dritten Reich" deutlich an Einfluss.[230] Und obwohl die Integration der klassischen Tätigkeitsfelder der Arbeitsmedizin in das Konzept einer vornehmlich dem „Volkskörper" und der steigenden Rüstungsnachfrage verpflichteten Leistungsmedizin von der Gesundheitsführung konsequent vorangetrieben wurde, scheinen sich die Gewerbeärzte mehrheitlich dem leistungsmedizinischen Zugriff verweigert zu haben.[231] Sie zogen sich primär auf ihre Gutachtertätigkeit zurück und gruppierten sich um den Ministerialrat Martin Bauer im Reichsarbeitsministerium.[232]

Voraussetzung hierfür war, dass die Sozialversicherung allen Abwerbungsversuchen von Seiten der DAF sowie des Reichsgesundheitsfüh-

---

[228] Zit. n. LAUF, Die Reform (2007), S. 242.
[229] Vgl. ROTH, Leistungsmedizin und Vernichtung (1998), S. 182.
[230] Zu Nuck siehe HAFEMANN, Kurt Nuck (2009).
[231] Die Behauptung von Karl-Heinz Roth, die Protagonisten der Weimarer Arbeitsmedizin hätten sich beinahe ausnahmslos in die NS-Leistungsmedizin integrieren lassen, erscheint verkürzt; Vgl. ROTH, Leistungsmedizin und Vernichtung (1998), S. 180. Vorsichtiger und differenzierter argumentierend: HÖFLER-WAAG, Arbeits- und Leistungsmedizin (1994), S. 11.
[232] Vgl. MILLES/MÜLLER, Beitrag der Landesgewerbeärzte (1986), S. 119f.

rers Conti zum Trotz bis Kriegsende im Zuständigkeitsbereich des Reichsarbeitsministeriums blieb.[233] Im Gegensatz zur Zerschlagung des vor 1933 bestehenden Systems der freien Gewerkschaften sowie der weitgehenden Ausrichtung des Gesundheitswesens und schließlich auch der Wohlfahrtspflege nach rassischen und leistungsmedizinischen Gesichtspunkten, herrschte auf dem für die Arbeitsmediziner so bedeutsamen Feld der Sozialversicherung weitgehende Kontinuität.[234] Zwar hatten die Nationalsozialisten in der „Systemzeit" unentwegt gegen den Weimarer Sozialstaat agitiert, ihre unablässig wiederholte Formel lautete, dass die Sozialversicherung die sozialen Probleme nicht löse, sondern verschärfe. Schließlich an die Macht gelangt, verzichteten sie jedoch, um sich die Loyalität der Massen zu sichern, auf weitere Leistungskürzungen in diesem sozialpolitischen Bereich.[235]

Die konservative NS-Sozialpolitik wurde durch das „Gesetz über den Aufbau der Sozialversicherung" im Juli 1934 festgeschrieben.[236] Im Kern knüpfte dieser Erlass an Reformbestrebungen des Reichsarbeitsministeriums zum Ende der Weimarer Republik an, die eine weitreichende Zentralisierung, Konzentration und Verstaatlichung der Sozialversicherung vorsahen.[237] Diese Punkte wurden in dem Gesetz von 1934 konsequent berücksichtigt, was in sozialpolitischer Hinsicht einen gravierenden Bedeutungsverlust für die Krankenkassen bewirkte. Die Landesversicherungsanstalten übernahmen in der Folgezeit die administrativen und gesundheitspolitischen Aufgaben der Krankenversicherung.[238] Weiterhin zielte das Gesetzeswerk auf eine zentrale staatliche Aufsicht über die Renten- und Unfallversicherung durch das Reichsversicherungsamt ab, darüber hinaus erweiterte es die Aufsichtsrechte der Versicherungsträger. Als Rahmengesetz konzipiert, gab es dem Reichsarbeitsministerium zudem die Vollmacht, künftig per Verordnung in die bestehende Rechtsordnung der Sozialversicherung einzugreifen.[239] Das Gesetz vom Juli 1934 und die damit verbundene politische Hoheit über den Bereich der Sozialversicherung stellten für das Reichsarbeitsministerium das Prestigeobjekt schlechthin dar. Von welch großer Bedeutung es für das Minis-

---

[233] Vgl. SÜSS, Der „Volkskörper" (2003), S. 51f.
[234] Vgl. RITTER, Soziale Frage (1998), S. 84 f.
[235] Wegweisend zur Geschichte der Sozialversicherung im „Dritten Reich": TEPPE, Zur Sozialpolitik (1977). Auf den Zusammenhang zwischen NS-Verfolgung und Sozialversicherung weist der vorzügliche Ausstellungsband von MIQUEL, Sozialversicherung (2007) hin.
[236] Vgl. RGBl. (1934), S. 577.
[237] Vgl. Marc von MIQUEL, Eine Einführung (2007), S. 21.
[238] Vgl. ebd.
[239] Vgl. ebd.

terium war, wird daran deutlich, dass Arbeitsminister Franz Seldte (1882-1947), der ansonsten im NS-„Ämterdarwinismus" eine eher unscheinbare, zurückhaltende und insgesamt glücklose Rolle spielte, im Hinblick auf die Sozialversicherung alle Versuche der feindlichen Übernahme beharrlich abwehrte.[240]

Die eben skizzierte Entwicklung der Sozialversicherung hatte für die Gewerbeärzte weitreichende Folgen. Stand die zunehmende Gutachtertätigkeit im Rahmen der Ausweitung der Unfallversicherung auf die Berufskrankheiten in den Jahren der Weimarer Republik einer Ausweitung des sozialmedizinischen Ansatzes entgegen, so erwies sie sich für die Gewerbeärzte im „Dritten Reich" als Rückzugsort. Die Haltung des großen Teils der Gewerbemediziner änderte allerdings nichts daran, dass alle die – wenn auch kleinen –Erfolge, die die Arbeitsmedizin auf ihrem Weg zu einer respektierten Fachdisziplin erreicht hatte, im „Dritten Reich" von dem betriebsmedizinischen Kompetenzzuwachs der DAF-Leistungsmediziner konterkariert wurden. Insbesondere die Bedeutung der Gewerbeärzte, während der Weimarer Republik noch die arbeitsmedizinischen Schrittmacher, wurde marginalisiert, standen sie doch in den Jahren 1933 bis 1945 deutlich im Schatten einer strikt leistungsorientierten Betriebsmedizin. Das zarte Pflänzchen einer sozialmedizinisch und gewerbehygienisch orientierten Arbeitsmedizin, das bereits durch einzelne Beschlüsse in den Weimarer Jahren mehr und mehr eingeknickt war, wurde durch die leistungsmedizinischen Aktivitäten der DAF regelrecht niedergewalzt.

Wie mit Ernst Wilhelm Baader der zeitgenössische Protagonist einer vornehmlich klinisch orientierten Arbeitsmedizin auf diese Entwicklung reagierte, steht im Zentrum der nächsten Kapitel. Hierbei wird seine Haltung gegenüber dem Nationalsozialismus ausführlich dokumentiert und analysiert.

---

[240] Zu Reichsarbeitsminister Seldte siehe die biografische Skizze von HACHTMANN, Seldte (2010).

4. Ernst Wilhelm Baader im Nationalsozialismus

Ernst Wilhelm Baader, Pionier auf dem Gebiet der Erforschung von Berufskrankheiten, gilt als die Gründerfigur der 1962 ins Leben gerufenen „Deutschen Gesellschaft für Arbeitsmedizin". Die Rolle dieses wichtigen Arbeitsmediziners während der Zeit des Nationalsozialismus ist, wie eingangs ausgeführt, in den letzten Jahren kontrovers dargestellt und interpretiert worden[241]. Baader selbst, dies geht aus seiner Entnazifizierungsakte hervor, gab sich überzeugt davon, in den Jahren 1933 und 1945 durchweg eine „antinazistische Haltung" gezeigt zu haben.[242] Derartige Selbsteinschätzungen sind zum einen als naheliegende Schutzbehauptungen zu deuten, um sich gegen mögliche Vorwürfe zu wappnen; zum anderen lag dieser Form von Selbstrechtfertigung ein grundsätzliches „Missverständnis" zugrunde: der Glaube nämlich, dass ein (Natur-) Wissenschaftler durch die NS-Ideologie nicht wirklich korrumpierbar, da seine Wissenschaft selbst ideologieresistent gewesen wäre.[243]

Die 2011 erschienene Publikation von Gine Elsner über Baaders Handeln im Nationalsozialismus bezweifelte diese Selbstdeutung entschieden und betonte stattdessen Baaders weit gehende ideologische Nähe zum NS-Regime.[244] Die vorliegende Studie analysiert nun erstmals auf der Basis zahlreicher Archivquellen seine Aktivitäten als Arzt und Wissenschaftler in den Jahren des „Dritten Reiches".[245] Für eine historiographische Untersuchung der Person Baaders waren dabei die folgenden Fragekomplexe erkenntnisleitend:[246]

1. War Ernst Wilhelm Baader ein Nationalsozialist? Inwieweit engagierte er sich politisch, beruflich bzw. auch wissenschaftlich für den NS-Staat? Und wenn ja, worin sind die Gründe für sein Engagement zu sehen?

---

[241] Siehe hierzu die Beiträge im Zentralblatt für Arbeitsmedizin von KOCHAN/PIEKARSKI, E.W. Baader (2000); ELSNER, Bemerkungen zu E.W. Baader (2000); PIEKARSKI, Bericht des Präsidenten (2001).

[242] Die Spruchkammerakte über E.W. Baader befindet sich im NRW-Landesarchiv, Abteilung Rheinland in Düsseldorf unter der Signatur: NW-1100-BG 34-129.

[243] Vgl. etwa WEINGART/KROLL/BAYERTZ, Rasse, Blut und Gene (1992), S. 566 über den Rassenhygieniker Fritz Lenz, der sich nach 1945 groteskerweise in einer oppositionellen Haltung zum NS-Regime darstellte.

[244] Vgl. ELSNER, Schattenseiten (2011).

[245] Ein Vorbericht in LEVEN/RAUH, Ernst Wilhelm Baader (2012).

[246] Eine „Typologie der Handlungsoptionen" von Funktionsträgern in der NS-Zeit bei LABISCH, Juristisches Urteilen (2003), S. 430f.

2. Auf der anderen Seite wird jedoch auch nach den Grenzen seiner Kooperationswilligkeit gefragt. Gab es nationalsozialistische Zielvorstellungen, denen gegenüber sich Baader resistent zeigte und – aus Sicht des NS-Regimes – nonkonformes oder gar widerständiges Verhalten an den Tag legte?
3. Wie reagierte ein aufstrebender und ehrgeiziger Arzt wie Baader auf die stufenweise Ausgrenzung seiner jüdischen Kollegen in Deutschland? Wie verhielt er sich grundsätzlich gegenüber (arbeits-)medizinischen Mitkonkurrenten?
4. Welche Rolle spielte E.W. Baader bei der von der NS-Gesundheitsführung forcierten Radikalisierung der Arbeitsmedizin in eine zuvorderst dem „Volkskörper" und der steigenden Rüstungsnachfrage gegenüber verpflichteten Leistungsmedizin?
5. Um valide Aussagen über die Rolle E.W. Baaders während des „Dritten Reichs" machen zu können, war auch nach der Akzeptanz Baaders durch das NS-Regime, insbesondere durch Parteigrößen, Behörden und Ministerien zu fragen. Demzufolge war zu eruieren, welche Bedeutung die für ihn maßgeblichen Institutionen von Partei und Staat dem Gewerbehygieniker Baader überhaupt beimaßen? Und damit zusammenhängend stellte sich eine weitere Frage: Wie wurde Baader als Arzt und Wissenschaftler aber auch politisch von Kollegen, Behörden und Parteidienststellen eingestuft?

Die nun folgende Darstellung orientiert sich an diesen Fragestellungen und versucht, auf zeitgenössischen Quellen basierende Antworten zu liefern.

4.1 Person und Werdegang

Ernst Wilhelm Baader wurde am 14. Mai 1892 als Sohn des Kommerzienrates Rudolf Baader und seiner Frau Margarete in eine Berliner Fabrikantenfamilie hineingeboren. Nachdem er 1912 seine Reifeprüfung am Berliner Wilhelm-Gymnasium abgelegt hatte, begann er mit dem Medizinstudium.[247] Sein Studium, das ihn von Berlin über Freiburg und Bonn auch in die Schweiz nach Grenoble führte, wurde vom Ersten Weltkrieg unterbrochen. Baader trat 1915 als Kriegsfreiwilliger in das Königin-Elisabeth-Garde-Grenadier-Regiment Nr. 3 ein. Zunächst an der Westfront eingesetzt, nahm er später am Dardanellen-Feldzug teil. Zu dieser

---

[247] Die Angaben sind dem beigefügten Lebenslauf seiner 1918 an der Berliner Friedrich-Wilhelms-Universität eingereichten Dissertation über „Die Arsentherapie" (1918) entnommen.

Zeit unterstützte sein Regiment die Streitkräfte der türkischen Verbündeten, und Baader stieg demzufolge zu einem osmanischen Sanitätsleutnant auf. Durch eine Ruhrerkrankung wurde er militärdienstuntauglich, so dass er 1917 nach Berlin zurückkehrte, und sein medizinisches Staatsexamen ablegen konnte. Ein Jahr später reichte E.W. Baader dann an der dortigen Friedrich-Wilhelms-Universität seine Dissertationsschrift über „Die Arsentherapie der Syphilis bis zur Salvarsanära" ein. Nach Kriegsende sammelte Baader erste internistische Erfahrungen am Berliner Westend-Krankenhaus. 1923 schien ihn das Fernweh gepackt zu haben, woraufhin er als Schiffsarzt an einer Südamerika-Reise teilnahm. Zurück in Berlin nahm er 1924 das Angebot auf eine internistische Chefarztstelle im Kaiserin-Auguste-Viktoria-Krankenhaus in Lichtenberg an.[248] Dort sollte er die nächsten neun Jahre ärztlich tätig sein. Lichtenberg war zu dieser Zeit ein schnell anwachsender Industriebezirk.[249] Durch die fortschreitende Industrialisierung und die damit zusammenhängende rasche Zunahme der Bevölkerung trat die Not der Lichtenberger Fabrikarbeiter umso deutlicher in Erscheinung.[250] Sie litten unter katastrophalen Wohnungs- und Arbeitsverhältnissen, und viele von ihnen gelangten wegen berufsbedingter Erkrankungen zur Behandlung in Baaders innere Abteilung. Und Baader wiederum nahm sich mit großem Engagement und Ehrgeiz des Themenfelds der Berufskrankheiten an.

In Lichtenberg erfuhr er bald schon wirkungsvolle Unterstützung, trat doch bereits im darauffolgenden Jahr mit dem jüdischen Arzt Georg W. Loewenstein (1890-1998) ein überaus engagierter Sozialhygieniker seinen Dienst als Leiter des dortigen Gesundheitsamtes an.[251] Loewenstein entfaltete während seiner Lichtenberger Jahre vielfältige sozialmedizinische Aktivitäten. Dank seiner Initiativen verbesserte sich die Gesundheitsfürsorge insbesondere der Lichtenberger Arbeiterschaft merklich.[252] Neben Wohnungs-, „Krüppel"- und Tuberkulosefürsorge legte er sein Augenmerk auch auf die Gewerbehygiene.

---

[248] Vgl. ELSNER, Schattenseiten (2011), S. 13.
[249] Zur Geschichte des Berliner Industriebezirks Lichtenberg siehe BEZIRKSAMT LICHTENBERG, Fabrikstadt Lichtenberg (1997).
[250] Vgl. ebd., S. 18.
[251] Siehe hierzu ausführlich LEIBFRIED/LUDWIG, Loewenstein (1987). Ein Extrakt findet sich auch in: LOEWENSTEIN, Lebenserinnerungen (1989); für Angaben zu Loewenstein, der das biblische Alter von nahezu 108 Jahren erreichte, danken wir herzlich Professor Dr. Peter Voswinckel, Archiv und Historische Forschungsstelle der Deutschen Gesellschaft für Hämatologie und Medizinische Onkologie, Berlin.
[252] Vgl. LEIBFRIED/Ludwig, Loewenstein (1987), S. 110-124.

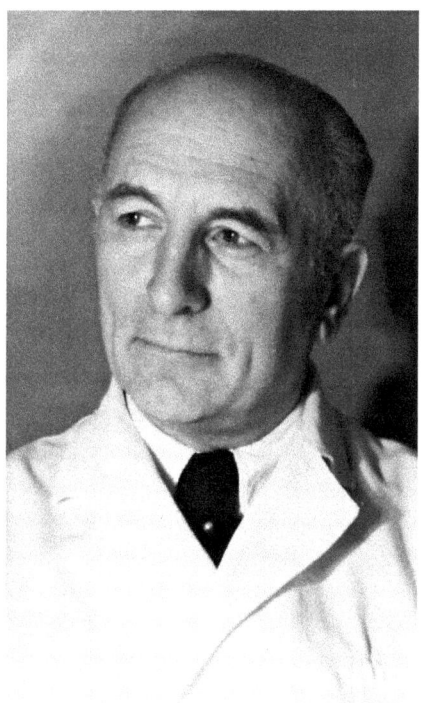

Abb. 7 Ernst Wilhelm Baader (1892-1972), Aufnahme aus den 1950er Jahren

So ergaben sich in diesen Jahren vielerlei Berührungspunkte zwischen ihm und Baader, die sich zudem noch aus Schulzeiten kannten, besuchten doch beide zeitgleich das Wilhelm-Gymnasium. In seinen Lebenserinnerungen berichtet Loewenstein davon, Baaders Anliegen immer unterstützt und somit dessen Karriere nach Kräften gefördert zu haben.[253]

Neben Loewenstein konnte sich Baader auf weitere Fürsprecher verlassen. Seine arbeitsmedizinische Spezialisierung und Initiativen riefen schon bald Resonanz von Seiten der Politik hervor. Unter Federführung des Ministeriums für Handel und Gewerbe wurde am 14. Mai 1925 im Kaiserin-Auguste-Viktoria-Krankenhaus die Einrichtung einer eigenen Station für Gewerbekrankheiten unter der Leitung Baaders beschlossen.[254]

---

[253] Vgl. ebd., S. 116 und 139.
[254] Angabe stammt aus dem Archiv der Humboldt-Universität (HU-Archiv): Bestand UK/Nr. B 002: Personalakte E.W. Baader.

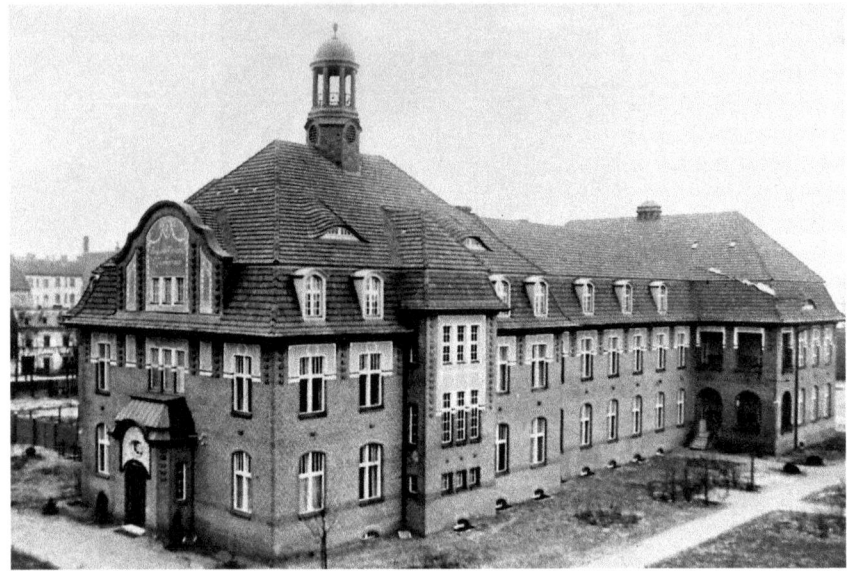

Abb. 8 Kaiserin-Auguste-Viktoria-Krankenhaus (Aufnahme vermutlich in den 1920er Jahren)

Das Lichtenberger Kaiserin-Auguste-Krankenhaus war aufgrund der umliegenden Industriebetriebe, darunter ein Akkumulatorenhersteller, eine Anilinfabrikation und weitere Chemieunternehmen der ideale Standort für eine solche Abteilung.[255]

Außerdem befanden sich direkt neben dem Krankenhaus noch die Produktionsanlagen der Firma Knorr-Bremse AG, zu dieser Zeit europaweit der größte Lieferant von Luftdruckbremsen.[256] Direkt ins Auge fällt die zeitliche Parallelität zwischen der ministeriellen Zertifizierung von Baaders Instituts und den sich zu Ende neigenden Beratungen über die Ausdehnung der Unfallversicherung auf eine bestimmte Anzahl an Berufskrankheiten, die im Januar 1925 in einen ersten Gesetzentwurf mündeten.

---

[255] Vgl. DECKERT/JACOB, Das Kaiserin-Auguste-Viktoria-Krankenhaus, S. 6. Die Broschüre ist zu beziehen unter: http://fami.oszbueroverw.de/krankenhaus.pdf (Zugriff am 30. Januar 2013)

[256] 1934 wurde das Kaiserin-Auguste-Viktoria-Krankenhaus dann zum Betriebskrankenhaus der Firma Knorr (vgl. ebd., S. 7).

Hier wurden neben der Beobachtung und Behandlung von Berufserkrankten von nun an vor allem Gutachten darüber angefertigt, ob die Erkrankung des Patienten denn auch im ursächlichen Zusammenhang mit seiner Werktätigkeit stünde. In den darauffolgenden Jahren entwickelte sich Baaders Station für Gewerbekrankheiten offensichtlich zu einer wichtigen arbeitsmedizinischen Adresse in Berlin und konnte einen hohen Patientendurchlauf verzeichnen. Ihr Leiter Baader verfügte über glänzende Kontakte zu den Berufsgenossenschaften, die ihm regelmäßig erkrankte Arbeiter zur Begutachtung zuwiesen.[257]

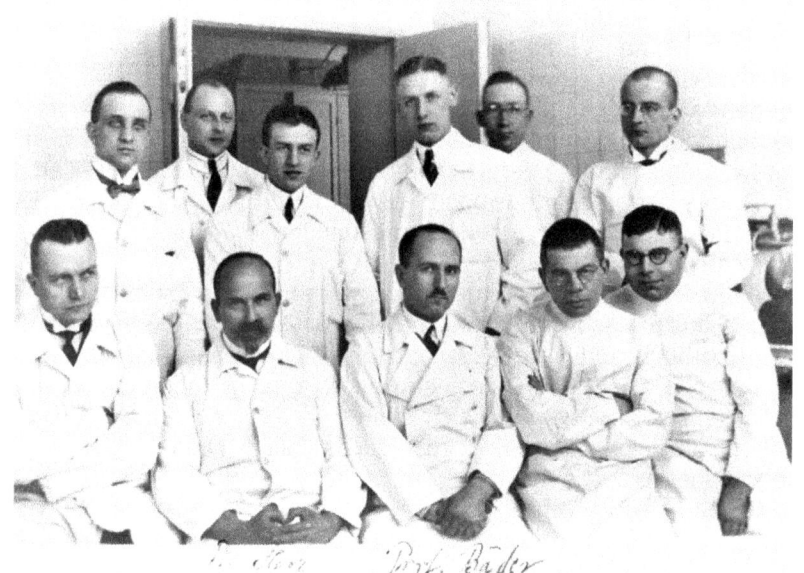

Abb. 9 *E.W. Baader im Kreis seiner Mitarbeiter, 1920er Jahre*

Zudem erfreute er sich einer gesteigerten Nachfrage, als Experte und Gutachter für Behörden wie zum Beispiel das Reichsarbeitsministerium tätig zu sein. 1930 bekam er schließlich – auch hierbei scheint Loewenstein eine nicht unerhebliche Rolle gespielt haben[258] – einen universitä-

---

[257] Vgl. SYMANSKI, E.W. Baader und seine Zeit (1981), S. 491.
[258] Vgl. LEIBFRIED/LUDWIG, Loewenstein (1987), S. 139.

ren Lehrauftrag und hielt fortan die Vorlesungen über Berufskrankheiten.[259]

Die eben skizzierte Entwicklung zusammengefasst, lässt sich zwar konstatieren, dass Baader in der Weimarer Republik ein aufstrebender Arbeitsmediziner war, er jedoch nach wie vor eindeutig im Schatten von Franz Koelsch und Ludwig Teleky, den beiden renommiertesten Fachvertretern dieser Zeit, stand. Deren Bedeutung sowie der nachrangige Status von Baader wurden gerade im Zuge der Beratungen zur ersten wie auch zweiten Verordnung über die Ausdehnung der Unfallversicherung auf gewerbliche Berufskrankheiten in den Jahren 1925 sowie 1929 offensichtlich. Teleky war, dies wird aus den gesichteten Archivquellen ersichtlich, bei den Verhandlungen zu dieser für die Arbeitsmedizin wohl bedeutsamsten sozialpolitischen Neuerung der Weimarer Jahre die tonangebende Instanz und für die Ministerialbehörden stets der erste Ansprechpartner bei der Frage, welche Leiden als Berufskrankheiten klassifiziert werden sollten.[260] Vergleichbare Redezeiten wie Teleky bekam bei den Diskussionen sonst nur noch Franz Koelsch zugesprochen.[261] E.W. Baader hingegen wurde zu den Besprechungen im Reichsarbeitsministerium nicht eingeladen.

Wie bereits erwähnt, wurde Ludwig Teleky wegen seiner jüdischen Herkunft aus Deutschland bzw. später aus Österreich vertrieben. Hierdurch und auch durch die Ausschaltung der jüdischen Ärztekollegen in Berlin ergaben sich für Baader neue und bis dahin ungeahnte Karrieremöglichkeiten; Chancen, die sich allerdings nicht nur für ihn auftaten, sondern die sich für das Gros der nichtjüdischen Ärzte in NS-Deutschland darboten.

Ärzteschaft und Nationalsozialismus

Die deutsche Ärzteschaft war eine Funktionselite, die sich wie keine andere empfänglich für die nationalsozialistische Ideologie zeigte[262]. Dar-

---

[259] Vgl. Geheimes Staatsarchiv Preußischer Kulturbesitz, I. HA Rep. 76 Va Sekt. 2 Tit. IV/Nr. 46: Schreiben des Dekans der Medizinischen Fakultät an den Minister für Wissenschaft, Kunst und Volksbildung vom 27.1.1930.

[260] Siehe hierzu insbesondere die Beratungen des sozialpolitischen Ausschusses des RAM anlässlich der geplanten Ausdehnung der Unfallversicherung auf gewerbliche Berufskrankheiten. Die Überlieferung findet sich in BAB, R 401/Nr. 503- 504,Nr. 507-508 sowie Nr. 511-512.

[261] Vgl. SZCZESNY, Koelsch (1984), S. 445.

[262] Siehe hierzu die Standard- bzw. Überblickswerke von KATER, Ärzte als Hitlers Helfer (2000); JÜTTE et. al., Medizin und Nationalsozialismus (2011); ECKART, Medizin in der NS-Diktatur (2012).

über hinaus war keine andere Profession in einem solchen Ausmaß an der Vernichtungspolitik des NS-Regimes beteiligt wie die Mediziner.[263] Das hohe Maß an Zustimmung zum Nationalsozialismus wurde formal daran erkennbar, dass die Ärzteschaft die Berufsgruppe mit dem höchsten Organisationsgrad in NS-Parteigliederungen war. Knapp 50 % aller Mediziner traten bis zum Ende des „Dritten Reiches" in die Partei ein.[264] Zweifelsohne ist dieser hohe Anteil an Parteizugehörigkeit bedeutsam. Und dennoch ergibt sich im Umkehrschluss daraus, dass die andere Hälfte der Ärzteschaft während der NS-Diktatur nicht in die Partei eintrat. Mag sich dieser Entschluss im Einzelfall nachteilig auf die weitere Karriere ausgewirkt haben, so wurden diese Ärzte deswegen doch keineswegs unter Druck gesetzt oder gar bedroht. Insbesondere etablierte ältere Ordinarien an den Medizinischen Fakultäten, die mit den Zielen des NS-Regimes sympathisierten und aktiv mitwirkten, traten *nicht* in die NSDAP ein, so etwa, um nur ein Beispiel zu nennen, der Berliner Chirurg Ferdinand Sauerbruch (1875-1951).[265] Aus der Nicht-Parteimitgliedschaft zu folgern, der Betreffende hätte dem NS-Regime fern gestanden, wie dies nach 1945 häufig behauptet wurde, ist demnach falsch. Umgekehrt gab es insbesondere für jüngere aufstrebende Ärzte hauptsächlich zwei Gründe, der NSDAP beizutreten, nämlich opportunistische Erwägungen hinsichtlich des beruflichen und sozialen Aufstiegs und direkte Sympathie mit der nationalsozialistischen Ideologie.

Einer der Gründe für die hohe Affinität zum seit 1933 entstehenden NS-Staat lag in der verbesserten sozioökonomischen Situation für weite Teile der Ärzteschaft. War in den 1920er Jahren häufig von der Überfüllung des Arztberufes die Rede, so ergaben sich mit der nationalsozialistischen Machtübernahme – insbesondere durch die Vertreibung der jüdischen Kollegen und die Ausweitung der Gesundheitsdienste von Staat, Wehrmacht und Partei – ungeahnte Berufschancen.[266] Damit einhergehend lässt sich für das „Dritte Reich" eine grundlegende Aufwertung des Arztberufes konstatieren, die die ärztliche Akzeptanz für das NS-Regime weiter förderte. Ärzte waren von nun an dazu auserkoren, als „Gesundheitsführer" an exponierter Stelle bei der Realisierung des sozial- bzw. rassenpolitischen Programms mitzuwirken. Die Medizin wurde in diesem mit einem modernen Kunstwort als „Biokratie"[267] zu bezeichnendem System zu einer Leitwissenschaft, und die Rassenhygiene lieferte die zent-

---

[263] Siehe SCHMUHL, Die Selbstverständlichkeit des Tötens (1990).
[264] Vgl. RÜTHER, Ärzte im Nationalsozialismus (2001).
[265] KATER, Ärzte als Hitlers Helfer (2000), S. 103-134; JÜTTE et al., Medizin und Nationalsozialismus (2011), S. 58-60.
[266] Vgl. SÜSS, Medizinische Praxis (2011), S. 179ff.
[267] Zit. n. LIFTON, Ärzte im Dritten Reich (1988), S. 23.

ralen Argumente für ein biologistisches Weltbild, das gerade in den akademischen Berufsgruppen weite Verbreitung fand.[268]
Wie groß gerade in den ersten Jahren die Begeisterung der Ärzteschaft für den neuen Staat war, zeigt sich eindrücklich am Beispiel Ernst Wilhelm Baaders.

4.2 Baaders Jahre in Berlin-Neukölln (1933-1940)

Im Oktober 1933 verließ Ernst Wilhelm Baader das Auguste-Victoria-Krankenhaus in Lichtenberg, in dem er neun Jahre als Chefarzt der Inneren Abteilung gearbeitet hatte, und wechselte als ärztlicher Direktor der Ersten Inneren Abteilung an das städtische Krankenhaus Neukölln, eines der größten Berliner Krankenhäuser zu dieser Zeit.[269] Seine bereits 1925 im Lichtenberger Krankenhaus eingerichtete Station für Gewerbekrankheiten nahm er mit nach Neukölln.

Ein Land der unbegrenzten Möglichkeiten – Baader in den Jahren 1933/34

Die politischen Ereignisse und Beschlüsse nach der nationalsozialistischen Machtübernahme wirkten sich auf die Karriere Ernst Wilhelm Baaders zunächst wie ein Katalysator aus. Die Maßnahmen des NS-Staates griffen direkt in die Berufstätigkeit der Ärzte ein. Rund 40 % aller Berliner Ärzte und knapp 20 % aller Hochschulmediziner waren zu Beginn des Jahres 1933 jüdischer Abstammung. Die durch Berufsverbot und Vertreibung entstandenen Lücken mussten gefüllt werden; hier boten sich nach der Wirtschaftskrise der späten Weimarer Republik für jüngere ehrgeizige Ärzte plötzlich weit reichende Möglichkeiten.[270] Für Baader ergab sich, dass er unter den eingehenden Stellenangeboten frei wählen konnte. Bevor er sich zu einem Wechsel an das Neuköllner Krankenhaus entschied, ließ er sich von seinem Assistenten Hans Symanski im Wagen durch Berlin fahren und inspizierte bei dieser Besichtigungsfahrt sämtliche Krankenhäuser, die ihm eine Chefarztstelle offerierten.[271] Das nationalsozialistische Deutschland präsentierte sich für Mediziner wie E.W. Baader – zumindest zu Beginn – als ein Land der unbegrenzten Möglichkeiten. Der Appell der NS-Gesundheitspolitik an die niederen Instinkte der „arischen" Ärzteschaft verfehlte seine Wirkung

---

[268] Siehe hierzu RAPHAEL, Radikales Ordnungsdenken (2001).
[269] Vgl. HU-Archiv, UK B/002: Personalakte Ernst Wilhelm Baader.
[270] Sehr anschaulich beschrieben in ELSNER, Schattenseiten (2011), S. 24ff.
[271] Vgl. SYMANSKI, E.W. Baader und seine Zeit (1981), S. 493.

nicht. Baader griff wie die überwiegende Mehrheit der Mediziner bei den sich ihm darbietenden beruflichen Möglichkeiten entschlossen zu.

Schon bald nach der NS-Machtübernahme wurden in Berlin behördliche Stimmen laut, die ein Ende der „Verjudung" der städtischen Krankenhäuser forderten.[272] Bereits im März 1933 berichtete der „Völkische Beobachter" von ersten „Säuberungen" im Berliner Krankenhauswesen.[273] Was darunter zu verstehen war, wird am Beispiel des städtischen Krankenhauses Moabit deutlich, wo am 1. April 1933 SA-Männer in die Klinik einmarschierten und die jüdischen Ärzte festnahmen. Verhaftete jüdische Mediziner, denen die SA zusätzlich noch „sozialistische Umtriebe" vorwarf, wurden in die „wilden" Konzentrationslager der Stadt deportiert.[274] Nach erfolgter Razzia erklärte der Verwaltungsleiter des Moabiter Krankenhauses den verbliebenen Angestellten den Grund der Maßnahme:

> „Der verweichlichende Duldsamkeitsgedanke, der in den letzten Jahren als Liberalismus, Humanität und unter mißbräuchlicher Auslegung der christlichen Lehre von der Nächstenliebe entstanden und zum größten Teil auf jüdischen Einfluß zurückzuführen ist, hat unserem Volkstum ungeheuren Schaden zugefügt."[275]

Eine vergleichbare Entwicklung fand offenkundig auch im städtischen Krankenhaus Neukölln statt. In einer Festrede anlässlich des 25-jährigen Bestehens des Krankenhauses 1935 blickte der Direktor der Neuköllner Chirurgie, Gustav Dencks (1878-?), zunächst mit Grauen auf die Zeit zurück, in der sich die

> „sozialistisch-kommunistische Experimentiersucht (...) austoben konnte. Wie ein böser Traum liegt die Zeit hinter uns, in der im Neuköllner Krankenhaus (...) eine Schwester gemaßregelt wurde, weil sie das Lied ‚O Deutschland hoch in Ehren' vor sich hingesummt hatte".[276]

Als Trost blieb den Ärzten in dieser misslichen Lage allein der „treue Dienst am Kranken". Aber selbst dies war

> „dornenvoller als je, denn der Gesundungswille in unserem Volke war schmählich untergraben worden. Die soziale Fürsorge artete

---

[272] Vgl. PROSS, Die „Machtergreifung" (1993).
[273] Vgl. ebd., S. 136.
[274] Unmittelbar nach ihrer Machtübernahme errichteten die SA und SS in Berlin zahlreiche „wilde Konzentrationslager", in denen politische Gegner willkürlich misshandelt und in vielen Fällen auch getötet wurden, siehe hierzu MAYER-VON GÖTZ, Terror im Zentrum der Macht (20008).
[275] Protokoll der 7. Arbeitsbesprechung vom 10.1.1934; zit. n. PROSS, Die „Machtergreifung" (1993), S. 107.
[276] Zit. n. DENCKS, Fünfundzwanzig Jahre (1935), S. 10.

immer mehr aus, so daß es mehr Krankheitszüchtung als Gesundheitspflege zu geben schien".[277]

Der Festredner rekurrierte hier auf einen Kernpunkt nationalsozialistischer Programmatik, die einen gesundheitspolitischen Paradigmenwechsel weg von der Gesundheitsfürsorge hin zur Gesundheitspflicht propagierte. Diese Forderungen waren nach Dencks Dafürhalten am städtischen Krankenhaus bereits umgehend in die Tat umgesetzt worden:

> *„Als dann endlich die Hakenkreuzfahne in unsern Mauern hochging, zog auch in unsere Krankensäle ein anderer Geist ein. Neue Männer traten in führende Stellen. (...) Die Durchführung des Arierparagraphen brachte für das Neuköllner Krankenhaus einen erheblichen Wechsel in der Besetzung zahlreicher Stellen."*[278]

Welche eklatanten Lücken das von Dencks begrüßte und propagandistisch ausgeschmückte Berufsverbot der jüdischen und sozialistischen Ärzte in die medizinische Versorgung im Neuköllner Krankenhaus riss, darauf wies ein Erinnerungsbericht von Hans Symanski hin. Er gab an, dass 1933 *„von 50 dort tätigen Ärzten aus so genannten rassisch-völkisch Gründen nur noch zwei Ärzte geblieben waren".*[279]

Nach den vorliegenden Quellen trieb Baader die Ausschaltung seiner jüdischen Kollegen nicht aktiv voran, jedoch unternahm er auch nichts, diese zu verhindern, sondern offenbarte im Angesicht der antijüdischen Maßnahmen die für seinen Berufsstand so typische *„repressive Toleranz".*[280] Baader profitierte ohne Zweifel von dem aus der Vertreibung resultierenden starken Ärztemangel in Berlin. Dies wird vor allem daran deutlich, dass er in Neukölln Nachfolger von Professor Rudolf Ehrmann (1879-1963), einer international anerkannten Koryphäe auf dem Gebiet der Inneren Medizin, wurde.[281] Der Arbeitsmediziner und Internist Baader stellte weder fachlich noch von seiner Reputation her einen adäquaten Ersatz für Ehrmann dar.[282] Diese Personalie zeigt beispielhaft, welch ei-

---

[277] Zit. n. ebd.
[278] Zit. n. ebd.
[279] Zit. n. SYMANSKI, E.W. Baader und seine Zeit (1981), S. 493.
[280] Begriffsprägung durch NEITZEL/WELZER, Soldaten (2012), S. 65.
[281] HU-Archiv, Med. Fak. 278: Schreiben Baaders an den Dekan der Medizinischen Fakultät Gocht anlässlich der bevorstehenden Einweihung seines Universitätsinstitutes für Berufskrankheiten am 29.4.1934.
[282] Rudolf Ehrmann, der Freund und Arzt Albert Einsteins war, wurde zu Beginn der 1930er Jahre vom Berliner Tageblatt zu einem der 50 bedeutendsten Deutschen gekürt. Ehrmann war ein ausgewiesener Spezialist für die Diagnostik von Magenerkrankungen. 1939 emigrierte er mit seiner Familie in die USA, wo er zu-

nen gravierenden Aderlass die Vertreibung der jüdischen Ärzte für die Berliner Medizin im Besonderen und für die in Deutschland im Allgemeinen darstellte.

Baader war auch als Hochschulmediziner Profiteur der antisemitischen Säuberungsmaßnahmen. Da dem jüdischen Sozialhygieniker und SPD-Politiker Benno Chajes (1880-1938), mit dem sich Baader bis dato die Vorlesungen über die Gewerbehygiene aufgeteilt hatte, die Lehrerlaubnis entzogen wurde, übernahm Baader in der Folge Chajes' gewerbehygienischen Teil.[283] Des Weiteren wurde seine Station für Gewerbekrankheiten im März 1934 als „Universitätsinstitut für Berufskrankheiten" wiedereröffnet. Im Dezember 1934 schließlich stieg Baader anlässlich des zehnjährigen Bestehens seines Universitätsinstituts zum außerordentlichen Professor der Friedrich-Wilhelms-Universität auf.[284] Parallel zu dieser universitären Karriere wurde Baader zunehmend von ministeriellen oder behördlichen Stellen als arbeitsmedizinischer Experte angefragt. Generell scheint es an seiner neuen Arbeitsstelle in Neukölln so gewesen zu sein, dass Baader sich vornehmlich auf die Tätigkeit in seinem Universitätsinstitut für Berufskrankheiten konzentrierte.[285]

Mehr Schein als Sein? – Das Universitätsinstitut für Berufskrankheiten

Die offizielle Einweihung des Instituts fand am 9. Mai 1934 in Anwesenheit einer großen Anzahl von renommierten Wissenschaftlern, hochrangigen Politikern und Behördenvertretern statt. Unter den Festrednern befand sich neben dem Staatsekretär im Arbeitsministerium, Johannes Krohn (1884-1974),[286] auch der Dekan der Berliner medizinischen Fakultät, der Röntgenologe und Orthopäde Hermann Gocht (1869-1938). An Baader gerichtet hob Gocht in seiner Rede hervor:

---

nächst in New York und später in Kalifornien als Arzt und Wissenschaftler tätig war. Zu Ehrmann siehe VOSWINCKEL, Biographisches Lexikon (2002), S. 360f.

[283] Zu Chajes umfassend WEDER, Sozialhygiene und pragmatische Gesundheitspolitik (2000); Chajes' Lehrstuhl für Sozialhygiene wurde in einen Lehrstuhl für Rassenhygiene umgewandelt, vgl. ELSNER, Schattenseiten (2011), S. 27; zu Chajes auch ELSNER/STEINECKE, Der Gewerbehygieniker Meyer-Brodnitz (2013), 48f.

[284] Vgl. Jahresbericht des Instituts für Berufskrankheiten 1933/34 und 1934/35, in: Chronik der Friedrich-Wilhelms-Universität zu Berlin, S. 107.

[285] Vgl. HU-Archiv, UK B/002.

[286] Stichworte der Rede Krohns anlässlich der Institutseinweihung finden sich in: BAK, N 1430 (Nachlass Krohn)/14.

„Überall da, wo entscheidende Ausschüsse für Gewerbe- bezw. Berufskrankheiten gebildet wurden, in den wissenschaftlichen Beratungen und Veröffentlichungen, überall stehen Sie führend in erster Reihe."[287]

E.W. Baader selbst gab an, in verschiedenen Aufgabenstellungen unter anderem für das Reichsluftfahrtministerium, das Reichsarbeitsministerium, das Reichsversicherungsamt und die Reichspost vor allem gutachterlich tätig gewesen zu sein.[288] Baaders Augenmerk galt seit der Wiedereröffnung des Institutes mehr denn je der Erforschung des Zusammenhanges von Beruf und Krankheit. Hierfür wurde er wiederholt als Experte angefordert.

Im Jahr 1937 gründete das Reichsarbeitsministerium in Kooperation mit der „Deutschen Gesellschaft für Arbeitsschutz" eine Kommission für Asbestose.[289] Mit dem Vorsitz des Gremiums, das sich aus Experten für Mineralogie, Staubtechnologie, Versicherungswesen, klinische Medizin, Pathologie und Physiologie zusammensetzte, wurde E.W. Baader betraut.[290] Es galt die Frage zu klären, ob Asbestose durch chemische Prozesse oder durch mechanische Irritationen entstünde. Das Expertengremium inspizierte eine Reihe staubverarbeitender Betriebe und untersuchte dort einige hundert Arbeiter auf Symptome der Asbestose.[291] Die Durchführung der Reihenuntersuchungen übernahmen Baader und seine Institutsmitarbeiter. Hierfür wurde ihnen eine vom späteren Direktor des KWI für Arbeitsphysiologie Gunther Lehmann (1894-1974) eigens entwickelte Apparatur zur Verfügung gestellt.[292]

Mit Hilfe des Lehmannschen Apparates konnte man in die oberen Nasenwege eines Arbeiters Staub blasen, der dann durch den Mund wieder aufgefangen wurde. Dadurch sollte feststellbar sein, wie viel Staub die Nase herausfiltern könne. Basierend auf seinen Studien vertrat Lehmann die These, das Staubbindungsvermögen der Nase sei der zentrale Indikator, um bei den Arbeitern eine Anfälligkeit für Staublungenerkrankungen zu erkennen.[293] Baaders Forscherteam wandte die nicht unumstrittene Methode Lehmanns folglich an, um herauszufinden, welcher der Untersuchten gefährdet war, an Asbestose zu erkranken.[294]

---

[287] Zit. n. HU-Archiv, UK B/002.
[288] Vgl. ebd. (HU-Archiv): Schreiben Baaders an Gocht vom 29.4.1934.
[289] Vgl. PROCTOR, Blitzkrieg gegen den Krebs (2002), S. 130.
[290] Siehe hierzu auch die Überlieferung des Unterausschusses zur Asbestose in: BAB, R 89/13809.
[291] Vgl. Jahresbericht des Instituts für Berufskrankheiten 1936/37, in: Chronik der Friedrich-Wilhelms-Universität zu Berlin, S. 71.
[292] Vgl. BAB, R 89/13809.
[293] Siehe hierzu PROCTOR, Blitzkrieg gegen den Krebs (2002), S. 84f.
[294] Vgl. ebd., S. 130.

Die von Baader angeführte Kommission kam zu dem Ergebnis, dass die Asbestose durch mechanische Irritationen entstand.[295] Basierend auf diesen Forschungsresultaten erließ sie offizielle Richtlinien, in denen maximale Staubmengen in den Betrieben festgelegt wurden. Weiterhin trat man dafür ein, dass kein jugendlicher Angestellter unter 18 Jahren mit Asbest arbeiten dürfe. Schließlich ließ das Gremium keinen Zweifel daran, dass Asbestarbeiter ein erhöhtes Krebsrisiko eingingen.[296]

Neben der Forschungs- und universitären Lehrtätigkeit (wöchentliche Vorlesungen über *„Gewerbehygiene und Berufskrankheiten mit Krankenvorstellungen"* und arbeitsmedizinisches Blockseminar)[297] entwickelte sich das Institut noch zu einer gut frequentierten Schulungseinrichtung. Für Kreis- sowie Bahnärzte wurden 1935 Schulungskurse über die Klinik der Berufskrankheiten abgehalten. Noch im gleichen Jahr war das Institut Austragungsort eines internationalen ärztlichen Fortbildungskurses über die Zusammenhänge zwischen *„Beruf und Erkrankung mit besonderer Berücksichtigung der Gutachtertätigkeit".*[298] Die internationale Perspektive, für Baader stets ein Fixpunkt seiner beruflichen Ausrichtung, machte sich auch in der Neuköllner Anfangszeit bemerkbar. Die Jahreschroniken des Institutes weisen auf einen regen Besuch ausländischer Wissenschaftler hin. Das Ziel, mit Arbeitsmedizinern aus der ganzen Welt in Kontakt zu treten, veranlasste Baader auch, einen „Freundeskreis des Universitätsinstitutes" zu gründen, dem in der Folgezeit zahlreiche international renommierte Arbeitsmediziner beitraten; der „Freundeskreis" verlieh auch Ehrenmitgliedschaften.[299]

In den Räumlichkeiten des Universitätsinstitutes gab es Platz für einen Hörsaal, eine Fachbibliothek und eine arbeitsmedizinische Sammlung. Die Einrichtung war auch in Neukölln nicht als reine Begutachtungs- und Forschungsstätte konzipiert. Im Krankenhaus in die innere Station integriert, sollten dort vornehmlich schwer- und akut erkrankte Arbeiter behandelt werden. Für die leichteren Fälle wiederum verfügte das Institut über eine eigene Poliklinik. Weitgehend mittellose, im Beruf erkrankte Personen hatten zudem die Möglichkeit, sich dort untersuchen und beraten zu lassen.[300]

---

[295] Vgl. ebd.
[296] Vgl. ebd.
[297] Zit. aus Jahresbericht des Instituts für Berufskrankheiten 1933/34 und 1934/35, in: Chronik der Friedrich-Wilhelms-Universität zu Berlin, S. 107.
[298] Vgl. ebd.
[299] Vgl. ebd.
[300] Vgl. LAB, A. Rep. 003-03/236: Brief von Baader an Stadtmedizinalrat Dr. Klein vom 1.8.1934.

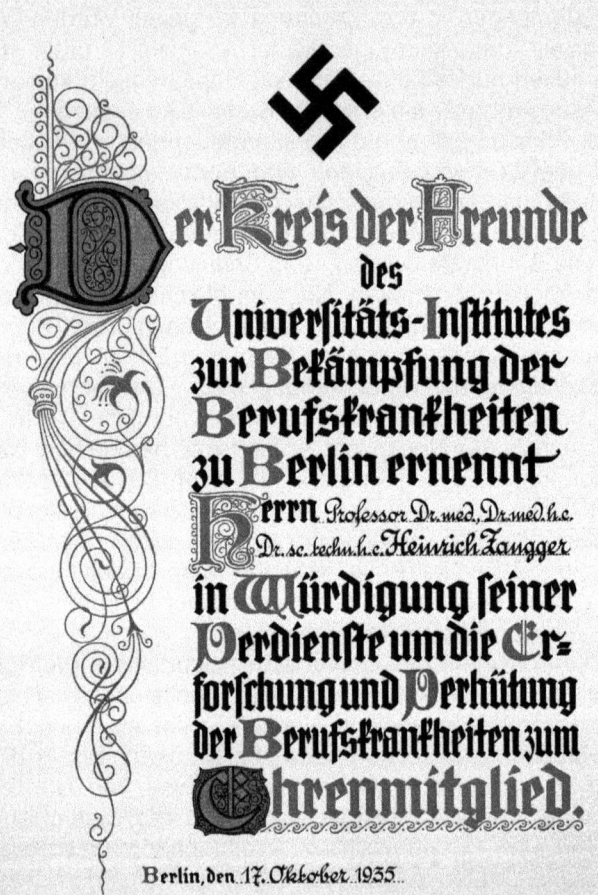

Abb. 10: Ehrenurkunde für Heinrich Zangger, Zürich, 17. Okt. 1935

Die Stadt Berlin als Träger der Poliklinik zeigte sich allerdings schon nach kurzer Zeit enttäuscht, da – wie man im September 1934 verlauten ließ – *„die durch die Angliederung der gewerbemedizinischen Abteilung erhofften Vorteile für das Krankenhaus Neukölln ausgeblieben [sind]. Die erwartete Zunahme der Belegung der Anstalt ist nicht eingetreten".*[301] Pflichtschuldig wies man daraufhin, dass *„Folgerungen aus dieser Tatsache (...) nicht mehr gezogen werden [können], da die Abteilung endgültig von der Stadt übernommen und inzwischen als Universitätsinstitut anerkannt worden ist".*[302] Mit anderen Worten: man konnte die Entscheidung, Baader und sein Institut nach Neukölln zu holen, nicht mehr rückgängig machen. Auch innerhalb der Neuköllner Bezirksverwaltung wurde kritisch hinterfragt, ob man mit der Personalentscheidung zugunsten Baaders die richtige Wahl getroffen habe. Erste Zweifel an Baaders fachlicher Eignung für die Position des Ärztlichen Direktors kamen auf.[303]

Was die Besetzung der Direktorenstelle im Neuköllner Krankenhaus betraf, hätten die Behörden noch reagieren können, stand Baader der inneren Abteilung seit seinem Wechsel im Oktober 1933 doch zunächst nur kommissarisch vor. Dass man dennoch an Baader festhielt, hatte wohl mehrere Gründe. Zum einen war bisher nur vereinzelt Unzufriedenheit über den neuen leitenden Internisten zu vernehmen, zum zweiten war er bereits mit seinem Forschungsinstitut nach Neukölln übergesiedelt, welches zudem von der Stadt übernommen worden war, und zum dritten gab es durch die Vertreibung der jüdischen und sozialistischen Ärzte kaum mehr personelle Alternativen. Die Diskussion um die ärztliche und wissenschaftliche Expertise war allerdings entfacht und sollte in der Folgezeit auch nicht mehr verstummen. Sie zog sich wie ein roter Faden durch Baaders Werdegang im „Dritten Reich" und wird auch im Verlauf der vorliegenden Studie noch an verschiedener Stelle aufzunehmen sein.

Baaders Institut für Berufskrankheiten verstand sich primär als Forschungs- und Begutachtungsinstitut und wurde auch als solches wahrgenommen. Infolgedessen befanden sich in den Krankenbetten der klinischen Abteilung bzw. Poliklinik überwiegend Patienten, die auf Weisung der Berufsgenossenschaften begutachtet werden sollten.[304] Als Anlauf-

---

[301] Zit. n. ebd.: Schreiben des Oberbürgermeisters der Stadt Berlin, Heinrich Sahm, an den Stadtmedizinalrat Dr. Klein vom 10.9.1934.
[302] Zit. n. ebd.
[303] Die Zweifel an Baaders Eignung zum ärztlichen Direktor äußerte der Stadtrat Dr. Bunz. (vgl. ebd.).
[304] Vgl. Jahresbericht des Instituts für Berufskrankheiten 1933/34 und 1935/36, in: Chronik der Friedrich-Wilhelms-Universität zu Berlin, S. 107. 1936/37, S. 71 sowie 1937/38, S. 81.

stelle für die Berliner „Opfer der Arbeit" taugte die Einrichtung allem Anschein nicht. Sollte sich die Neuköllner Stadtverwaltung von der Übernahme des Institutes tatsächlich versprochen haben, von nun an würden Scharen von erkrankten Industriearbeitern ihr Krankenhaus aufsuchen, so wäre dies von vornherein eine unrealistische Erwartungshaltung gewesen. Möglicherweise hatten sich die Behörden von Baaders Enthusiasmus und vom vorauseilenden Ruf des Institutes blenden lassen, war es doch in Deutschland das einzige seiner Art und selbst in ganz Europa gab es nur wenige vergleichbare Einrichtungen. Diese Tatsache sagte aber noch nichts über Institutsgröße und soziale Verankerung in der arbeitenden Bevölkerung aus.

Jahrzehnte später verfasste Abhandlungen über Baader und die Geschichte der Arbeitsmedizin suggerieren immer wieder, es hätte sich beim Institut für Berufskrankheiten um ein riesiges, florierendes und bedeutendes arbeitsmedizinisches Zentrum von Weltrang gehandelt.[305] Diese Beschreibungen unterliegen einer retrospektiver Überhöhung, vielmehr stellte das Institut eine Piloteinrichtung dar, die über ein sehr begrenztes finanzielles und personelles Budget verfügte und deren zentraler Aufgabenbereich die Begutachtung im Rahmen der 1925 beschlossenen Ausdehnung einiger Berufserkrankungen auf die Unfallversicherung war. Das Angebot, mittellose und arbeitsgeschädigte „Volksgenossen" unentgeltlich zu behandeln, stand keinesfalls im Mittelpunkt des institutionellen Dienstleistungsangebotes und wurde von der Neuköllner Arbeiterschaft im Alltag auch kaum aufgegriffen; es erwies sich bei Lichte betrachtet lediglich als ein sozialmedizinisches Feigenblatt und Relikt aus vergangenen Zeiten. Aus der Institutschronik geht hervor, dass im Jahr 1934/35 lediglich 113 „Volksgenossen" das Angebot einer kostenfreien arbeitsmedizinischen Untersuchung und Beratung annahmen.[306] Dies mag auch damit zu tun gehabt haben, dass die Poliklinik nur halbtags geöffnet hatte und die Patienten lange Zeit lediglich von einem unbezahlten Volontärassistenten versorgt wurden.[307]

Eine realistische Einschätzung der Bedeutung des Institutes wie auch der gesamten Fachdisziplin findet man am ehesten bei Baaders Zeitgenossen. So betonte Hans Symanski, von 1931 bis 1937 Baaders Assistent, auch in der Rückschau stets, wie sehr die Arbeitsmedizin damals noch in den Kinderschuhen steckte und unter welch schwierigen Rahmenbedingungen die Arbeit an Baaders gewerbemedizinischen Ab-

---

[305] Vgl. z.B. HOFMANN, arbeitsmedizinische Praxis (2004), S. 53.
[306] Vgl. Jahresbericht des Instituts für Berufskrankheiten 1933/34 und 1934/35, in: Chronik der Friedrich-Wilhelms-Universität zu Berlin, S. 107.
[307] Vgl. HU-Archiv, N 965/UK: Brief Baaders an den Universitätskurator Dr. Büchsel vom 27.5.1937.

teilungen in Lichtenberg und Neukölln vonstatten ging.[308] Die Beschwerlichkeiten nahmen durch den Umzug nach Neukölln noch zu. In finanzieller Hinsicht entpuppte sich insbesondere die Ernennung der Einrichtung zu einem Universitätsinstitut als gravierender Rückschritt, da von diesem Zeitpunkt an die preußischen Ministerien für Volkswohlfahrt, Arbeit, Wirtschaft und Inneres, die bis dahin mit jährlichen Zuwendungen das Institut subventioniert hatten, ihre Zahlungen einstellen mussten. Nachdem Baaders Institut als universitäre Lehrstätte anerkannt war, wurde nunmehr für finanzielle Beihilfen einzig das Reichsministerium für Wissenschaft, Erziehung und Volksbildung (REM) zuständig.[309] Dessen finanzielle Unterstützung beschränkte sich jedoch auf einen Zuschuss für Sachausgaben, während es dem Institut, trotz aller Bemühungen Baaders dies zu ändern, keinen eigenen Personaletat zugestand.[310] Da auch die Stadtverwaltung sich nicht imstande sah, Baader Personalmittel zur Verfügung zu stellen,[311] war das Universitätsinstitut für Berufskrankheiten chronisch unterfinanziert und unterbesetzt und demzufolge in erhöhtem Maße auf die Einwerbung von Forschungsprojekten angewiesen.

Die eben skizzierte Entwicklung der Anfangszeit in Neukölln zeigt, wie sehr Baader in seiner Karriere von den rassenpolitischen Maßnahmen der NS-Regierung profitierte. Doch hinter der erfolgreichen Fassade begann es bereits im Spätsommer 1934 zu bröckeln. Die Enttäuschung von Seiten der Stadtverwaltung über den spärlichen Patientendurchlauf in seinem Universitätsinstitut waren erste Misstöne in der bis dahin so verheißungsvollen Zusammenarbeit zwischen Baader und den Parteidienststellen bzw. Behörden im „Dritten Reich". Ob Baader den Missmut ihm gegenüber überhaupt registrierte, ist zweifelhaft. Seine damalige Euphorie für den NS-Staat war in jedem Fall noch ungetrübt. Dies zeigen nicht zuletzt seine Aktivitäten, sich auch formal der nationalsozialistischen Bewegung anzuschließen.

---

[308] Vgl. SYMANSKI, E.W. Baader und seine Zeit (1981), S. 489ff.
[309] Vgl. HU-Archiv, N 965/UK: Schreiben Baaders an den Universitätskurator Dr. Büchsel vom 6.9.1935.
[310] Vgl. ebd.: Schreiben des REM an den Berliner Universitätskurator vom 6.11.1938.
[311] Vgl. ebd.: Brief Baaders an den Universitätskurator Dr. Büchsel vom 12.6.1936.

4.3 Weltanschauung oder Karrierestreben? Der Parteigenosse E.W. Baader

Bezeichnenderweise trat Ernst Wilhelm Baader am 1. Mai 1933 in die NSDAP ein.[312] Baader, der vor 1933 parteipolitisch nicht in Erscheinung getreten war und in seinem beruflichen Wirkungsbereich durchaus vertrauensvoll mit überwiegend sozialdemokratischen Ärzten und Politikern zusammengearbeitet hatte,[313] sicherte sich damit buchstäblich bei der letzten Gelegenheit seine Parteimitgliedschaft, verhing doch die NSDAP noch am gleichen Tag einen Aufnahmestopp. Die Hitler-Partei sah sich zu diesem Schritt gezwungen, da sie nach der Regierungsübernahme am 30. Januar 1933 und vor allem nach dem darauffolgenden „Wahlsieg" vom 5. März 1933 von einer Flut an Neumitgliedern regelrecht überschwemmt wurde.[314] Innerhalb weniger Wochen stieg die Mitgliederzahl von einer Million Anfang Januar auf 2,5 Millionen im März 1933. Allein 1,3 Millionen „Volksgenossen" traten am 1. Mai 1933, und damit zum letztmöglichen Datum, in die Partei ein.[315]

Diese „Gesinnungstüchtigen" wurden von sogenannten „alten Kämpfern" (Inhabern des goldenen Parteibuches, Eintritt in die NSDAP bis 1928) und den „alten Parteigenossen" (Eintritt vor dem 30. Januar 1933) verächtlich als „Märzgefallene" bezeichnet;[316] der Begriff „Märzgefallene" meinte ursprünglich die im März 1848 gefallenen Opfer der Revolution in Wien und Berlin und wurde 1933 in das NS-Vokabular übernommen. Hier hatte er einen ironischen Beiklang, weil viele der Neumitglieder zunächst einmal noch den Ausgang der Märzwahlen 1933 abgewartet und sich somit von der Konsolidierung der neuen Machtverhältnisse überzeugt hatten, bevor sie dann der NSDAP beitraten. Von den Parteivete-

---

[312] Baader bekam die Mitgliedsnummer 2.672.879. Siehe hierzu Bundesarchiv Berlin (BAB), Berlin Document Center (BDC): DS (Reichserziehungsministerium)/ A 2: Parteistatistische Erhebung von 1939 sowie BAB/BDC, NSDAP-Zentralkartei/A 0029.

[313] Gine Elsner erwähnt, sich dabei auf die Arbeit Weders über Benno Chajes beziehend, Baader habe vermutlich der Deutschnationalen Volkspartei nahegestanden. Für eine Nähe Baaders zur DNVP fanden sich bei den von den Autoren durchgeführten Recherchen jedoch keinerlei Hinweise. Vgl. ELSNER, Schattenseiten (2011), S. 28; 145 und und ELSNER/STEINECKE: Der Gewerbehygieniker Meyer-Brodnitz (2013), S. 79, jeweils mit Verweis auf WEDER, Sozialhygiene und pragmatische Gesundheitspolitik (2000), S. 121.

[314] Siehe hierzu WEIGEL, „Märzgefallene" und Aufnahmestopp (2009), S. 91 f.

[315] Vgl. ebd., S. 94.

[316] BENZ, Einleitung (2009), S. 7.

ranen wurden ihnen fast ausnahmslos opportunistische Beweggründe für den Eintritt unterstellt.[317]

Nun sind in einer historischen Studie keinesfalls die pauschalen (Vor-) Urteile „Alter Kämpfer" der NSDAP unreflektiert zu übernehmen, doch deutet bei Ernst Wilhelm Baaders Entschluss, Parteigenosse zu werden, tatsächlich viel auf eine primär karrieristische Motivlage hin. In diesem Zusammenhang ist eine Erinnerung seines Schülers Hans Symanski von Interesse, wonach Baader sich zu Anfang der NS-Zeit überzeugt gab, *„dass dieses Regime in den nächsten 50 Jahren bestehen bleiben würde und man sich danach verhalten müsse".*[318] Und E.W. Baader schien die neue Situation auch wirklich schnell erfasst zu haben, denn er reagierte auf sie mit einem ganzen Maßnahmenbündel, mit dem er sich an die neuen politischen Verhältnisse anpassen wollte. Neben seinem Eintritt in die Partei trat er noch in den Nationalsozialistischen Deutschen Dozentenbund (NSDDB) sowie den Nationalsozialistischen Deutschen Ärztebund (NSDÄB) ein.[319] War eine Mitgliedschaft im NSDDB insbesondere in den ersten Jahren der NS-Herrschaft für die Universitätskarriere aufstrebender Nachwuchskräfte von großer Bedeutung, so erwies sich die Zugehörigkeit zum NSDÄB für eine Übernahme von Schlüsselpositionen innerhalb des Gesundheitswesens als überaus hilfreich.[320] Somit hatte sich E.W. Baader kurz nach der Machtübernahme bereits in allen für sein berufliches Fortkommen relevanten Bereichen den dafür zuständigen NS-Organisationen angeschlossen. Und sein Kalkül schien zunächst auch aufzugehen. Betrachtet man den beruflichen Werdegang von E. W. Baader, dann setzte Baader in den Jahren 1933 und 1934 ganz offenkundig zu einem beruflichen Höhenflug an.

Ernst Wilhelm Baaders Parteieintritt mag primär aus karrieristischen Motiven heraus erfolgt sein. Doch lässt sich die bei Baader in den ersten Jahren vielfach geäußerte, beinahe überbordende Begeisterung für den neuen Staat mit bloßem Opportunismus nicht hinreichend erklären. Begibt man sich auf die Suche, welche Inhalte und Maßnahmen des Nationalsozialismus Baader ansprachen, dann mag Baader – wie unzählige andere „Volksgenossen" auch – das Gefühl gehabt haben, seit dem Machtantritt Hitlers ginge es mit Deutschland unentwegt bergauf. Zumindest bis zur Niederlage der Wehrmacht in Stalingrad galten Hitler und seine NSDAP als eine unerhört erfolgreiche Bewegung.[321] Und selbst

---

[317] Siehe hierzu auch FALTER, Die „Märzgefallenen" (1998).
[318] Zit. n. SYMANSKI, E.W. Baader und seine Zeit (1981), S. 493.
[319] Siehe hierzu erneut die Parteistatistische Erhebung in: BAB, BDC: DS/A 2.
[320] Vgl. WENZEL, Die NSDAP (2009), S. 28 f. sowie S. 34 f.
[321] Vgl. HERBERT, Wer waren die Nationalsozialisten? (2004), S. 38; KERSHAW, Der Hitler-Mythos (2002), S. 207-243.

wenn man nicht jeden Punkt ihrer Programmatik teilte, so herrschte doch schon bald nach dem Machtantritt der Regierung Hitler weitgehender Konsens darüber, dass sie einen erkennbaren (wenn auch schulden- und raubfinanzierten) wirtschaftlichen Aufschwung, das Gefühl erhöhter Sicherheit und einen wieder gewonnenen Nationalstolz bewirkt habe. Viele Menschen, dies wird im rückschauenden Wissen um Krieg, Diktatur und Holocaust häufig übersehen, hatten im „Dritten Reich" die glücklichsten und erfolgreichsten Jahre ihres Lebens.[322] Dieser Befund lässt sich auch auf Baaders Anfangszeit im Nationalsozialismus übertragen. Neben einer gefühlten Aufbruchstimmung und den verlockenden beruflichen Aussichten waren es wohl in erster Linie die sozialpolitischen Verheißungen, die auf Baader faszinierend gewirkt haben.[323]

Die Anziehungskraft des nationalen Sozialismus

„Die NSDAP stützte sich auf die Lehre der Ungleichheit der Rassen und versprach den Deutschen im selben Atemzug mehr Chancengleichheit. (...) Aus der Innenschau schien sich im Rassenkampf ein Ende des Klassenkampfes anzudeuten. So gesehen, propagierte die NSDAP eine der sozial- und nationalrevolutionären Utopien des vergangenen Jahrhunderts. (...) Hitler sprach vom ‚Aufbau des sozialen Volksstaates', eines ‚Sozialstaates', der vorbildlich sein werde und in dem ‚alle (sozialen) Schranken immer mehr einzureißen' seien."[324]

Der Historiker und Journalist Götz Aly stellt hier einen zentralen Punkt der NS-Propaganda heraus, nämlich das Versprechen, die soziale Kluft in Deutschland, für die Hitler das „internationale Finanzjudentum" verantwortlich machte, zu verringern. Mit ihren sozialpolitischen Versprechungen zielten die Nationalsozialisten dabei bewusst auf die integrierende Wirkung des Wohlfahrtsstaates. Besonderes propagandistisches Augenmerk legte das NS-Regime auf die Belange der Arbeiterschaft. Deren Bindung zu den sozialdemokratischen und kommunistischen Parteien zu kappen, war Hitler in den letzten Jahren der Weimarer Republik mehr und mehr gelungen.[325] Und auch nach der Machtübernahme ließ er nichts unversucht, um sie weiter fest an sich zu binden.[326] Hitler gerierte sich als Beschützer der Arbeiterschaft, suggerierte ihnen eine Verbesse-

---

[322] Vgl. NEITZEL/WELZER, Soldaten (2012), S. 47f.
[323] Diese Auffassung vertrat auch Ernst Holstein in seinem politischen Leumundszeugnis für Baader. Vgl. NRW-Landesarchiv, NW-1100-BG 34-129 (Entnazifizierungsakte Baader).
[324] GÖTZ ALY, Hitlers Volksstaat (2005), S. 11.
[325] Siehe hierzu FALTER, Hitlers Wähler (1991).
[326] Das Bemühen der Nationalsozialisten um die Arbeiterschaft schildert ALY, Warum die Deutschen? (2011), S. 233ff.

rung ihrer sozialen Lage und versprach, sich auch für die Belange der Arbeitsinvaliden einzusetzen.

Insbesondere die Prämisse, sich um die „Opfer der Arbeit" zu kümmern, stieß bei dem Arbeitsmediziner Baader auf rege Zustimmung. Vor allem in den ersten Monaten des „Dritten Reiches" wurde er nicht müde, auf dieses hehre Unterfangen der neuen Machthaber hinzuweisen. Mag mit der ständigen Betonung des sozialen Einsatzes des Führers für den (invaliden) deutschen Arbeiter auch die Hoffnung auf eine Aufwertung der eigenen Fachrichtung verknüpft gewesen sein, so war Baader doch generell an sozialen Fragen interessiert. Für ihn war *„der Widerstreit der gegenseitigen Interessen"* zwischen Wirtschaft und Arbeiterschaft von je her *„nur ein scheinbarer"* gewesen, da *„ohne gesunde Arbeiter (...) eine konkurrenzfähige Wirtschaft nicht denkbar"* ist.[327] Baader bediente sich in dem hier zitierten Artikel von 1930 eines klassischen arbeitsmedizinischen Argumentationsmusters der Weimarer Jahre, um Industrielle von der Dringlichkeit verbesserter Arbeitsbedingungen und somit von der Berechtigung des eigenen sozialmedizinischen Handelns zu überzeugen. Darüber hinaus war Baader ein dezidierter Befürworter des Sozialstaatsprinzips und verteidigte insbesondere die *„so segensreiche und gerade in Deutschland am sorgfältigsten ausgebaute Sozialversicherung"*.[328] In dieses Bild passt, dass er als neu ernannter Schriftleiter der „Aerztlichen Sachverständigen-Zeitung" am 1. Juli 1933 bereitwillig den Aufruf des Reichsärzteführers Wagner an die deutsche Ärzteschaft abdrucken ließ:

> *„Reichskanzler Adolf Hitler hat das deutsche Volk zu einer Stiftung für die Opfer der Arbeit aufgerufen. Aus der Stiftung soll allen Soldaten der Arbeit, die auf dem Felde des Kampfes um das tägliche Brot fallen, die ausreichende Versorgung ihrer Familien gewährleistet werden. Es darf nicht mehr vorkommen, daß in Zukunft solche Opfer der Arbeit auf die knappen Leistungen der öffentlichen Fürsorge angewiesen sind. Es ist vielmehr eine Ehrenpflicht aller Deutschen, insbesondere aber der begüterten unter ihnen, ihr Bestes und Möglichstes zu tun. Die Stiftung muß ein sichtbares Symbol der Ehrfurcht des deutschen Volkes vor der nationalen Arbeit und ein Denkmal der unzerreißbaren Gemeinschaft aller Klassen und Stände untereinander werden. Zum Zeichen der Verbundenheit von Kopf- und Handarbeitern (...) rufe [ich] die gesamte deutsche Aerzteschaft dazu auf, sich darüber hinaus durch Spenden an der Stiftung zu beteiligen. Der Arzt ist durch seine tägliche Arbeit und namentlich durch seine Wirksamkeit in allen Zweigen der Sozialversicherung besonders eng mit dem Schicksal der arbeitenden Bevölkerung verbunden.*

---

[327] BAADER, Gewerbemedizin (1930), S. 121.
[328] BAADER/SYMANSKI, Die Simulation (1937), S. 194.

> *Er kennt aus eigner Anschauung und eignem Erleben ihre Nöte und ihre Bedürfnisse, vor allem aber auch die Gefahren, mit denen die Berufsarbeit Leben und Gesundheit der werktätigen Volksgenossen ständig bedroht. Ich bitte deshalb gerade den deutschen Arzt, dem Gefühl seiner sozialen Verbundenheit mit dem deutschen Arbeiter und Angestellten durch freudige Opferbereitschaft sichtbaren Ausdruck zu geben.*"[329]

Bezeichnenderweise wurden hier Arbeit und Militärdienst einander gleich gesetzt, um die Wertschätzung des Soldatentums propagandistisch auf die Arbeitswelt zu übertragen. Das von Wagner formulierte Programm eines solidarischen und weitgehend klassenlosen NS-Wohlfahrtsstaats sprach Baader an. Die Ärzteschaft hatte in diesem Projekt einen wichtigen Beitrag zur Überwindung des Gegensatzes von Kopf- und Handarbeiter sowie von Arbeitgeber und Arbeitnehmer zu leisten.

Allerdings sollte am sozialpolitischen Angebot des NS-Staates, und auch hier schien Baader sich mit den Machthabern einig zu sein, nur der der arbeits- und leistungswillige Arier partizipieren können. Verbesserte Sozialleistungen gingen im Nationalsozialismus stets einher mit einer Ausgrenzung der „Gemeinschaftsfremden", d.h. von Personen, die als „arbeitsscheu" oder nach rassischen bzw. eugenischen Gesichtspunkten als „minderwertig" galten. Der „völkische Wohlfahrtsstaat" war damit nicht mehr für die Integration der Schwachen und Benachteiligten zuständig, sondern forcierte eine rassisch definierte Ungleichheit.[330] Dieses Programm von vermeintlich wohlwollender Inklusion (der „arischen" Volksgenossen) bei gleichzeitiger scharfer Exklusion (der „fremdrassigen" Juden) war charakteristisch für viele Bereiche der in die Praxis umgesetzten NS-Ideologie. Doch selbst für die meisten Mitglieder der „Volksgemeinschaft" sollte sich das völkische Gleichheitsversprechen als Trugschluss erweisen. Für die werktätige Bevölkerung entpuppte sich die NS-Sozialpolitik in erster Linie als Zwangsherrschaft, die unverhohlen auf Leistungssteigerung der Arbeit zielte und hierbei das propagandistische und symbolpolitische Zuckerbrot mit der alltäglichen Peitsche im Betrieb verband.

Baader schätzte zu Beginn die sozialpolitische Stoßrichtung der NSDAP, insbesondere deren Versprechen, sich um die „Opfer der Arbeit" zu kümmern, vollkommen falsch ein. Sollte es auf diesem Politikfeld tatsächlich einige Zeit dauern, bis die Nationalsozialisten ihr wahres Gesicht zeigten, verhielt es sich bei der rassistischen bzw. eugenischen Ausrichtung des Wohlfahrtsstaates ganz anders.

---

[329] Zit. aus Aerztliche Sachverständigen-Zeitung 39 (1933), S. 169.
[330] Vgl. RITTER, Soziale Frage (1998), S. 84.

Sozialdarwinismus und Rassenhygiene

Mit dem Regierungsantritt der Nationalsozialisten einher ging der Aufstieg der Rassenhygiene zu einer staatlich sanktionierten Leitwissenschaft. Das rassenhygienische Paradigma avancierte zu einer der gesundheits- aber auch sozial- wie gesellschaftspolitischen Säulen des NS-Regimes. Für die weitere Ausrichtung der Medizin hatte dies gravierende Folgen. An die Stelle eines Wissenschaftspluralismus trat innerhalb der wissenschaftlichen Theoriebildung eine zunehmende eugenische Fokussierung.[331]

Ausgehend von der sozialdarwinistischen Auffassung, dass alle Menschen und somit auch Staaten von Natur aus ungleich seien und sich in einem permanentem Kampf um die Vorherrschaft befänden, war es das erklärte Ziel der NS-Rassenhygieniker, einen rassisch homogenen, hochwertigen und leistungsstarken Volkskörper zu züchten. Mittel hierzu boten die „positive" und „negative" Eugenik; zielten die „positiven" Maßnahmen auf die Förderung der Fortpflanzung „höherwertiger" Individuen, so hinderte die „negative" Eugenik die Behinderten und „Erbkranken" an der Fortpflanzung, um sie in einer späteren radikalen Stufe zu vernichten. „Auslese" und „Ausmerze" waren solcherart zwei Seiten derselben Medaille. Diese Zielsetzung war eng mit einer Stigmatisierung der Träger angeblich minderwertigen Erbgutes verknüpft, die als Schädlinge des „Volkskörpers" oder „Ballastexistenzen" verunglimpft wurden. Zur „Minderwertigkeit" der erblich Belasteten trat in der Propaganda das ökonomische Argument, wonach die Kosten der Fürsorge für Behinderte nicht tragbar seien und die Mittel besser für die Erbgesunden eingesetzt werden sollten. Die radikale nationalsozialistische Eugenik schritt mit Kriegsbeginn von der seit 1933 gesetzlich geregelten massenhaften Zwangssterilisation zur systematischen Ermordung von geistig behinderten und psychisch kranken Menschen.[332]

Verlautbarungen vor 1933, die Baader dezidiert als Rassenhygieniker ausweisen, gibt es nicht. Zwar nahm er in dem bereits erwähnten Artikel über die Gewerbemedizin (1930) sozialdarwinistisches Gedankengut auf. Seinen Betrag abschließend äußerte er die Überzeugung,

> „daß wir die Bedeutung der Gewerbemedizin für die Zukunft der zivilisatorischen Entwicklung des Kulturmenschen im Industrie-

---

[331] Diese Entwicklung ist am Bespiel der Psychiatrie treffend beschrieben bei RO-ELCKE, Psychiatrische Wissenschaft (2000); allgemein vgl. WEINGART/KROLL/BAYERTZ, Rasse, Blut und Gene (1992); PROCTOR, Racial Hygiene (1989).

[332] Zur Verbindung von Rassenhygiene, Zwangssterilisation und NS-„Euthanasie" grundlegend SCHMUHL, Rassenhygiene (1992).

staat gar nicht hoch genug veranschlagen können, und daß dasjenige Volk in seiner wirtschaftlichen und gesundheitsmäßigen Rassenentwicklung Sieger bleiben wird, dessen Ärzte das neue Pflichtproblem, das ihnen hier erwächst, am ersten erkannt und gemeistert haben".[333]

Ihn jedoch allein auf Grund dessen in ideologischer Nähe der NS-Rassenlehre zu verorten und bereits an dieser Stelle eine Affinität zu den späteren Machthabern abzuleiten, erscheint übertrieben.[334] Vielmehr ist diese Passage eher als Hinweis darauf zu werten, wie tief Eugenik und Sozialdarwinismus bereits in der Weimarer Republik in das Denken der Ärzteschaft eingedrungen waren[335] – ein Befund im Übrigen, der sich nicht nur für Deutschland, sondern auch für zahlreiche europäische Länder und die USA erheben lässt.[336] Davon abgesehen war in Deutschland die Rezeption rassenhygienischer und sozialdarwinistischer Ideen kein zwingender Indikator für ein späteres Verhalten im Nationalsozialismus, war doch die Eugenik in den Jahren der Weimarer Republik keineswegs eine ausschließliche Domäne politisch rechtsstehender Mediziner, sondern sie fand auch innerhalb der sozialdemokratischen und marxistischen Milieus regen Anklang.[337]

Nach 1933 näherte sich Baader dem rassenhygienischen Paradigma der NS-Ideologie zumindest rhetorisch an und bezog sich in seinen Publikationen teilweise auf die Rassentheorie. In seiner Rezension über das Werk „Vom Seelenkonflikt des Mischlings" des Tropenmediziners Ernst Rodenwaldt[338] (1878-1965) schloss sich Baader der Warnung des Autors vor „Rassenmischung" vorbehaltlos an.[339] *„Rassenmischung",* so der Rezensent Baader, *„ist ein Risiko für jede menschliche Gemeinschaft, sei es die Familie, sei es der Nationalstaat".*[340] Generell attestierte Baader „Mischlingen" einen verminderten sozialen Wert und wies am Ende seiner Rezension ein weiteres Mal darauf hin, dass die „Rassenmischung" eine ernstzunehmende Gefahr für die Vitalität des gesamten „Volkskörpers" sei.[341]

---

[333] BAADER, Gewerbemedizin (1930), S. 121.
[334] In diese Richtung argumentiert jedoch ELSNER, Schattenseiten (2011), S. 20.
[335] Siehe PETER, Der Einbruch der Rassenhygiene (2004).
[336] Siehe ROELCKE, Deutscher Sonderweg? (2010); weiterhin Stefan KÜHL, Die Internationale der Rassisten (1997); CURRELL/COGDELL, Popular Eugenics (2006).
[337] Siehe SCHWARTZ, Sozialistische Eugenik (1996).
[338] Zu Rodenwaldt siehe ECKART, Generalarzt Ernst Rodenwaldt (1998).
[339] Vgl. BAADER, Ernst Rodenwaldt (1934).
[340] Zit. n. ebd., S. 339.
[341] Vgl. ebd., S. 340.

Zusammenfassend lässt sich feststellen, dass die sozialpolitischen Versprechen der NS-Machthaber auf Baader sicherlich eine größere Faszination ausgelöst haben als der Aufstieg der Rassenhygiene zur NS-Leitwissenschaft. Vom Segen der NS-Sozialpolitik gab er sich anfangs vollkommen überzeugt, während er sich die eugenische Ideologie erst aneignen musste. In jedem Falle versprach sich Baader von beiden eine Aufwertung des Arztberufes sowie der eigenen Fachrichtung und damit verbunden große persönliche Aufstiegschancen. Hierin liegen wohl auch seine konsequenten Anbiederungsversuche an die neuen Machthaber und deren Programmatik begründet. Und wenn man Baaders beruflichen Werdegang der Jahre 1933 und 1934 betrachtet, ging sein Kalkül zunächst auch auf.

4.4 Intrigen und Beurteilungen – Baader aus Sicht von Kollegen, Partei und Wissenschaft

In die Hochphase seiner nationalsozialistischen Karriere fällt eine Begebenheit, die eingehende Darstellung verdient, zeigt sie doch, wie selbstbewusst der „Parteigenosse" Baader zu dieser Zeit auftrat. Zudem wirft sie auch ein Schlaglicht auf den Umgang unter Arbeitsmedizinern im „Dritten Reich".

Baader gegen Bartels - Ein arbeitsmedizinisches Duell ohne Sieger

Im September 1933 nahm Ernst Wilhelm Baader an einem Sportärztekongress in Turin teil. Leiter der deutschen Delegation war der bereits öfter erwähnte Arbeitsmediziner und damalige Leiter des Hauptamtes für Volksgesundheit der NSDAP, Friedrich Bartels.[342] Bartels, ein „alter Parteigenosse" und SA-Mann, galt zu dieser Zeit als rechte Hand des Reichsärzteführers Gerhard Wagner und war somit einer der einflussreichsten Arbeitsmediziner der nationalsozialistischen Anfangsjahre. Inhaltlich vertrat er seit der frühen Weimarer Republik einen radikalen leistungsmedizinischen Ansatz, der Gesundheit mit Hochleistungsfähigkeit gleichsetzte.[343] Die Hauptaufgabe der Arbeits- bzw. Leistungsmedizin war für ihn vornehmlich eine pädagogische, galt es doch im Arbeiter einen *„fanatischen" Gesundheits- und Leistungswillen zu entfachen*.[344] Für die Realisierung seines Zieles, eine signifikante Leistungssteigerung der Arbeiterschaft zu erreichen, war ihm jedes Mittel recht.

---

[342] Zum Werdegang Bartels siehe ausführlich REEG, Bartels (1988).
[343] Vgl. ebd., S. 127.
[344] Vgl. BARTELS, Schicksal (1927), S. 17.

Bartels Auftreten als Delegationsleiters während des Kongresses empfand E.W. Baader als derart indiskutabel, dass er es Monate später zum Anlass nahm, gegen Bartels zu agitieren.[345] Die vor dem „Obersten Parteigericht der NSDAP" (OPG) ausgetragene Kontroverse zwischen den beiden Arbeitsmedizinern mündete in gegenseitigen geschmacklosen Diffamierungen, der Duell-Forderung von Bartels an Baader auf *„schwere Säbel"* und einem regelrechten Papierkrieg.[346] Konkret warf Baader seinem Widersacher Bartels vor, dieser habe sich in Turin ungebührlich und herablassend gegenüber den italienischen Gastgebern verhalten, die anwesenden Auslandsdeutschen tief gekränkt, sei zu einer Rede des ebenfalls anwesenden Leonardo Conti, des späteren Reichsgesundheitsführers, erst verspätet erschienen und habe diese dann auch noch demonstrativ frühzeitig verlassen. Baader gab sich davon überzeugt, Bartels Benehmen *„sei so unglaublich gewesen, dass er statt dem Ansehen Deutschlands und der nationalsoz. Bewegung zu nutzen, diesem direkt geschadet habe".*[347] Als Zeugen führte Baader neben dem italienischen Kongressbeauftragten, Dr. Vigliani und dem Deutschen Sportärztebundführer, Dr. Ludwig Hoeflmayer auch Leonardo Conti an, die allesamt seine Version bestätigten. Bartels sah die Sachlage erwartungsgemäß völlig anders und bestritt sämtliche Vorwürfe entschieden. Baader schaltete daraufhin im Juli 1934 das OPG ein, um parteijuristisch klarstellen zu lassen, ob seine Behauptungen den Tatsachen entsprächen.[348]

Baader bediente sich dabei der Möglichkeit eines sogenannten „Reinigungsverfahrens", das vorsah Parteimitglieder *„von unberechtigten Verdächtigungen ihrer Ehrenhaftigkeit zu reinigen".*[349] Standen ursprünglich Parteiausschluss- und Schlichtungsverfahren im Zentrum des OPG, so nahmen diese Ehrengerichtsverfahren, die Parteimitglieder vor öffentlichen Angriffen und eben auch Verleumdungsversuchen innerparteilicher Konkurrenten schützen sollten, immer größeren Raum ein.[350] Ab 1933 waren NS-Parteigerichte ein bevorzugter Ort, um Meinungsverschiedenheiten unter Parteimitgliedern auszutragen.[351] Hiervon machte auch Baader bei seiner Kontroverse mit Bartels Gebrauch, wobei er die

---

[345] Siehe REEG, Bartels (1988), S. 47-49.
[346] Der ganze Vorgang ist überliefert in: BAB, BDC: OPG/ B 24.
[347] Zit. n. ebd.
[348] Zur NS-Parteigerichtsbarkeit siehe NOLZEN, Parteigerichtsbarkeit (2000).
[349] §1 der am 15.4.1931 erlassenen Richtlinien für die Untersuchungsaus- und Schlichtungsausschüsse der Nationalsozialistischen Deutschen Arbeiterpartei; zit. n. ebd., S. 973.
[350] Vgl. ebd.
[351] Vgl. ebd., S. 988.

gängige Abfolge eines „Reinigungsverfahrens" umkehrte, war er es doch gewesen, der Bartels zunächst belastet bzw. verleumdet hatte. Erst als dieser sich gegen die erhobenen Vorwürfe zur Wehr setzte, wandte sich Baader an die NS-Parteigerichtsbarkeit.

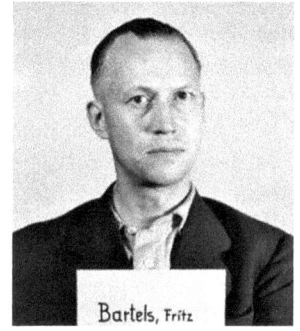

Abb. 11: Friedrich (Fritz) Bartels (1892-1968)

Ob es je zu einem Abschluss der gerichtlichen Auseinandersetzung gekommen ist, ist aus der Aktenlage nicht zu ersehen. Belegt ist nur ein monatelanger Rechtsstreit um die Frage, welche Instanzen nun überhaupt für diesen Fall zuständig waren. Und dennoch kann dieser Vorgang nicht als Petitesse eines streitbaren bzw. streitlustigen Wissenschaftlers abgetan werden. Vielmehr lohnt es sich, an dieser Stelle präzise auf die Vorgehensweise Baaders einzugehen, wird hier doch ersichtlich, mit welch harten Bandagen Baader gegen einen Konkurrenten vorging. Denn dass er Bartels als solchen wahrnahm und er ihn durch den Gang vor das OPG ausmanövrieren wollte, ist offensichtlich. Baaders Vorgehen zielte darauf ab, Bartels innerparteilich in Misskredit zu bringen, um der politischen und beruflichen Laufbahn seines Kontrahenten nachhaltig zu schaden. Wie bedenkenlos er dabei vorging, wird im Folgenden herausgearbeitet.

Dabei gilt es als ereignisgeschichtlichen Hintergrund den sogenannten „Röhm-Putsch" zu berücksichtigen, der am 30. Juni 1934 – und damit nur wenige Wochen bevor Baader vor das OPG zog – stattfand. In der „Nacht der langen Messer" führte das NS-Regime eine Säuberungswelle gegen die SA durch, die zwar in der „Kampfzeit" für Hitler eine bedeutende Rolle gespielt hatte, mit der es jedoch seit der Regierungsübernahme der NSDAP wiederholt machtpolitische Spannungen gab.[352] Mit einem Schlag entledigte sich Hitler des SA-Führungskorps und machte dabei auch vor Stabschef Ernst Röhm (1887-1934), einem langjährigen und engen Vertrauten, nicht halt.[353]

In einer Stellungnahme für das NSDAP-Gaugericht vom 24. Juli 1934 nahm Ernst Wilhelm Baader auf die Geschehnisse um Röhm direkt Bezug, und verband die jüngsten politischen Ereignisse auf gleichermaßen subtile wie arglistige Weise mit der Causa Friedrich Bartels:

---

[352] Zum „Röhm-Putsch" siehe HÖHNE, Mordsache Röhm (1984).
[353] Zu Ernst Röhm siehe die Biographie von HANCOCK, Ernst Röhm (2008).

„Am 3. Juli 1934, gegen 23 nachts, besprach ich im Hygienischen Institut mit dem Gebietsarzt der Hitler Jugend Pg. Dr. med. Holtz die Vorgänge der Röhm-Revolte, die gerade drei Tage hinter uns lag. Wir äusserten uns abfällig darüber, dass gerade so alte Pg wie Reichsminister Röhm, Polizeipräsident Heines, Gruppenführer Ernst usw. leider lange Zeit ein so unwürdiges Benehmen trotz ihrer Führerstellen zur Schau trugen. Während des Gespräches gesellte sich der H.J. Arzt Köster zu uns und fragte mich, was aus der Angelegenheit Dr. Bartels geworden sei."[354]

Baader suggerierte in seinem Schreiben an die NSDAP-Gerichtsbarkeit – nicht anders kann diese Textstelle interpretiert werden –, dass der „alte Parteigenosse" und SA-Mann Friedrich Bartels wegen „unwürdigen Benehmens" ebenfalls in die Reihe der Männer gehört hätte, die im Zuge des „Röhm-Putsches" seiner Meinung nach zu Recht von der SS umgebracht worden seien. Er interpretierte die Mordaktion dahingehend, dass die „alten Kämpfer" abgewirtschaftet hätten und damit der Weg frei sei für die nachrückenden und aufstrebenden Eliten.

In seinem Bestreben, den Kontrahenten Bartels zu diffamieren, schreckte Baader offenbar vor nichts zurück und sprach sich implizit für dessen Liquidierung aus. Bei dem auf dem Feld der NS-Gesundheitspolitik stets rücksichtslos geführten Kampf um Pfründe und Macht bewies E.W. Baader eindrücklich, dass er zu allem entschlossen war. Zudem wird deutlich, dass er den festen Willen hatte, bei einer solchen Art von Auseinandersetzung die Parteiinstitutionen für seine Belange zu instrumentalisieren. Sein Verhalten in der „Bartels-Affäre" spiegelt eine Gemengelage aus Chuzpe, Hybris und eiskaltem Machtkalkül wider. Die Kontroverse sollte sich für beide Kontrahenten allerdings als kontraproduktiv erweisen. Aus der Quellenüberlieferung des OPG geht deutlich hervor, dass Ernst Wilhelm Baader bei seinem Disput mit Bartels auf die Unterstützung Leonardo Contis zählen konnte.[355] Doch hatte er sich beim im Nationalsozialismus vorherrschenden „Ämter- und Postendarwinismus" mit Conti mittelfristig gesehen den falschen Verbündeten ausgesucht.[356] In diesem Zusammenhang ist es von Belang, dass sich Conti in seiner späteren Funktion als Reichsgesundheitsführer vor allem mit dem Leiter der DAF, Robert Ley, heftige Auseinandersetzungen lieferte. Ständiger Zankapfel zwischen den beiden Kontrahenten war dabei das von der DAF und Bartels aufgebaute System der betrieblichen Gesundheitsführung, das Conti entschieden ablehnte, allerdings weder

---

[354] Zit. n. BAB, BDC: OPG/ B 24.
[355] Vgl. REEG, Bartels (1988), S. 49.
[356] Zu Conti siehe KATER, Doctor Leonardo Conti (1985).

verhindern noch stoppen konnte.[357] In dem erbittert geführten Kampf ging es im Kern um die Deutungshoheit auf dem Feld der Arbeitsmedizin, wobei sich Ley schließlich durchsetzen konnte.[358] Friedrich Bartels wiederum arbeitete seit jeher eng mit dem DAF-Amt für Volksgesundheit zusammen und hatte zeitweise sogar de facto dessen Leitung inne.[359] Zwar schaffte es Conti, mit einer seiner ersten Amtshandlungen als Gesundheitsführer, Bartels auszubooten, gegen Leys DAF-Imperium zog er jedoch den Kürzeren.[360] Die DAF sollte in der Folgezeit auf dem Feld der Arbeits- und Gewerbemedizin die tonangebende Instanz werden. Ärzteführer Conti wiederum geriet durch den Aufstieg von Hitlers „Begleitarzt" Karl Brandt (1904-1948) zum „Reichskommissar für das Gesundheitswesen" ins Abseits, das Amt des „Reichsgesundheitsführers" wurde in den späteren Kriegsjahren ein inhaltsleerer Titel.[361]

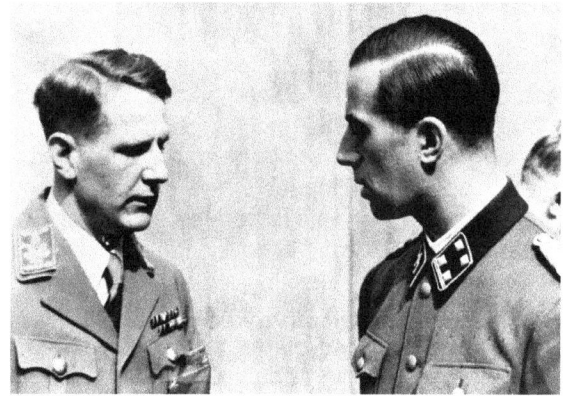

Abb. 12: Leonardo Conti (1900-1945) und Karl Brandt (1904-1948)

Dass Baader sich mit Bartels anlegte, der eng mit der DAF zusammenarbeitete, und dieser Konflikt gewissermaßen einen vorgezogenen Stellvertreterkampf zwischen Conti auf der einen sowie Ley und Bartels auf der anderen Seite darstellte, sollte Baaders Aufstiegschancen auf dem Gebiet der Arbeits- bzw. Gewerbemedizin auf längere Sicht erheblich

---

[357] Vgl. REEG, Bartels (1988), S. 153.
[358] Siehe hierzu auch SÜSS, Der „Volkskörper", S. 254ff.
[359] Vgl. REEG, Bartels (1988), S. 152.
[360] Vgl. ebd., S. 146ff.
[361] Zu Contis Konkurrenz zu Karl Brandt siehe SCHMIDT, Hitlers Arzt Karl Brandt (2009), S. 268ff.

mindern.³⁶² Das arbeitsmedizinische Duell brachte nur Verlierer hervor. Bartels versank nach dem Tod seines Mentors Wagner und der Ernennung Contis zum Reichsgesundheitsführer in der arbeitsmedizinischen Bedeutungslosigkeit. Und auch der berufliche Höhenflug E.W. Baaders sollte schon kurze Zeit später deutlich an Schwung verlieren.

Beurteilungen – E.W. Baader aus Sicht von Partei und Wissenschaft

Nachdem er durch die Bartels-Affäre seine Position auf dem Feld der Gewerbemedizin nachhaltig geschwächt hatte, geriet auch Baaders Universitätskarriere ins Stocken. Aufschluss darüber, welch einen schweren Stand er seit Mitte der 1930er Jahre im NS-Wissenschaftsbetrieb hatte, gibt ein zeitgenössisches Dokument aus dem Reichsministerium für Wissenschaft, Erziehung und Volksbildung (REM).

Ernst Wilhelm Baader hatte 1937 beim REM um Erlaubnis zur Teilnahme an einer arbeitsmedizinischen Tagung in Lausanne gebeten. Das Ministerium gab daraufhin am 18. Dezember 1937 einen Auftrag an den NSDDB, ein Gutachten über Baader abzugeben. Der Reichsdozentenführer Dr. Hermann Hiltner antwortete am 20. Juli 1938.³⁶³ In diesem Dossier nannte er den „Pg." Baader einen großen Opportunisten, der aus purem Eigennutz und keinesfalls aus fester innerer Überzeugung in die Partei eingetreten sei. *„Bezeichnend für Baader ist in dieser Richtung auch"*, so die Stellungnahme weiter,

> *„daß er schon sehr früh, im Jahre 1933, angetan mit einem HJ-Abzeichen, im NS-Ärztebund auftrat und dort nie versäumte ostentativ mit zum Hitlergruß erhobenen Arm kreuz und quer durch den Raum zu gehen, um seine Anwesenheit zu dokumentieren."*³⁶⁴

Auch wenn diese Beschreibung Baaders überzeichnet sein mag, so lässt sich in ihr doch eine Konstante erkennen. Es ist ein gewisser Geltungsdrang, den Zeitgenossen, ganz gleich ob sie ihm gegenüber feindlich gestimmt oder wohl gesonnen waren, Baader über seine gesamte berufliche Laufbahn hinweg attestierten. Einer seiner Schüler, der spätere Göttinger Neurologe Helmut Johannes Bauer (1914-2008), drückte dies im Zuge der von ihm gehaltenen „Baader-Gedächtnisvorlesung" 1978

---

³⁶² Dass die Kontroversen Baader vs. Bartels sowie Conti vs. Ley/Bartels zusammen betrachtet werden müssen, war offenkundig auch den NSDAP-Parteirichtern klar. So finden sich beide OPG-Verfahren in einem Aktenvorgang integriert.

³⁶³ Zur Vita Hiltners siehe GRÜTTNER, Biographisches Lexikon (2004), S. 75.

³⁶⁴ BAB, BCD: DS/A2. Zum sog. „deutschen Gruß" siehe ALLERT, Der Deutsche Gruß (2010).

einmal sehr vornehm aus. Baader, so führte er aus, verfügte Zeit seines Lebens über die Fähigkeit, *"einen Mittelpunkt zu bilden und gestaltend auf das einzuwirken, was seinen Interessenkreis tangierte".*[365] Dass Baader sich mit dieser Art – ganz gleich in welchem politischen System – nicht nur Freunde schuf, liegt auf der Hand. Nach der HJ-Episode kam der NS-Dozentenbundsführer auf die wissenschaftliche Expertise Baaders zu sprechen – und auch hier fällte er ein wenig schmeichelhaftes Urteil:

> *"Was nun seine ärztlichen Leistungen anbetrifft, und seine Kenntnisse in seinem Fachgebiet, so kann man nur sagen, daß auch hier mehr an der Oberfläche geschwommen wird, und man kann nicht behaupten, daß eine Absicht oder gar eine Fähigkeit, in die Tiefe vorzustossen, vorhanden wäre. (...) In Gutachten, die offiziellen Reichsstellen vorliegen, begeht er nachweislich den Fehler, daß er Stellen aus Büchern ohne Namensnennung und ohne Gänsefüßchen (...) wortwörtlich und in ziemlich langen Abschnitten einbaut. Das sind nicht nur Unschönheiten."*[366]

Hiltner unterstellte Baader somit oberflächliches und unsauberes Arbeiten, zeigte sich jedoch in einer Hinsicht von ihm durchaus angetan:

> *"(...) nämlich auf Kongressen herumzureisen, besonders auf Auslandskongressen, und dort den Vertreter Deutschlands in der Sparte ‚Berufskrankheiten' zu spielen. Das liegt ihm, und er benimmt sich dort gerade im Ausland tadellos, auch im Sinne des neuen Deutschlands."*[367]

Seine Berichterstattung schloss Hiltner mit der Bemerkung, er halte Baader

> *"für eine Hochschullehrerstellung (...) für ungeeignet. Leider hat man keinen Ersatz für ihn auf seinem engeren Gebiet der Berufskrankheiten".*[368]

Die Frage nach Baaders „tatsächlichen" wissenschaftlichen Fähigkeiten ist im Rahmen der hier vorliegenden Arbeit nicht zu erörtern; quellenkritisch ließe sich sicherlich fragen, inwieweit die Einschätzung Hiltners ideologisch gefärbt (Baader war – wie oben dargelegt – kein „alter Kämpfer", sondern ein „Märzgefallener") oder auch von persönlichen Animositäten gegen ihn geprägt war. Bei der Darstellung dieser Quelle ging es jedoch zunächst um eine zeitgenössische hochschulpolitische Bewertung Baaders. Und der NSDDB, der durch sein Vetorecht einen

---

[365] BAUER, E.W. Baader-Gedächtnisvorlesung (1998), S. 54.
[366] BAB, BCD: DS/A2.
[367] Zit. n. ebd.
[368] Zit. n. ebd.

erheblichen Einfluss auf nahezu alle universitären Personalentscheidungen hatte, fällte hier ein für den Wissenschaftler Baader – der ja ebenfalls dem NSDDB angehörte – vernichtendes Urteil.[369] Dabei dürfte nicht so sehr ins Gewicht gefallen sein, dass Hiltner den Pg. Baader als aufreizenden Opportunisten einstufte; für seinen weiteren universitären Fortgang schwerwiegender waren zweifelsohne seine fachlichen Monita, die in Plagiatsvorwürfen gipfelten.

In diesem Zusammenhang gilt es auf einen Wandel in der hochschulpolitischen Ausrichtung hinzuweisen. Während in den Anfangsjahren des „Dritten Reiches" die NS-Hochschulpolitik stark von politisch-ideologischen Faktoren geprägt war, ging das zuständige Reichswissenschaftsministerium angesichts des deutlich gesunkenen akademischen Niveaus an den Universitäten Mitte der 1930er Jahre vermehrt dazu über, bei seinen Entscheidungen wieder stärker fachliche Standards zu berücksichtigen.[370] Aufgrund dessen ist es auch nicht verwunderlich, dass die zitierte Einschätzung Baaders für seinen weiteren wissenschaftlichen Berufsweg in der NS-Zeit gleichsam in die Tat umgesetzt wurde. Baader durfte nämlich bis Ende des Dritten Reiches als eine Art „arbeitsmedizinischer Auslandsbeauftragter" internationale Kontakte pflegen, während seine weitere Hochschullaufbahn ins Stocken geriet. E.W. Baader unternahm auch in den Jahren 1933 bis 1945 unzählige Forschungs- und Vortragsreisen ins zumeist befreundete Ausland.[371] Dort begegnete man ihm mit höchster Wertschätzung, so dass er nicht selten hoch dekoriert das jeweilige Land wieder verließ. Einen Höhepunkt stellte für ihn mit Sicherheit die Verleihung der Ehrendoktorwürde durch die Universität Riga 1938 dar.[372]

An seiner Berliner Universität warteten keine vergleichbaren Huldigungen auf ihn. Ganz im Gegenteil, sämtliche Versuche Baaders, innerhalb der medizinischen Fakultät weiter Fuß zu fassen, sollten ab 1935/36 scheitern. Bemerkenswert daran ist, dass es vornehmlich die NS-Dozentenschaft war, die sich Baaders Aufstiegsbemühungen entgegenstellte. Als am 4. März 1939 der Dekan vorschlug, aufgrund „der zunehmenden Bedeutung des von ihm vertretenen Gebietes" Baader „Sitz und Stimme in der Medizinischen Fakultät zu verleihen", legte der Berliner

---

[369] Zur Bedeutung des NSDDB in der NS-Hochschulpolitik siehe GRÜTTNER, Hochschulpolitik zwischen Gau und Reich (2007), S. 186ff.
[370] Vgl. ebd., S. 185.
[371] Aufschluss über seine ausgiebige Reisetätigkeit gibt Baaders universitäre Personalakte (vgl. HU-Archiv, UK B/002).
[372] Vgl. ebd.: Schreiben des Universitätsrektors an den REM vom 15.12.1938.

NS-Dozentenführer Erhard Landt (1900-?) sein Veto ein.[373] Am 4. August 1939 wandte er sich mit deutlichen Worten an den Rektor der Berliner Universität:

> „Ich sehe keine Veranlassung, einen Antrag, der auf Prof. Dr. Ernst W. Baader selbst zurückzuführen und der nach meiner Überzeugung völlig überflüssig ist, weiterzugeben. Es genügt nach meiner Ansicht vollkommen, wenn sich der Dekan in Angelegenheiten, die B.(aader) betreffen, an ihn um Auskunft wendet. Sitz und Stimme in der Fakultät sind dazu völlig unnötig."[374]

Die Replik weist darauf hin, wie nachhaltig die NS-Dozentenschaft über Baader verstimmt war. An der Stellungnahme Landts wird weiterhin die ungeschickte Herangehensweise Baaders deutlich, der den Vorstoß des Dekans selbst eingeleitet hatte. Bei diesem Versuch handelte es sich freilich nicht um einen Einzelfall; wie noch zu zeigen sein wird, ging Baader bei dem Bestreben, im universitären Betrieb auf sich aufmerksam zu machen, stets recht hemdsärmelig vor. Diese akademischen Taschenspielertricks haben seine Chancen auf eine Universitätskarriere sicherlich nicht eben gefördert.

4.5 Kosmopolit oder Antisemit? Baader und der staatlich sanktionierte Rassismus

In den archivalischen Quellen bezüglich der Diskussionen, ob Baader auf die Lausanner Tagung reisen dürfe oder nicht, findet sich eine weitere interessante Stellungnahme. Denn auch die NSDAP-Gauleitung Berlin meldete sich in dieser Angelegenheit zu Wort. Dem dortigen Hauptstellenleiter war die internationale Ausrichtung Baaders ein Dorn im Auge. Vor allem ein Ereignis rief bei ihm harsche Kritik hervor. Am 1.9.1936 schrieb er an den Reichswissenschaftsminister:

> „Im August 1935 erregte der Parteigenosse Dr. Baader in seiner Eigenschaft als Leiter des (...) Universitäts-Instituts für Berufskrankheiten bei den Parteigenossen und Volksgenossen Anstoß, daß er Sowjetrussischen Juden, mit denen er beim Internationalen Kongress für Berufskrankheiten in Brüssel bekanntgeworden war, die Einrichtungen des Neuköllner Krankenhauses zeigte (...). Unter diesen Umständen bitten wir, den Parteigenossen Dr. Baader die Genehmigung zur Teilnahme an der (...) Tagung nicht erteilen zu wollen."[375]

---

[373] Zit. aus ebd.: Schreiben des Dekans der Medizinischen Fakultät an den Rektor und den REM vom 4.3.1939.
[374] Zit. N. ebd.: Stellungnahme Landts vom 4.8.1939.
[375] BAB, BCD: DS/A2.

Die vom NS-Dozentenbundsführer Hiltner durchaus lobend erwähnte internationale Ausrichtung Baaders wurde von der Berliner Gauleitung scharf kritisiert, war doch die Kombination aus „jüdisch" und "sowjetrussisch" das Feindbild der NS-Ideologie schlechthin.

Für Baader wiederum stand der Besuch der sowjetischen Gäste in Kontinuität mit seiner bisherigen wissenschaftlichen Ausrichtung. Das Institut für Berufskrankheiten war von Beginn an eine internationale Fortbildungsstätte und erfreute sich eines regen Interesses ausländischer Forscher, die nach Berlin kamen, um dort in die Einzelheiten der Berufserkrankungen eingewiesen zu werden. Baaders Forschungsstätte scheint zunächst im Ausland wesentlich bekannter als im Inland gewesen zu sein.[376] Ein besonders intensiver Austausch herrschte dabei zwischen dem Berliner Institut und Arbeitsmedizinern aus der Sowjetunion, zählte doch der führende sowjetische Kollege Sergej Kaplun zu den allerersten ausländischen Gästen.[377] Diese revanchierten sich mit einer Einladung, die Baader 1926 eine Studienreise zu den arbeitsmedizinischen Instituten der Sowjetunion ermöglichte.[378] Sowjetische Gewerbemediziner veröffentlichten nunmehr häufig in deutschen Fachzeitschriften, insbesondere in dem später von Baader mitherausgegebenen „Archiv für Gewerbepathologie und Gewerbehygiene".[379]

Nimmt man diese Vorgeschichte sowie den Bericht der Gauleitung zur Grundlage, so ließe sich folgern, dass Ernst Wilhelm Baader mit seinem von je her starkem Interesse an internationalen Entwicklungen der Arbeitsmedizin den parteilich und staatlich verordneten Rassismus und Antisemitismus nicht teilte – zumindest nicht in der vom NS-Staat propagierten Radikalität.

Gleichwohl findet sich auch eine explizit antisemitische Äußerung Baaders, eigentümlicherweise in einem medizinhistorischen Kontext: Anlässlich des 300. Geburtstages des frühneuzeitlichen italienischen Arztes Bernardino Ramazzini (1633-1714), der als „Vater der Gewerbemedizin"

---

[376] Vgl. Hans-Günther HÄUBLEIN, Aus der Geschichte des Arbeitergesundheitsschutzes in Deutschland, unveröffentlichtes Manuskript; das Schriftstück befindet sich im „Holstein-Archiv" der Bundesanstalt für Arbeitsschutz und Arbeitsmedizin (BAuA): Ordner Medizinische Zeitgeschichte (15.2.1980).

[377] Vgl. ebd. Zur sowjetischen Arbeitsmedizin der 1920er Jahre siehe KARBE, Arbeitsschutz und Arbeitsmedizin (1975).

[378] Siehe hierzu einen Brief von Ernst Holstein an den Minister für Gesundheitswesen der DDR vom 17.6.1977. Das Schreiben befindet sich ebenfalls im Holstein-Archiv: Ordner Akademie.

[379] In den Jahren 1930 bis 1936 veröffentlichte das Archiv 291 wissenschaftliche Arbeiten, wovon allein 38 Arbeiten aus der Sowjetunion stammen (vgl. ebd.).

gilt[380], hatte Baader an einer Jubiläumsveranstaltung in Mailand im November 1933 teilgenommen, worüber er in der Fachzeitschrift „Medizinische Klinik" unter der Rubrik „Rundschau" berichtete.[381] In diesem Artikel würdigte Baader nicht nur den großen Arbeitsmediziner als „Paracelsus Italiens", sondern entdeckte in Ramazzini auch einen scharfsinnigen Rassenanthropologen, der sich insbesondere zum Verhältnis von Krankheit und Judentum Gedanken gemacht habe, habe er doch *„das unterschiedliche Befallensein der Rassen mit Krankheiten"* erkannt. Die Juden, so Ramazzini, wie Baader ihn auslegte,

> *„zeichneten sich durch allgemeine Unsauberkeit aus, betrieben hauptsächlich das Geschäft des Lumpensammelns und kauften bei Todesfällen die wollenen Matratzen und die Kleider auf, die der Tote benutzte, um beides auf Neu aufzuarbeiten. Bei dieser schmutzigen Beschäftigung holten sie sich oft Krätze, Hauterkrankungen und schwere Infektionen. Den spezifischen Gestank, den die meisten von Ramazzini besuchten Juden ausströmten, erklärt er nicht nur durch den Geruch ihrer schmutzigen Wohnungen, ungepflegten Kleider und unsauberen Hantierungen, sondern auch durch die üble Nahrung, insbesondere Knoblauch und Zwiebeln, welche die Juden aßen. So schenkt uns Bernadino Ramazzini auch als Rasseforscher kulturell wertvolle Betrachtungen."*[382]

Diese Verlautbarung E.W. Baaders, wenige Monate nach dem Beginn der NS-Herrschaft in Deutschland, ist ein Beispiel des zeitgenössischen Antisemitismus, wie er gerade von Gelehrten zur Schau gestellt wurde. Es ist auch kein Zufall, dass Baader einen seit drei Jahrhunderten toten Arzt zum Zeugen für den Rassenantisemitismus der NS-Zeit aufbot; die deutsche akademische Medizingeschichte betrieb ebenfalls einen Arier-Kult mit den Heroen ihres Faches, so dem antiken Ideal-Arzt Hippokrates und Paracelsus (1493/94-1541); Paracelsus war für antisemitische Propaganda besonders geeignet, da man ihm „urdeutsche Gesinnung" unterstellen und ihn als vermeintlichen „Kämpfer gegen das Judentum" vereinnahmen konnte.[383]

---

[380] Die Bezeichnung geht auf die Publikation von KOELSCH, Bernardo Ramazzini (1912) zurück. Siehe hierzu auch ECKART, Bernadino Ramazzini (1991) und SIEFERT, Bernadino Ramazzini (2011).
[381] BAADER, Ramazzini (1933).
[382] Zit. n. ebd.; weiterhin auch bei WULF, Teleky (2001), S. 442 und ELSNER, Schattenseiten (2011), S. 31.
[383] Vgl. KÜMMEL, Im Dienst „nationalpolitischer Erziehung"? (1994), S. 308f.; BRUNS, Medizinethik im Nationalsozialismus (2009), S. 66.

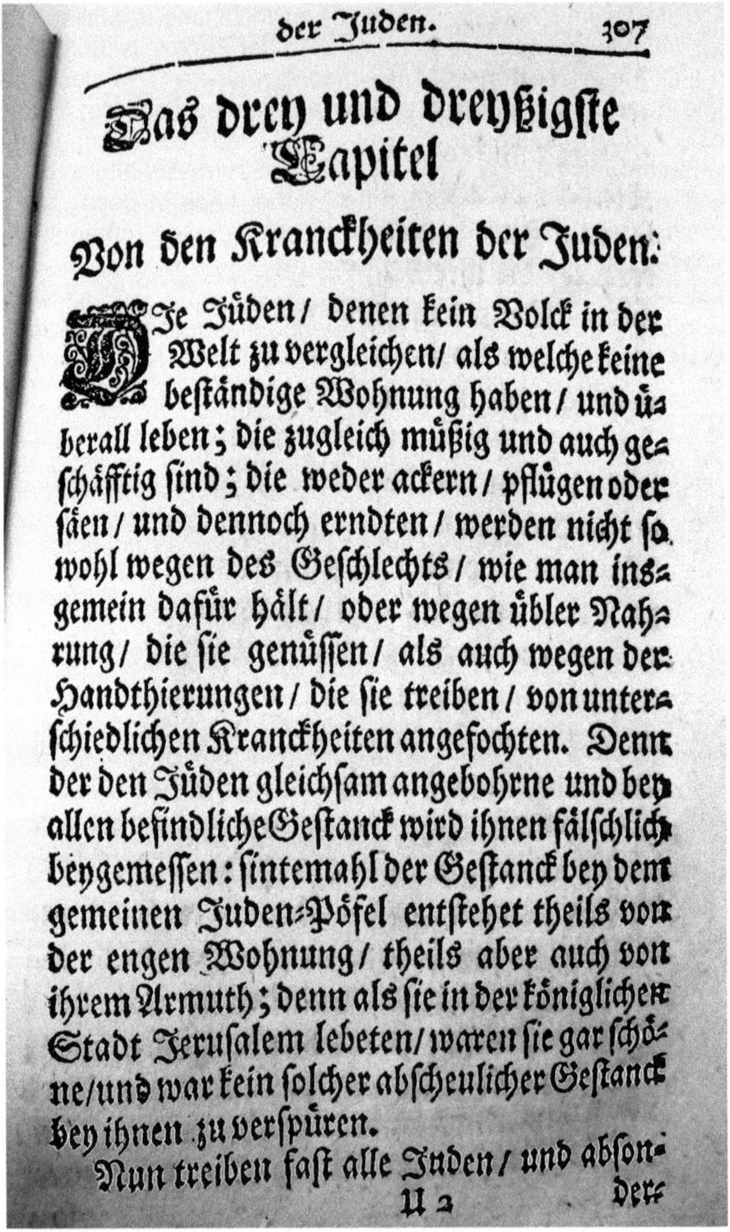

der Juden. 307

Das drey und dreyßigste Capitel

Von den Kranckheiten der Juden.

Die Jüden/ denen kein Volck in der Welt zu vergleichen/ als welche keine beständige Wohnung haben/ und überall leben; die zugleich müßig und auch geschäfftig sind; die weder ackern/ pflügen oder säen/ und dennoch erndten/ werden nicht so wohl wegen des Geschlechts/ wie man insgemein dafür hält/ oder wegen übler Nahrung/ die sie genüssen/ als auch wegen der Handthierungen/ die sie treiben/ von unterschiedlichen Kranckheiten angefochten. Denn der den Jüden gleichsam angebohrne und bey allen befindliche Gestanck wird ihnen fälschlich beygemessen: sintemahl der Gestanck bey dem gemeinen Juden-Pöfel entstehet theils von der engen Wohnung/ theils aber auch von ihrem Armuth; denn als sie in der königlichen Stadt Jerusalem lebeten/ waren sie gar schöne/ und war kein solcher abscheulicher Gestanck bey ihnen zu verspüren.

Nun treiben fast alle Juden/ und absonder-

U 2

Abb. 13: Bernardo Ramazzini, „Untersuchung von denen Kranckheiten der Künstler und Handwercker", Leipzig 1718, S. 307 (UB Erlangen)

Baader bediente mit seinem (Zerr-)Bild von Ramazzini als „Rasseforscher" die seinen Hörern und Lesern vertrauten antisemitischen Stereotype. Offensichtlich wollte er mit diesem (verbalen) Bekenntnis zum Rassismus des NS-Staates für jeden vernehmbar dokumentieren, dass er die antisemitische Propaganda in sein Repertoire aufgenommen hatte.

Betrachtet man den Originaltext Ramazzinis genauer – Baader hätte, humanistisch gebildet, wie er war, das lateinische Original oder eine ältere deutsche Übersetzung (vgl. Abb. 13)benutzen können – so fällt auf, dass Baader seine Quelle bewusst falsch interpretierte, um sich der Diktion des NS-Staates anzunähern. Ramazzini nämlich hatte betont, dass die Krankheiten, von denen zeitgenössische Juden in Italien befallen seien, ebenso wie der *„bey allen befindliche Gestanck"* eben nicht von einer jüdischen „Rasse"-Eigenschaft herrührte, sondern ausschließlich von ihrem ärmlichen Wohn- und Arbeitsbedingungen. Korrespondierend zur antisemitischen Deutung Ramazzinis betonte Baader in dem erwähnten Artikel seine innige Verbundenheit mit dem NS-Staat:

> *„So dürfte es auch uns Deutschen, die wir unter der Führung unseres Volkskanzlers Adolf Hitler das Interesse für die Opfer der Arbeit in weiten Kreisen der Ärzteschaft neu erwachen sehen, wohl anstehen, des bedeutenden Italieners als einer der großen Führernaturen im Reiche Äskulaps in Ehrfurcht zu gedenken."*

Diesen verbalen Kotau vor dem NS-Regime stellte Baader an das Ende seines Artikels und hob ihn damit als besonders wichtige Aussage hervor. Der Ramazzini-Artikel E.W. Baaders ist zweifelsohne als vulgärrassistischer Ausfall zu bezeichnen.

Doch inwieweit fügte er sich in Baaders grundsätzliche Haltung zum Judentum ein? Lässt sich aus Baaders Verlautbarungen und Handlungen ein latenter oder gar eliminatorischer Antisemitismus ableiten? Handelte es sich bei Baaders antisemitischer Äußerung eher um eine Art des – allerdings keineswegs harmlosen – „Salonantisemitismus" oder um die unter den Universitätsprofessoren seit dem Kaiserreich verbreitete „gebildete Judäophobie"?[384]

---

[384] Hierzu ADELSBERGER, Auschwitz (2001), S. 86: *„Ein bißchen Salonantisemitismus, etwas politische und religiöse Gegnerschaft, Ablehnung des politisch Andersdenkenden – an sich ein harmloses Gemengsel, bis ein Wahnsinniger kommt und daraus Dynamit fabriziert. Man muß diese Synthese begreifen, wenn Dinge, wie sie in Auschwitz geschehen sind, in Zukunft verhütet werden sollen. Wenn Haß und Verleumdung leise keimen, dann, schon dann heißt es wach und bereit zu sein. Das ist das Vermächtnis derer von Auschwitz."* Vgl. FRIEDLÄNDER, Das Dritte Reich und die Juden (2008), S. 69 sowie S. 87-128.

Die Einstellung Baaders zu seinen jüdischen Mitmenschen war durch seine großbürgerliche Berliner Herkunft geprägt; der mit ihm lebenslang befreundete Indologe Helmuth von Glasenapp (1891-1963) erwähnte in seinen posthum 1964 erschienenen Memoiren E.W. Baader für die Jahre um 1900 als Mitschüler am Berliner Wilhelms-Gymnasium, wo

„das jüdische Element überwog, was mit seiner Lage in der Nähe der großen Geschäftsstraßen zusammenhing. (...) Von Antisemitismus war damals keine Rede, vielmehr herrschte ein Geist echter Kameradschaft".[385]

Eine quellenkritische Einordnung dieser rückschauenden Momentaufnahme muss zwei Faktoren berücksichtigen: es handelt sich um das literarische Genus der Memoiren, und die Sache, um die es geht – Antisemitismus um 1900 aus der Sicht der 1960er Jahre – ist eine komplexe Thematik.[386] Dass in der Rückschau der 1960er Jahre der deutsche Antisemitismus nach 1900 als „fremd" oder gar nicht existent erschien, verwundert allerdings kaum. Die allgemeine Verdrängung der NS-Zeit bewirkte, dass in der Erinnerung bzw. der veröffentlichten Form derselben eine gleichsam überschießende Gegenreaktion zu erkennen war: antisemitische Regungen, die es im Kaiserreich allerorten gegeben hatte, wurden nun ausgeblendet, da sich die NS-Zeit mit der Vernichtung der Juden dazwischen geschoben hatte. Die Anerkenntnis eines Antisemitismus im Kaiserreich hätte unweigerlich die Frage nach dem Antisemitismus in der NS-Zeit aufkommen lassen.

Ein anderer alter Schulkamerad aus besagtem Wilhelms-Gymnasium, der bereits erwähnte Georg Loewenstein, von dessen Förderung Baader während der Jahre der Weimarer Republik profitiert hatte, zeigte sich vom Verhalten Baaders ihm gegenüber tief enttäuscht. Loewenstein war nach der nationalsozialistischen Machtübernahme schlimmen Demütigungen und Misshandlungen ausgesetzt und stellte (rückschauend) fest, sein Schicksal habe keinerlei Anteilnahme bei Freunden und Bekannten, denen er zuvor geholfen hatte, ausgelöst – *„zu ihnen gehörte der Arbeitsmediziner Baader".*[387] In seinen Lebenserinnerungen schilderte er zudem eine Begegnung mit einem *„ehemaligen Schulfreund"* und *„tüchtigen Gewerbearzt"* – seine Beschreibungen lassen seinen Gegenüber nur als E.W. Baader in Frage kommen –, den er nach 1933 zufällig am Charlottenburger Bahnhof traf:

---

[385] GLASENAPP, Meine Lebensreise (1964), S. 19; den Hinweis auf das Buch von Glasenapp verdanken wir Frau Dr. med. Ingrid Möllhoff-Mylius (Wiesloch), der Nichte von E.W. Baader.

[386] Zur Quellenmethodik siehe ENGELBRECHT, Autobiographien (1992), SCHULZE, Autobiographie (2002).

[387] ELSNER, Schattenseiten (2011), S. 23.

> *„Für ihn hatte ich meinen ganzen Einfluß verwandt, um sein berufliches Fortkommen zu beschleunigen. Er war vom Leiter eines Gewerbekrankenhauses zur Lehrtätigkeit an der Universität aufgestiegen. Ich wollte ihn begrüßen und ging ihm mit ausgestreckten Armen entgegen. Er wandte sich wortlos von mir ab; ich habe ihn nie wieder gesehen."*[388]

Aus den Quellen lässt sich in Einzelfällen rekonstruieren, wie Baader mit denjenigen Kollegen umging, die nach den nationalsozialistischen Rassengesetzen als „Juden" galten und unverzüglich aus ihren Dienststellungen verdrängt wurden. Allgemein boten sich für „arische" Kollegen in Wissenschaft und in vielen anderen Lebensbereichen ungeahnte Karrierechancen. Der Jurist und Bankier Georg Solmssen (1869-1957), 1933 kurzfristig Vorstandssprecher der Deutschen Bank, war 1900 vom Judentum zum Protestantismus übergetreten und hatte seinen Familiennamen von Salomonsohn zu Solmssen geändert. Er analysierte in einem Brief vom 9. April 1933 die *„hoffnungslose Lage"*, in welche die deutschen Juden geraten waren:

> *„Die Ausstoßung der Juden aus dem Staatsdienst, die nunmehr durch Gesetz vollzogen ist, drängt die Frage auf, welche Folgen sich an diese, auch von dem gebildeten Teil des Volkes gleichsam als selbstverständlich hingenommenen Maßnahmen für die private Wirtschaft knüpfen werden. Ich fürchte, wir stehen noch am Anfang einer Entwicklung, welche zielbewusst, nach wohlaufgelegtem Plane auf wirtschaftliche und moralische Vernichtung aller in Deutschland lebenden Angehörigen der jüdischen Rasse, und zwar völlig unterschiedslos, gerichtet ist. Die völlige Passivität der nicht zur nationalsozialistischen Partei gehörigen Klassen, der Mangel jedes Solidargefühls, der auf Seite derer zu Tage tritt, die bisher in den fraglichen Betrieben mit jüdischen Kollegen Schulter an Schulter gearbeitet haben, der immer deutlicher werdende Drang, aus dem Freiwerden von Posten selbst Nutzen zu ziehen, und das Totschweigen der Schmach und des Schams, die unheilbar allen denen zugefügt wurden, die, obgleich schuldlos, von heute auf morgen die Grundlagen ihrer Existenz vernichtet sehen - alles dies zeigt eine so hoffnungslose Lage, daß es verfehlt wäre, den Dingen nicht ohne jeden Beschönigungsversuch ins Gesicht zu sehen."*[389]

---

[388] Zit. n. LEIBFRIED/LUDWIG, Loewenstein (1987), S. 139. Loewenstein emigrierte 1938 zunächst nach London und später dann in die USA, wo er schließlich staatlicher Gesundheitsbeamter in Maine wurde. Seinen Lebensabend verbrachte Loewenstein in Florida.

[389] G. Solmssen, Brief vom 9. April 1933 an den Vorsitzenden des Aufsichtsrats, Franz Urbig, zitiert nach FRIEDLÄNDER, Das Dritte Reich und die Juden (2008), S. 46.

Die staatlich organisierte Entrechtung der Juden stieß innerhalb der Bevölkerung auf ein großes Maß an Zuspruch. Diese Akzeptanz ging zwar mehrheitlich nicht mit einem Wunsch nach deren Ermordung einher. *„Aber dass die Juden gedemütigt, enteignet, hart angefasst und zu schwerer Arbeit deportiert wurden, das billigten"* – so das Fazit von Götz Aly – *„Millionen von stillem Neid, Missgunst, verhaltener Schadenfreude und Habgier durchdrungene Deutsche. Sie bildeten die soziale Basis für den Holocaust"*[390].

Wie bereits erwähnt, profitierte mit Baader eine ganze Generation (deutschnationaler) Ärzte von den durch die rassistischen Eingriffe frei werdenden Positionen. Nach heutigem Forschungsstand gibt es nur wenige Fälle, in denen „arische" Wissenschaftler es ablehnten, Posten einzunehmen, aus denen „Juden" vertrieben worden waren. Der prominenteste Fall dieser Art betraf den Berliner Pharmakologen Otto Krayer (1899-1982), der es ablehnte einen Lehrstuhl seines Faches in Düsseldorf zu übernehmen, der durch die Vertreibung eines jüdischen Kollegen „frei" geworden war.[391]

Ernst Wilhelm Baader und Ludwig Teleky

Bezüglich der Frage, wie Baader die rassistischen Maßnahmen des NS-Staates wahrnahm und darauf reagierte bzw. davon profitierte, interessiert insbesondere sein Verhältnis zu Ludwig Teleky, dem führenden Arbeitsmediziner seiner Zeit. Wie bereits in einem früheren Kapitel erwähnt (siehe S. 39), wurde Teleky im April 1933 wegen seiner jüdischen Herkunft aus seiner Stellung als Leiter der Westdeutschen Sozialhygienischen Akademie in Düsseldorf entlassen.[392] Es überrascht nicht, dass hierzu aus ärztlichen Kollegenkreisen offiziell keinerlei bedauernde Kommentare eingingen – solche Reaktionen fehlten in der deutschen Ärzteschaft grundsätzlich.[393]

---

[390] ALY, Warum die Deutschen? (2011), S. 292.
[391] SCHAGEN, Widerständiges Verhalten (2007); nach Krayer ist seit 2001 das Gebäude des Instituts für Pharmakologie und Toxikologie der Universität Freiburg benannt.
[392] TELEKY, Geschichtliches (1955) sowie WULF, Teleky (2001), S. 422-425.
[393] WAIGAND, Antisemitismus auf Abruf (2001), S. 290, hat in der ärztlichen Standespresse der Weimarer Zeit einen „okkulten ärztlichen Alltagsantisemitismus" nachgewiesen, der die Ausschaltung der jüdischen Ärztinnen und Ärzte 1933 erleichtert und befördert habe.

Aber wie verhielt sich nun Ernst Wilhelm Baader gegenüber seinem bedeutenden Kollegen, dessen jüdische Herkunft in den Jahren vor 1933 offensichtlich für ihn irrelevant gewesen war? Dasselbe galt übrigens für Baaders Kontakte mit dem Gewerbehygieniker Franz Karl Meyer-Brodnitz (1897-1943), der ebenfalls jüdischer Herkunft war. Politisch lagen Welten zwischen dem konservativen Baader und dem Gewerkschaftler Meyer-Brodnitz, gleichwohl kooperierten sie noch 1932.[394]

Über Baaders Haltung zu Teleky nach 1933 spricht ein erhaltener Briefwechsel zwischen Teleky und dem Schweizer Gewerbehygieniker und Toxikologen Heinrich Zangger (1874-1957).[395] Die beiden gaben seit 1929 im Julius Springer-Verlag die Fachzeitschrift „Archiv für Gewerbepathologie und Gewerbehygiene" (im folgenden kurz „Archiv" genannt) heraus. Dieser Zusammenarbeit entsprang ein reger, sehr vertrauensvoller Schriftwechsel. Der Name Baader tauchte in der Korrespondenz zunächst vor allem deshalb auf, weil er und seine Institutsmitarbeiter das Archiv regelmäßig mit Publikationen versorgten, deren wissenschaftlicher Gehalt von den Herausgebern nicht immer ausnehmend positiv beurteilt wurde. Einerseits schätzte Teleky seinen Kollegen Baader von Beginn an als sehr fleißigen und ordentlichen Charakter, andererseits monierte er wiederholt, dass Baader zu wenig selbstkritisch sei und auch die Beiträge seiner Mitarbeiter nicht mit der genügenden Sorgfalt kontrolliere.[396] Im Prinzip zielte Teleky mit seiner Kritik in die gleiche Richtung wie die oben erwähnte Stellungnahme des NS-Dozentenführers Hiltner, der Baader oberflächliches und unsauberes Arbeiten unterstellte und ihm sogar Plagiatsvorwürfe machte. Auch wenn Teleky seine Kritik an der wissenschaftlichen Arbeitsweise Baaders nicht so ruppig formulierte wie der NS-Dozentenführer, so schwang auch bei ihm der Vorwurf mit, Baader würde zu schnell publizieren und dabei teilweise das nötige Reflexionsniveau vermissen lassen. Außerdem bemängelte er Baaders allzu forsches und selbstherrliches Auftreten. Vernehmbar genervt konstatierte Teleky am 6. Juli 1932, dass *„Herrn Baader (...) niemand tiefer machen (wird) als er von Natur aus ist; ein klein weniges glaube ich schon an Erziehung zur Selbstkritik geleistet zu haben."*[397]

---

[394] ELSNER/STEINICKE, Der Gewerbehygieniker Meyer-Brodnitz (2013), S. 79.
[395] Die Korrespondenz zwischen Teleky und Zangger befindet sich im Nachlass von Heinrich Zangger, der in der Zürcher Zentralbibliothek einsehbar ist.
[396] Siehe hierzu etwa Zentralbibliothek Zürich (ZBZ), Nachlass (NL) Zangger, Nr. 44: So schreibt Teleky an Zangger am 11.7.1938: „B.(aader), über dessen Besuch Sie mir schreiben, ist ein ordentlicher und sehr agiler Mensch, auch sehr fleissig, nur mehr Kritik und Selbstkritik wäre ihm zu wünschen."
[397] ZBZ, NL Zangger, Nr. 70: Schreiben Teleky an Zangger vom 6.7.1932.

Nachdem sich unmittelbar nach der Machtübernahme der Nationalsozialisten die berufliche und soziale Lage für Teleky dramatisch verschlechtert hatte – mehrere Male bat er Zangger in dieser Zeit um Unterstützung, eine neue Anstellung im Ausland zu finden –, musste er mit ansehen, wie sich Baaders Karriere diametral zu seiner eigenen entwickelte. Sichtlich um Fassung bemüht teilte er Zangger 14. Oktober 1933 mit:

> „Baader hat die Direktorenstelle im Krankenhaus Berlin-Neukölln mit 1000 Betten bekommen und in diesem Krankenhaus eine innere Abteilung mit 320 Betten, in die er die Gewerbekrankheiten-Abteilung eingliedern wird. Ausserdem ist er Herausgeber der Aerztlichen Sachverständigenzeitung geworden. Er ist ein netter und ordentlicher Mensch, ich gönne ihm das alles – aber es übersteigt bedeutend seine Kräfte."[398]

Teleky, der jedes Mal, wenn er auf Baader zu sprechen kam, dessen vorzügliche Charaktereigenschaften betonte, stufte den Menschen Baader allem Anschein nach höher ein als den Wissenschaftler. Er hielt ihn für einen fleißigen Arbeitsmediziner, sah ihn jedoch nicht unbedingt zu Höherem berufen:

> „Baader ist ganz brav, aber nicht kritisch; er ist sehr rührig, aber nicht so geschickt, wie Sie glauben; er wird eben jetzt durch die ihm günstige Welle in die Höhe gehoben, aber ins Ausland ist er, meines Wissens, noch nie geholt worden, sondern er macht als wohlhabender Mann Studienreisen in die verschiedensten Länder. Ich bin aber Ihrer Meinung, dass wir mit ihm auf gutem Fusse bleiben sollen."[399]

Baader war in diesen Tagen, dies geht aus dieser Stellungnahme Telekys vom Januar 1934 hervor, innerhalb der arbeitsmedizinischen scientific community zu einem ernstzunehmenden Faktor geworden, den man besser nicht nachhaltig verärgerte. Anlass der Überlegungen Telekys, in diesen Jahren (bis zum „Anschluss" Österreichs 1938) wieder in Wien tätig, war ein Beitrag des italienischen Arbeitsmediziners Enrico C. Vigliani, der auf Baaders Vermittlung und Fürsprache in die neue Ausgabe des „Archivs" aufgenommen werden sollte. Zangger und Teleky zeigten sich zwar bestürzt über die Qualität der Publikation, trauten sich jedoch

---

[398] ZBZ, NL Zangger, Nr. 70: Schreiben Telekys an Zangger vom 14.10.33; hier sei noch einmal erwähnt (siehe auch S. 78), dass Baader in Neukölln die Nachfolge des seinerzeit weltbekannten Internisten Rudolf Ehrmann antrat, der als Jude vertrieben wurde; fachlich konnte Baader Ehrmann nicht das Wasser reichen, dies war auch Teleky klar.

[399] ZBZ, NL Zangger, Nr. 70: Brief Telekys an Zangger vom 15.1.1934.

nicht, sie zurückzuweisen, da sie Baader nicht verärgern wollten. Deshalb schrieb Teleky an Zangger:

> „An Baader habe ich den Ihnen gesendeten Entwurf eines Briefes noch mehr ins liebenswürdige gewendet und werde das übrige mit ihm in ungefähr 10 Tagen ausmachen. (...) Ich bin überzeugt, dass Baader auf eine erhebliche Änderung Viglianis – wenn nicht er sie durchführen muss, sondern ich das übernehme – sehr gerne eingehen wird."[400]

Ganz wohl war es Teleky bei der Sache nicht, fürchtete er doch, wenn „wir jeden Schund aufnehmen sollen, für den jemand mit einem gewissen Namen die Verantwortung übernimmt, dann würde es bald mit unserem Archive so gehen wie mit andern."[401]

Äußerte sich Teleky in diesem Brief an Zangger noch durchaus kritisch über Baader, änderte er fortan vernehmbar seinen Ton. Der weitere Briefwechsel mit Zangger aus dem Jahr 1934 weist auf einen bemerkenswerten Umstand hin. Allem Anschein unterstützte Ernst Wilhelm Baader den aus dem Amt vertriebenen und weitgehend mittellosen Teleky. In seiner Korrespondenz mit Zangger berichtete Teleky, dass Baader ihn schriftlich von neuen Arbeitsperspektiven unterrichtete, die sich für ihn im Ausland auftun könnten.[402] Außerdem erwähnte Teleky wiederholt, dass Baader sich auch bei persönlichen Treffen stets außerordentlich freundlich verhalte. Von einem arbeitsmedizinischen Kongress in Kopenhagen zurückkehrt, berichtete er Zangger im Juli 1934:

> „(...) auch Baader war dort. Er hat sich sehr nett und ordentlich gegen mich benommen, ebenso auch einzelne andere deutsche Kollegen, während die offiziellen deutschen Vertreter von meiner Anwesenheit keine Kenntnis nahmen."[403]

Selbst als dem nach wie vor gut informierten Teleky der oben erwähnte Konflikt zwischen Loewenstein und Baader zu Ohren kam, ergriff er Partei für letzteren. Seiner Meinung nach führe eher die katastrophale persönliche und berufliche Situation, in der sich Loewenstein befinde, bei diesem zu Überreaktionen:

> „Baader scheint Loewenstein irgend etwas in seinem Verhalten übel zu nehmen. Baader scheint sich auch gegen Loewenstein immer nett und entgegenkommend benommen zu haben. Da aber Loewenstein (...) hinausgeworfen wurde und vor dem Nichts steht, so kann man es ihm nicht allzu übel nehmen, wenn er nicht

---

[400] ZBZ, NL Zangger, Nr. 70: Brief Telekys an Zangger vom 15.1.1934.
[401] Ebd.
[402] ZBZ, NL Zangger, Nr. 70: Teleky an Zangger vom 13.2.1934.
[403] ZBZ, NL Zangger, Nr. 70: Brief Telekys an Zangger vom 25.7.1934.

immer jeden Takt und jenen Eifer bewiesen hat, der wünschenswert wäre."[404]

Als Mitherausgeber des in Deutschland erscheinenden „Archivs" war Teleky als „Nicht-Arier", das wurde ihm zusehends klarer, nicht mehr lange haltbar. Daher bemühte er sich, E.W. Baader an seiner Stelle als neuen Herausgeber zu installieren; in einem weiteren Brief an seinen Zürcher Kollegen vom 11. Oktober 1935 bemerkte er, er schätze Baader als

> *„Mensch ausserordentlich hoch und bin ihm zu Dank verpflichtet, weil er mir in mancher Lage geholfen hat. Wenn also ein Dritter genommen werden muss, ist er mir am allerwillkommensten. (...) Ich würde mich da ganz auf Springer verlassen und auf das, was er für notwendig und angezeigt hält. Gut wäre es vielleicht, wenn Sie durchblicken lassen könnten, dass mir Baader lieber wäre als ein anderer – wenn es schon einer sein muss."*[405]

Nur wenige Tage später war es dann soweit. Teleky trat noch im Oktober 1935 als Herausgeber des „Archivs" zurück, und Baader übernahm seinen Posten. Der Verleger Julius Springer schien Zangger bei einem Treffen deutlich gemacht zu haben, dass er für eine weitere exponierte Mitarbeit Telekys keine Möglichkeit mehr sehe, waren doch laut Reichsschriftleitergesetz „nicht-arische" Herausgeber verboten.[406] Um den Fortbestand seiner Fachzeitschrift zu retten, machte Ludwig Teleky den Weg frei.

Dass dieser Wechsel auch tatsächlich im Sinne Telekys vollzogen wurde, darauf weist die Entwicklung des „Archivs" nach 1945 hin. Bereits unmittelbar nach 1945 reiften Pläne, die Fachzeitschrift wieder aufleben zu lassen. Und als neue, alte Herausgeber fungierten Heinrich Zangger und Ludwig Teleky.[407] Für die Wiedergeburt des „Archivs" versuchten die beiden federführenden Herausgeber noch ein beigeordnetes Herausgeberkollegium zur Mitarbeit zu bewegen, das auf Wunsch Springers international ausgerichtet sein sollte. Teleky schlug in diesem Zusammenhang erneut Ernst Wilhelm Baader vor, da dieser *„auch in den letzten Jahren dabei war und der die besten internationalen Kontakte hat".*[408]

Es mag auf den ersten Blick verwundern, dass Baader, der sich in der Frühphase des „Dritten Reiches" in atemberaubender Geschwindigkeit den neuen Machthabern und ihrer Ideologie andiente, gleichzeitig versuchte, einem jüdischen Kollegen zu helfen. Es zeugt dabei sogar ein

---

[404] Zit. n. ebd.: Teleky an Zangger vom 5.2.34.
[405] Zit. n. ebd.: Teleky an Zangger vom 11.10.1935. Siehe hierzu auch WULF, Teleky (2001), S. 431.
[406] Vgl. ELSNER, Schattenseiten (2011), S. 33.
[407] Vgl. HOLSTEIN, Baader und die Arbeitsmedizin (1998), S. 15.
[408] Zit. n. ZBZ, NL Zangger/24: Brief Telekys an Zangger vom 17.1.1950.

Stück weit von Zivilcourage, wenn er Teleky bei offiziellen Tagungen, bei denen, wie dies in Kopenhagen der Fall war, auch offizielle Repräsentanten des Regimes zugegen waren, auffallend freundlich gegenübertrat. Dabei gilt es jedoch zweierlei zu berücksichtigen. Zum einen stellte Teleky keinerlei Konkurrenz mehr für ihn dar. Baader war mittlerweile Krankenhausdirektor und Leiter eines Universitätsinstitutes für Berufskrankheiten. Er befand sich zu dieser Zeit in einer Position, in der ihm der „Nicht-Arier" Teleky nicht mehr gefährlich werden konnte, stattdessen konkurrierte er, wie die Bartels-Affäre zeigt, mit Arbeitsmedizinern, die sich innerhalb der NS-Hierarchie bewegten.

Zum anderen schloss eine grundsätzliche Bejahung und Unterstützung des Nationalsozialismus nicht aus, gegenüber einzelnen Leidtragenden der rassistischen Politik aufrichtiges Mitleid zu empfinden. Gleichgültig, ob man die nationalsozialistische Judenpolitik nun dezidiert befürwortete oder sie hinnahm, so kannte doch beinahe jeder „Volksgenosse" auch einen „anständigen" Juden.[409] Um diesem Einwand wirkungsvoll zu begegnen, legten die Repräsentanten und Eliten des NS-Regimes einen erstaunlichen metaphorischen Einfallsreichtum an den Tag. Ein NSDAP-Gauleiter gab freimütig zu, es möge durchaus anständige Juden geben. *„Aber wenn jemand"*, so führte er aus, *„in einem verwanzten Hotelbett liegt, dann fragt er nicht die einzelne Wanze: ‚Bist Du jetzt eine anständige oder unanständige Wanze?', sondern er knickt sie tot".*[410] Weitaus akademischer, aber mit identischer Stoßrichtung und *„in professoralem Vernichtungsdeutsch"* (Götz Aly) drückte sich der einflussreiche Rassenanthropologe Eugen Fischer (1874-1967) in einem Zeitungsartikel von 1934 aus. Fischer gab sich überzeugt, es ginge in diesen Tagen um nichts weniger, als um

„die Rettung der Rasse, die das Deutschtum geschaffen (hat), und ihre Reinigung von Fremden, rassenmäßig anderem, das ihre geistige Entwicklung in andere Bahnen zu bringen drohte und teilweise gebracht hat. Viele persönlich hochachtbare Menschen werden hart und grausam getroffen."[411]

---

[409] Vgl. HERBERT, Best (2001), S. 63 über die Charakteristik „völkischen Denkens", seit den 1920er Jahren eine aggressive Mischung aus „großdeutscher" und antisemitischer Empfindung; für den „völkischen" Standpunkt gab es zwar auch einzelne „anständige" Juden, aber ein Jude konnte keinesfalls zum deutschen „Volkstum" gehören.

[410] Kurt ECKEHARD, Fieberkurve oder Zeitenwende. Nachdenkliches über den Nationalsozialismus, München 1931, S. 39. Zitiert nach ALY, Warum die Deutschen? (2011), S. 264 f.

[411] FISCHER, E., Erbe, in: Mein Heimatland 21 (1934), S. 149-151. Zitiert nach ALY, Warum die Deutschen? (2011), S. 265; zu Eugen Fischer vgl. GESSLER, Eugen Fischer (2000) und LÖSCH, Rasse als Konstrukt (1997).

Im Anschluss an seine Ausführungen warf Fischer noch die rhetorische Frage auf, ob „*das Opfer zu groß [ist], wenn es gilt, ein ganzes Volk zu retten?*"[412].

Baaders Haltung zum NS-Antisemitismus erscheint widersprüchlich: bediente er sich auf der einen Seite in der Publikation über Ramazzini antisemitischer Stereotype und nutzte zudem bedenkenlos die Aufstiegschancen, die sich aus der Vertreibung von Kollegen ergaben, so erwies er auf der anderen Seite mit Teleky einem Opfer dieser staatlichen Willkürmaßnahme Sympathie und Hilfe. Baader mag durchaus der Ansicht gewesen sein, dass der von ihm geachtete Teleky das Schicksal, das ihm wiederfuhr, nicht verdient habe. Dies bedeutete jedoch nicht, dass Baader den Antisemitismus des NS-Staates grundsätzlich ablehnte. Möglicherweise hat sich bei Baader bezüglich einzelner Kollegen ein schlechtes Gewissen gemeldet, Gewissensbisse, die nach dem Ende der nationalsozialistischen Herrschaft dann verstärkt zu Tage treten sollten.

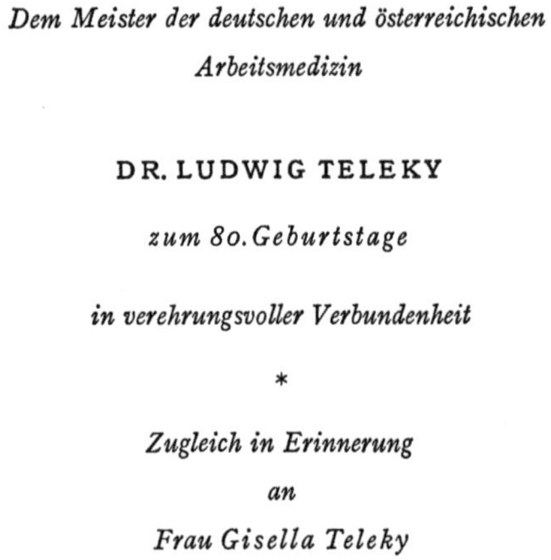

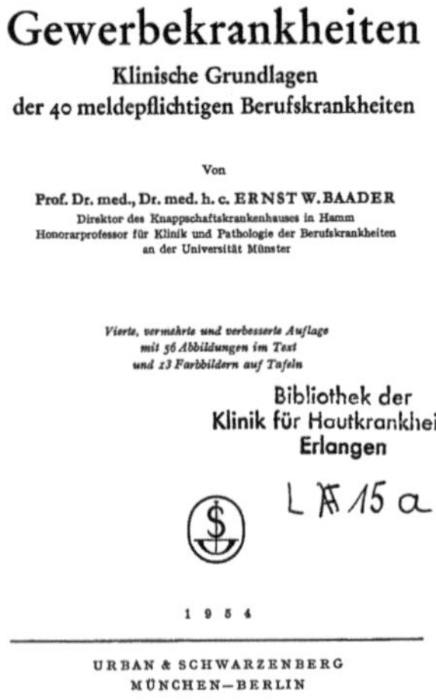

Abb. 14 a/b: Baader, Gewerbekrankheiten, 4. Aufl. 1954, mit Widmung an das Ehepaar Teleky

---

[412] Zitiert nach ALY, Warum die Deutschen? (2011), S. 265.

Baader hatte in seiner Monographie „Gewerbekrankheiten", die 1931 erstmals erschien, Teleky als einen der „Pioniere auf dem Gebiet der Arbeitsmedizin" bezeichnet, dessen Namen in der zweiten (1943) und dritten Auflage (1944) aber weggelassen; nun fügte er ihn in der vierten (1954) und fünften Auflage (1960) wieder ein.[413] Darüber hinaus widmete er die vierte Auflage seines Buches dem Ehepaar Teleky.

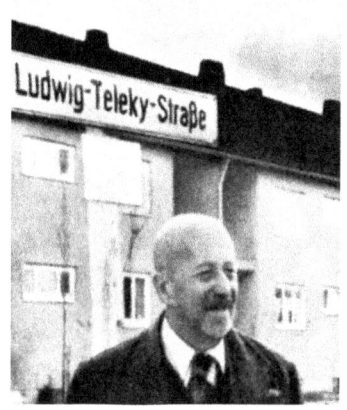

Hierzu passte auch, dass auf Initiative Baaders im Jahr 1952 eine Straße in Hamm, dem Wirkungsort Baaders in dieser Zeit, nach Teleky benannt wurde, worüber sich der solcherart Geehrte freute, umso mehr, als er bei seiner Europareise im Herbst 1952 auch Hamm besuchte und sich vor dem Straßenschild (am 10. November 1952) ablichten lassen konnte.[414] Ludwig Teleky war nach 1945, nunmehr im 73. Lebensjahr stehend, nur zu gerne bereit, die Erinnerung an seine guten Jahre in Deutschland zu kultivieren.[415]

Abb. 15 Ludwig Teleky vor der Ludwig-Teleky-Straße in Hamm, 1952

Zu seinem 80. Geburtstag 1952 veröffentlichte Franz Koelsch, der nach eigener Aussage „*seit über 40 Jahren in freundschaftlichen Beziehungen*" mit Teleky stand, im „Zentralblatt für Arbeitsmedizin und Arbeitsschutz" eine Laudatio, die auch „*nüchterne biographische Daten*" Telekys enthielt;[416] dazu gehörte auch, dass 1933 „*die Tätigkeit Telekys in Deutschland jäh abgebrochen wurde*", womit Koelsch die Vertreibung Telekys umschrieb. Seine zweite Vertreibung aus Österreich, wo er 1934 bis 1939 tätig gewesen war, führte Koelsch in der Laudatio ebenfalls euphemistisch auf die „*neue politische Lage*" zurück. Koelsch war jedoch andererseits aufrichtig genug, zu bekennen, anlässlich des 80. Geburtstags Telekys wollten die deutschen Arbeitsmediziner

> „*ihm vor allem eine, wenn auch bescheidene, doch um so aufrichtigere Genugtuung geben für die persönlichen Verunglimp-*

---

[413] BAADER, Gewerbekrankheiten (1954), S. 1; die älteren Auflagen sind diesbezüglich seitengleich; vgl. WULF, Teleky (2001), S. 434.
[414] TELEKY, Geschichtliches (1955), S. 115; vgl. ÖSTERREICHISCHE GESELLSCHAFT FÜR ARBEITSMEDIZIN (Hg.), Ludwig Teleky (2013), S. 383.
[415] Vgl. MILLES, Entwicklungslinien und Aufgabenstellung (2002), S. 47.
[416] KOELSCH, Ludwig Teleky zum 80. Geburtstag (1952), S. 127f.; daraus die Zitate.

fungen, die er in den letzten Jahren seiner Tätigkeit auf deutschem Boden erfahren mußte."

Teleky seinerseits antwortete auf diese Laudatio in einem Brief, der in demselben Fachblatt abgedruckt wurde.[417]

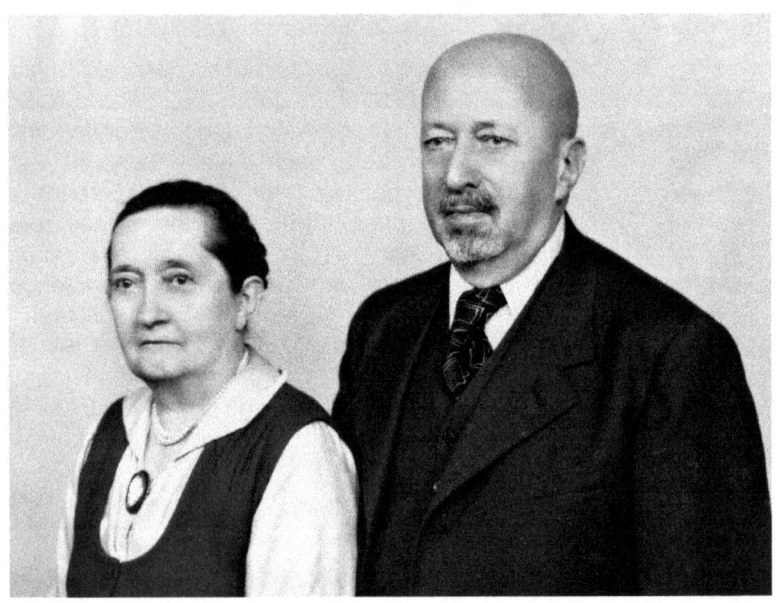

Abb. 16 Ludwig Teleky und Gisella Teleky, Mai 1952, New York

Er betonte darin, er habe während seiner zwölfjährigen Tätigkeit in Deutschland

> *„von keinem meiner engen Fachkollegen Unfreundliches erfahren, und daß während der für mich so bösen Jahre 1933/34 mir von mehreren Fachkollegen so viel Freundschaft und so viel Freundschaftsdienste erwiesen wurde, daß ich der deutschen Kollegen nur in Freundschaft und mit Gefühlen des Dankens gedenken kann."*

Folgerichtig zögerte Teleky in diesen Jahren auch nicht, einigen früheren Kollegen politische Unbedenklichkeitserklärungen (so genannte „Persilscheine") auszustellen, damit diese ihr anstehendes Entnazifizierungsverfahren unbeschadet überstehen konnten.[418] E.W. Baader, der 1952

---

[417] TELEKY, Briefliche Mitteilung (1952), S. 160; daraus die folgenden Zitate.
[418] Vgl. WULF, Teleky (2001), S. 441.

zum 80. Geburtstag Telekys ebenfalls eine Laudatio veröffentlichte, umschrieb diese versöhnliche Haltung des Jubilars mit vornehmen Worten:

> „Voll menschlicher Güte und Hilfsbereitschaft und ohne Bitterkeit hat er mit vornehmer Abgeklärtheit oft ratend und helfend eingegriffen, wenn Verdächtigungen und Mißgunst im niedergebrochenen Deutschland alte Mitarbeiter von ihm bedrohten."[419]

Baaders Einlassung ließ die zeittypische groteske Verkehrung von Opfer- und Täterrollen plastisch hervortreten. Der solcherart hofierte Teleky schien nicht zu bemerken bzw. es schien ihn nicht zu stören, dass man ihn im Sinne einer „Vergangenheitspolitik" instrumentalisierte, um Residuen der NS-Belastung beiseite zu schieben.

Zum 85. Geburtstag Telekys im Jahr 1957 veröffentlichte Baader eine weitere Laudatio, in der er die wissenschaftlichen Leistungen des Jubilars hervorhob und ihn „als Mensch" besonders würdigte.[420] Im Text seiner Geburtstagsadresse lobte Baader Telekys „Genauigkeit", „unbestechliche Kritik" und seine „vorbildliche Pflichtauffassung". Es war daher in der Logik der Geburtstagsadresse Baaders nur folgerichtig, dass auf die weiter unten zu betrachtenden „Wechselfälle" im Leben Telekys eine Zeit folgte, als „in den Hungerjahren der 2. Nachkriegszeit (...) viele Carepakete des Ehepaares Teleky den Weg über den Ozean zu seinen deutschen und österreichischen Freunden" nahmen. Überhaupt dominierte das Thema „Freundschaft"; Baader betonte: „Aber auch in der Heimat wurde das Wirken Telekys niemals vergessen." Er erwähnte Telekys Einladung zum zweiten österreichischen Kongress für Arbeitsmedizin 1952, die Verleihung des Bundesverdienstkreuzes und – im Sinne einer Klimax – die Benennung der Straße in Hamm nach Teleky. Dass die Initiative zu dieser Benennung von Baader selbst ausgegangen war, dessen Klinik an der „Ludwig-Teleky-Straße" lag, erwähnte er nicht; sein dortiges Wirken war in Fachkreisen bekannt. Abschließend beschwor Baader einmal mehr die Verbundenheit einer virtuell um Teleky gescharten Gemeinschaft von Arbeitsmedizinern, seiner „alten Freunde und Verehrer, zu denen sich auch der Unterzeichnete rechnen darf."

Programmatisch bildete Baader ein Foto ab, das den Geehrten vor der nach ihm benannten Straße in Hamm zeigte und gab auch die diesbezügliche Urkunde der Stadt Hamm im Faksimile wider: die Straßenbenennung sollte „dem verdienstvollen Nestor der deutschen Arbeitsmedi-

---

[419] BAADER, Ludwig Teleky 80 Jahre alt (1952), S. 816.
[420] BAADER, Ludwig Teleky (1957).

zin die Dankbarkeit der deutschen Arbeiterschaft (...) zum Ausdruck bringen."[421]

Es verwundert nicht, dass Baader 1957 die Rolle Telekys als Opfer rassistischer Verfolgung, seine Vertreibung aus Deutschland bzw. später aus Österreich und seine erzwungene Emigration komplett überging. Er schloss an das zitierte Lob der Eigenschaften Telekys nahtlos folgenden Satz an:

> „Die Unbedingtheit, mit der er sein Leben der Arbeitsmedizin widmete, wurde zugleich mit einer kompromißlosen Treue zur deutschen Kultur von ihm verbunden, der er trotz aller Wechselfälle des deutschen und seines eigenen Schicksals fest verbunden blieb."[422]

Mag aus heutiger Sicht der Ausdruck „Wechselfälle des deutschen Schicksals" für die Katastrophe des Nationalsozialismus absonderlich, die Erwähnung von Telekys „Treue zur deutschen Kultur" als peinliche Schönfärberei erscheinen, so traf Baader gleichwohl auch einen tatsächlichen Befund: Teleky sah sich wie zahlreiche deutsche Gelehrte jüdischer Herkunft primär als Deutscher und nicht als Angehöriger einer Religionsgemeinschaft oder gar „Rasse".

Die Emanzipation der Juden hatte sich in den deutschen (Teil-)Staaten, insbesondere in Preußen über Generationen entwickelt. In der zweiten Hälfte des 19. Jahrhunderts waren Emanzipation und Assimilation, in einigen Fällen eingeschlossen den Übertritt zum Christentum weit vorangeschritten, so dass für eine bestimmte Schicht von Deutschen jüdischer Herkunft die jüdische Religionszugehörigkeit, sei es ihre eigene oder diejenige ihrer Eltern oder Großeltern kaum noch identitätsstiftende Bedeutung hatte. Das Phänomen der Assimilation war vielschichtig und kompliziert und wurde seit dem 19. Jahrhundert von Juden in Deutschland kontrovers diskutiert, während (Rassen-)Antisemiten zu gleicher Zeit die Möglichkeit einer Assimilation von Juden grundsätzlich bestritten.[423] Eine spektakuläre und häufig zitierte Stellungnahme stammte von Walther Rathenau (1867-1922) der als Industrieller, Schriftsteller und zuletzt als Außenminister der Weimarer Republik wirkte. In seinem 1897 (unter einem Pseudonym) veröffentlichen Essay „Höre, Israel!" forderte er als Jude, eine weitgehende Assimilation, eine „Metamorphose" der Juden in Deutschland solle „nicht imitirte Germanen, sondern deutsch geartete und erzogene Juden" zum Zielpunkt haben.[424] Der seit dem

---

[421] Ebd. S. 540.
[422] Ebd. S. 541.
[423] MORRIS-REICH (2011).
[424] RATHENAU (1897), S. 33; zu Rathenau vgl. VOLKOV, Walther Rathenau (2012).

späten 19. Jahrhundert gewachsene Antisemitismus war eine zwar unangenehme, aber „normale" Begleiterscheinung des gesellschaftlichen und politischen Lebens für Deutsche jüdischer Herkunft gewesen. Hingegen erschien ihnen der 1933 zur Staatsdoktrin erhobene radikale, von Beginn an auf Vernichtung zielende Antisemitismus des NS-Regimes als „unvernünftig" und nahezu unbegreiflich.[425] *„Die Majorität des deutschen Judentums"*, so die zugleich lapidare und bedauernde Feststellung Klaus Manns, der aus politischen Gründen 1933 emigriert war, *„bestand eben doch aus braven Bürgern, die sich in erster Linie als 'gute Deutsche', erst in zweiter als Juden und zu allerletzt, oder überhaupt nicht, als Antifaschisten empfanden."*[426]

Beschränkt man sich nur auf den Raum der Medizinischen Fakultäten, so gab es zahlreiche Fälle, in denen betroffene Hochschullehrer jüdischer Herkunft 1933 ihren Status zu erhalten suchten, indem sie auf ihre Teilnahme am Ersten Weltkrieg und eine konservativ-nationale Gesinnung verwiesen. Die betroffenen Akademiker waren, vergleichbar Teleky, in größerer Zahl fähig, ihr Leben durch Emigration zu retten und manchmal auch ihre Karriere im Ausland fortzusetzen. Andere, zumeist ältere Gelehrte, die nicht emigrieren wollten oder konnten bzw. eine Wendung der Verhältnisse zum Besseren erwarteten, ließen ihr Leben, sei es, dass sie vor der Deportation Suizid begingen oder im KZ ermordet wurden.[427]

Das Denken und Fühlen derjenigen deutsch-jüdischen Gelehrten, die emigrierten, blieb insbesondere bei den Älteren der deutschen Kultur verhaftet. Ein mit Teleky ungefähr gleichaltriger Kollege, Werner Rosenthal (1870-1942), als Hygieniker aus Göttingen vertrieben, beklagte in einem Brief, den er von dem Schiff, das ihn in die Emigration nach Indien beförderte, schrieb die *„Unerträglichkeit der psychischen [Lage], gerade für mich und meine Frau, die wir nie anders als deutsch empfunden haben und in jeder Hinsicht unsere vollste Pflicht gegen Vaterland und Volk*

---

[425] Vgl. FRIEDLÄNDER, Das Dritte Reich und die Juden (2008), S. 115; der im November 1935 nach Palästina emigrierte Gewerbehygieniker Franz Karl Meyer-Brodnitz (1897-1943), im Ersten Weltkrieg Sanitätsunteroffizier, in der Weimarer Republik beruflich und gesellschaftlich vielfach in Berlin engagiert, ein Kollege von E.W. Baader, konnte sich, wie viele andere Betroffene, die NS-Herrschaft nicht erklären; seine Witwe Vilma Meyer-Brodnitz (1897-1991) äußerte 1980 in einem Interview: „Er war so erstaunt, was da passiert war." Zitiert nach ELSNER/STEINICKE, Der Gewerbehygieniker Meyer-Brodnitz (2013), S. 237.
[426] MANN, Der Wendepunkt (1952), S. 333.
[427] SEIDLER, Jüdische Kinderärzte (2007), bietet ein eindrucksvolles und bedrückendes Panorama dieser Schicksale für die deutsche Pädiatrie.

immer erfüllt haben."[428] Rosenthals Frau war Erika Deussen (1894 - 1956), die von 1929 bis 1933 Gewerbemedizinalrätin in Magdeburg gewesen war und vorher in Berlin zum Kreis um den Sozial- und Gewerbehygieniker Benno Chajes (1880-1938) gehört hatte, der, ebenfalls jüdischer Herkunft, 1933 nach Palästina emigriert war.[429] Chajes, der bereits erwähnte Meyer-Brodnitz und andere bildeten eine Richtung innerhalb der deutschen Arbeitsmedizin, die aufgrund des staatlichen Rassismus für Deutschland unwiederbringlich verloren ging. Nur ihr erzwungener Weggang ermöglichte den Aufstieg von Kräften, die wie E.W. Baader zuvor fachlich in der zweiten Reihe gestanden hatten.

Mit seinen Aktivitäten, Ludwig Teleky wieder in die arbeitsmedizinische scientific community zu integrieren, stellte Baader keine Ausnahme dar. Es ist auffällig, wie groß das Bemühen der gesamten Arbeitsmedizin nach 1945 war, wieder mit Teleky in Kontakt zu treten. Sichtbar wurde dies auch an der Person von Martin Bauer, der nach dem Zweiten Weltkrieg weiterhin als Ministerialrat im Arbeitsministerium für die Belange der Gewerbeärzte zuständig war. Bauer ließ Teleky von jeder gewerbeärztlichen Tagung einen Bericht zukommen und informierte ihn in sehr ausführlichen und freundlich gehaltenen Briefen über die gewerbehygienischen Entwicklungen im Nachkriegsdeutschland.[430] Bauer und mit ihm die Gruppe der Gewerbeärzte nahmen wohl erleichtert zur Kenntnis, dass Teleky *„die nicht zu seltenen bösen Zeiten"* hinter sich lassen wollte und sich über den Zuspruch aus seiner alten Heimat aufrichtig zu freuen schien. Die „Versöhnung" mit dem Vertriebenen Teleky beruhigte demnach nicht nur das Gewissen der in NS-Deutschland tätig gewesenen Kollegen, sondern erwies sich als politischer Gewinn. Konnte es eine willkommenere Befreiung von tatsächlicher oder gefühlter Schuld geben, als wenn eines der Opfer die Hand reichte?

---

[428] SZABÓ, Vertreibung, Rückkehr, Wiedergutmachung (2000), S. 71; Victor Klemperer, der als „Nicht-Arier" (getaufter Jude) Opfer des NS-Rassismus war und in Dresden blieb, notierte in seinem Tagebuch unter dem 30. März 1933: *„Ich habe mich wahrhaftig immer als Deutscher gefühlt. Und ich habe mir immer eingebildet: 20. Jahrhundert und Mitteleuropa sei etwas anderes als 14. Jahrhundert und Rumänien. Irrtum."* Zit. n. KLEMPERER, Zeugnis ablegen (1995), Bd. 1, S. 15.

[429] WEDER, Sozialhygiene und pragmatische Gesundheitspolitik (2000).

[430] Vgl. Bundesarchiv Koblenz (BAK), Bestand 149/Nr. 1694: Schreiben Telekys an Bauer vom 23.11.1950 und dessen Replik am 9.1.1951.

4.6 Baaders Beitrag zur Implementierung des leistungsmedizinischen Paradigmas

Im Folgenden steht die Frage im Mittelpunkt, inwieweit sich die berufliche Ausrichtung Baaders in die oben beschriebenen leistungsmedizinischen Zielvorstellungen des Nationalsozialismus einordnete. Die Arbeitsmedizin entwickelte sich im Nationalsozialismus zu einer die individuelle Arbeitskraft resolut ausschöpfenden Leistungsmedizin. Viele der führenden Fachvertreter setzten sich nicht mehr für eine Verbesserung der individuellen Arbeitsbedingungen ein, sondern sorgten durch ihre immer radikaleren Rationalisierungsideen dafür, dass an den Arbeitern im „Dritten Reich" Raubbau betrieben wurde. Von einer sich primär für die Gesundheit ihrer Klientel einsetzenden Fachrichtung verwandelte sich die Arbeitsmedizin insbesondere während der Kriegsjahre in eine Disziplin, die weiten Teilen der eigenen Patientenschaft erheblichen gesundheitlichen Schaden zufügte bzw. Schaden in Kauf nahm.[431]

Bei einer Analyse der Haltung Ernst Wilhelm Baaders zur NS-Leistungsmedizin gilt es genau abzuwägen, lassen doch einige seiner Publikationen einen gewissen Abstand zu der von der Gesundheitsführung angestrebten restlosen Ausschöpfung der individuellen Arbeitskraft erkennen. Dies gilt insbesondere für seine Publikationen über die Leistungsfähigkeit Jugendlicher. Baader interessierte sich seit jeher für die Kinder- und Jugendheilkunde, war es doch sein ursprünglicher Wunsch gewesen, Pädiater zu werden.[432] Diese Affinität Baaders spiegelte sich dann im „Dritten Reich" insofern wider, da er bereits ab August 1933 als Beratender Mediziner der Hitler-Jugend (HJ) fungierte.[433]

Baader als Beratender Arzt der Hitler-Jugend

Der erziehungspolitische Anspruch des Nationalsozialismus war nichts weniger als die umfassende Durchdringung aller Bereiche der Jugendlichen.[434] Hitler selbst verstand unter der Erziehung der Jugend einen universellen und permanenten Prozess:

---

[431] Vgl. HÖFLER-WAAG, Arbeits- und Leistungsmedizin (1994).
[432] Mündliche Mitteilung von Frau Dr. med. Ingrid Möllhoff-Mylius an Karl-Heinz Leven am 7. Februar 2012.
[433] Vgl. Personalbogen Baaders, der sich in HU-Archiv, Bestand N 965/UK befindet.
[434] Siehe hierzu die eindrucksvolle, 1938 aus dem Exil verfasste Publikation von Erika MANN, Zehn Millionen Kinder (2001). Weitere Quellen finden sich in: JAHNKE/BUDDRUS, Deutsche Jugend (1989).

> *„Diese Jugend, die lernt ja nichts anderes als deutsch denken, deutsch handeln, und wenn nun diese Knaben, diese Mädchen mit ihren zehn Jahren in unsere Organisationen hineinkommen (...), dann kommen sie vier Jahre später von Jungvolk in die Hitler-Jugend, und dort behalten wir sie wieder vier Jahre, und dann geben wir sie erst recht nicht zurück in die Hände unserer alten Klassen- und Standeserzeuger, sondern dann nehmen wir sie sofort in die Partei oder in die Arbeitsfront, in die SA oder in die SS (...). Und wenn sie dort zwei und anderthalb Jahre sind und noch nicht ganze Nationalsozialisten geworden sein sollten, dann kommen sie in den Arbeitsdienst und werden dort wieder sechs oder sieben Monate geschliffen, alle mit einem Symbol: dem deutschen Spaten (Beifall). Und was dann (...) noch an Klassenbewusstsein oder Standesdünkel da oder dort noch vorhanden sein sollte, das übernimmt dann die Wehrmacht zur weiteren Behandlung auf zwei Jahre (Beifall), und wenn sie dann (...) zurückkehren, dann nehmen wir sie, damit sie auf keinen Fall rückfällig werden, sofort in die SA, SS und so weiter, und sie werden nicht mehr frei sein ihr ganzes Leben (Beifall), und sie sind glücklich dabei."*[435]

Das von Hitler vorgegebene totalitäre Erziehungsideal war geprägt von sozialdarwinistisch-rassistischen und soldatischen Leitbildern.[436] Erziehung sollte Kühnheit, Härte, Treue, Opferbereitschaft, Leistungskraft und Kampfesmut stärken.[437] Für die ideologisch-pädagogische Infiltrierung der heranwachsenden Volksgenossen war die HJ die zentrale Institution. Sie wurde auf dem zweiten Reichsparteitag der NSDAP im Juli 1926 in Weimar als nationalsozialistische Jugendorganisation gegründet.[438] Mit der Machtübernahme 1933 und der damit einhergehenden Zerschlagung konkurrierender Jugendverbände avancierte sie von einer Partei- zur Staatsjugend, in der schließlich nahezu die gesamte deutsche Jugend organisiert war. Die anfangs noch formell freiwillige Mitgliedschaft wurde am 1. Dezember 1936 durch das „Gesetz über die Hitler-Jugend" und vollends am 25. März 1939 durch die Einführung der „Jugenddienstpflicht" zur Zwangsmitgliedschaft. Die Mitgliederzahl stieg in der Folgezeit von rund 100.000 1932 auf 8,7 Millionen im Jahr 1939.[439] Bereits am

---

[435] Rede von Adolf Hitler vor HJ-Angehörigen in Reichenberg im Dezember 1938; zit. n. SCHNEIDER, Unterm Hakenkreuz (1999), S. 349.
[436] Siehe hierzu auch das Kapitel: „Mobilisierung und Verweigerung von Jugendlichen" in: PEUKERT, Volksgenossen und Gemeinschaftsfremde (1982), S. 172ff.
[437] Vgl. SCHNEIDER, Unterm Hakenkreuz (1999), S. 349.
[438] Zur Hitler-Jugend siehe BUDDRUS, Totale Erziehung (2003) sowie KATER, Hitler-Jugend (2005). Zum HJ-Gesundheitsdienst siehe jetzt BEDDIES, „Du hast die Pflicht" (2008).
[439] Zahlen nach BUDDRUS, Totale Erziehung (2003), S. 13.

30. Oktober 1931 hatte Hitler den damaligen Führer des NS-Studentenbundes, Baldur von Schirach (1907-1974), zum Reichsjugendführer der NSDAP ernannt.[440] Im Mai 1932 wurde dieser schließlich mit der Führung der HJ und des NS-Schülerbundes betraut.[441] Analog zu dem übergeordneten Anspruch der NS-Erziehungspolitik war es auch von Schirachs Ziel, mit der HJ sowohl die Gesamtheit der Jugend wie auch ihren Lebensbereich vollständig zu durchdringen[442], um sie *„körperlich, geistig und sittlich im Geiste des Nationalsozialismus zum Dienst am Volk und zur Volksgemeinschaft zu erziehen".*[443]

Erfolgreich in die Tat umgesetzt werden sollte dieser Erziehungsanspruch durch ein spezifisches Freizeitprogramm, das den Jugendlichen in der HJ angeboten wurde. Die Aktivitäten umfassten etwa Volksmusik, Volkstanz, Spielscharen, Werken oder Malen. Ergänzt wurden diese Gruppenbeschäftigungen noch durch eine weltanschauliche Schulung, die Themen wie „Unsere Heimat", „Kameradschaft", „Das Volk und sein Bluterbe" und immer wieder „Adolf Hitler" abhandelte.[444] Wesentlich größerer Beliebtheit dürften sich jedoch die von der HJ organisierten Wanderungen, Fahrten und vor allem Zeltlager erfreut haben, die zumeist an den Wochenenden oder in den Ferien stattfanden.[445] Sie spielten überdies eine wichtige Rolle bei der von der HJ vorangetriebenen Wehrerziehung, welche von Leibesübungen und Sportwettkämpfen über Geländekunde und Orientierungsmärschen bis hin zu Schießübungen sowie dem Aufbau von militärähnlichen HJ-Sondereinheiten reichte.[446]

Der totale Erziehungsanspruch der HJ, spiegelte sich auch auf dem Feld der Jugendgesundheitsführung wider, war doch „Der Jugendliche von heute (...) der Arbeiter und der Soldat von morgen. Die Gesunderhaltung der deutschen Jugend muß daher als vordringlich angesehen werden."[447] Als mitgliederstärkste Unterorganisation der NSDAP, deren Mitgliedszahl rund 20 % der Gesamtbevölkerung ausmachte, bot die HJ den NS-Gesundheitspolitikern die einmalige Gelegenheit, die Jugend nach ihren Vorstellungen zur Gesundheit zu erziehen.[448] Dabei lässt sich der für die Zeit des Nationalsozialismus so bedeutsame gesundheitspoli-

---

[440] Siehe hierzu die biografischen Studien von WORTMANN, Baldur von Schirach (1982) sowie LANG, Der Hitlerjunge (1991).
[441] Vgl. KATER, Hitler-Jugend (2005), S. 21.
[442] Vgl. KLÖNNE, Jugend im Dritten Reich (1982), S. 19.
[443] Gesetz über die Hitlerjugend vom 1. Dezember 1936 (vgl. RGBl. 1936 I, S. 993).
[444] Vgl. SCHNEIDER, Unterm Hakenkreuz (1999), S. 382 f.
[445] Siehe hierzu auch KATER, Hitler-Jugend (2005), S. 17 ff.
[446] Vgl. KLÖNNE, Jugend (1982), S. 32.
[447] Nicht veröffentlichter Runderlass des Reichsministeriums des Inneren vom 3.12.1942, zit. n. BEDDIES, „Du hast die Pflicht" (2008), S. 40f.
[448] Vgl. ebd., S. 21.

tische Paradigmenwechsel von der Gesundheitsfürsorge zur kollektiven Gesundheitspflicht sehr anschaulich nachvollziehen.[449] Unentwegt trichterte die HJ-Führung ihren jugendlichen Mitgliedern die folgende Parole ein:

„Dein Körper gehört Deiner Nation, denn ihr verdankst Du Dein Dasein. Du bist ihr für Deinen Körper verantwortlich."[450]

Das Ziel des Jugendgesundheitsdienstes war, eine vitale und leistungsbereite Jugend zu formen, um auf diesem Wege an dem nationalsozialistischen Programm der Wiedererstarkung der Nation mitzuarbeiten. Die HJ schuf mit ihrer Gesundheitsführung eine politisierte und von der öffentlichen Gesundheitsverwaltung weitgehend unabhängige Exekutive, die unter den diktatorischen Rahmenbedingungen eine effektive Umsetzung der gesundheitspolitischen Zielvorstellung gewährleisten sollte.[451] Neben dem rassenbiologischen Paradigma trat auch hier sehr stark der leistungsmedizinische Aspekt als zweites bestimmendes Element in den Vordergrund. Die Maßnahmen der HJ-Gesundheitsführung zielten nämlich auf eine Steigerung der Gesundheit ab, um so zur höchsten Stufe von Arbeitskraft und Wehrhaftigkeit zu gelangen.[452] Dieser ideologische Überbau schloss tatsächliche Verbesserungen innerhalb der medizinischen Betreuung nicht aus, gleichwohl sind die einzelnen positiven Maßnahmen immer auch unter der dahinter stehenden generellen gesundheitspolitischen Zielvorgabe zu analysieren. Dieser Befund gilt auch für die beratende Tätigkeit Ernst Wilhelm Baaders für die HJ.

Die HJ setzte sich in erster Linie aus 14- bis 18-jährigen Jungen und gleichaltrigen Mädchen zusammen, die zum größeren Anteil nicht mehr zur Schule gingen, sondern überwiegend bereits arbeiteten oder sich in der Berufsausbildung befanden.[453] Dieser Faktor hatte nachhaltige Wirkung auf die Ausrichtung der HJ, die sich als *„Sachwalterin der Interessen Jugendlicher in den Betrieben"* verstand.[454] Unter dieser Prämisse ergab auch die ehrenamtliche Zusammenarbeit zwischen dem verhinderten Kinderarzt Baader und der stark an betrieblichen und damit auch arbeitsmedizinischen Fragestellungen interessierten HJ-Führung Sinn; und dies umso mehr, da ihr Gesundheitsdienst – auch hier greift das Erklärungsmodell einer Verwissenschaftlichung des Sozialen – großen Wert auf eine Mitarbeit medizinischer Experten bei der Durchführung ihrer

---

[449] Vgl. ebd., S. 40.
[450] Zit. n. SCHIRACH, Vorwort (1939), S. 3.
[451] Vgl. BEDDIES, „Du hast die Pflicht" (2008), S. 187f.
[452] Vgl. ebd., S. 188.
[453] Vgl. ebd., S. 34f.
[454] Zit. n. ebd., S. 35.

Programmatik legte.[455] Für Baader wiederum scheint das Engagement in der HJ eine Art Herzensangelegenheit gewesen zu sein; wie sehr er sich mit dieser nebenberuflichen Tätigkeit identifizierte, macht nicht zuletzt die oben erwähnte Beschreibung des Dozentenführers Hiltner deutlich, der anmerkte, Baader wäre bei den Treffen des NS-Ärztebundes stets mit HJ-Abzeichen erschienen. Insbesondere für die ersten Jahre nach der nationalsozialistischen Machtübernahme lassen sich vielfältige jugend- und betriebsmedizinische Aktivitäten Baaders nachweisen. So hielt er beispielsweise in dieser Zeit bei zahlreichen HJ-Veranstaltungen Vorträge über geeignete Berufswahl und Gesundheitsgefahren einzelner Berufsgruppen.[456] Als HJ-Arzt nahm er zudem einmal am Nürnberger Reichsparteitag teil.[457]

Anfang Februar 1934 wurde in einer Sitzung der *Deutschen Gesellschaft für Gewerbehygiene* (DGGH), deren ärztlichem Ausschuss Baader angehörte, der Themenbereich Jugendarbeit intensiv besprochen.[458] In seinem Wortbeitrag gab Baader zu bedenken, dass viele Jugendliche bei der Doppelbelastung von HJ und Ausbildung stark beansprucht würden und gerade deshalb eine sorgfältige ärztliche Betreuung der HJ-Mitglieder fundamental wichtig sei. Die Bedeutung der medizinischen Betreuung hätte aber, so Baader weiter, bei der HJ *„noch nicht die nötige Beachtung gefunden".*[459] Um dies zu ändern, richtete die DGGH unter der Leitung des Arbeitsphysiologen Edgar Atzler (1887-1938) einen *„Arbeitsausschuss für die Frage der Jugendlichenarbeit"* ein, der einen engen Austausch mit der HJ-Gesundheitsführung anstrebte.[460] Neben Atzler und dem Berliner Ordinarius für Hygiene Heinz Zeiss (1888-1949) gehörte auch E.W. Baader dem Ausschuss an.[461]

In einer der darauffolgenden Sitzungen der DGGH berichtete Atzler dann über die bisherigen Beratungen des Ausschusses.[462] Im Mittelpunkt hätten bisher die Diskussionen über eine Ausweitung der Urlaubszeit für werktätige Jugendliche gestanden. Die Ausschussmitglieder vertraten die Meinung, dass die bisherige Regelung – knapp die Hälfte aller werktätigen Jugendlichen hätten lediglich 6 Tage Urlaub – zu knapp bemes-

---

[455] Vgl. ebd., S. 21.
[456] Vgl. Institut für Berufskrankheiten 1933/34 und 1934/35, S. 107.
[457] Vgl. SYMANSKI, E.W. Baader und seine Zeit (1981), S. 493.
[458] Das Protokoll der Sitzung vom 8.2.1934 findet sich in: BAB, R 89/15133.
[459] Zit. n. ebd.
[460] Vgl. zu Atzler als Leiter des KWI für Arbeitsphysiologie siehe HÖFLER-WAAG, Arbeits- und Leistungsmedizin (1994), S. 157-178.
[461] Vgl. BAB, R 89/15133.
[462] Das Protokoll der Sitzung vom 21.6.1934 findet sich in: ebd. Die folgenden Angaben sind hieraus entnommen.

sen sei. Hier gelte es Abhilfe zu schaffen. Einigkeit herrschte auch nach wie vor über die Bedeutung einer engen Zusammenarbeit mit der HJ und ihrer Gesundheitsführung. In dieser Angelegenheit meldete sich dann E.W. Baader zu Wort und verkündete, man stünde mit dem derzeitigen Berliner Gebietsführer und Reichsleiter des Sozialen Amtes der HJ, Arthur Axmann (1913-1996), in Kontakt.[463] Dieser habe für die nächste Sitzung des Ausschusses sein Kommen zugesagt. Ob es kurz darauf zu einem derartigen Treffen zwischen dem Jugend-Ausschuss der DGGH und der HJ-Führung gekommen ist, ist nicht überliefert. Eine von Atzler und auch Baader angestrebte enge Kooperation mit der HJ-Gesundheitsführung schien für die HJ-Verantwortlichen noch zu früh gekommen zu sein, war doch ihr Gesundheitsdienst zu dieser Zeit erst im Entstehen. Was sich in der Überlieferung der DGGH jedoch einmal mehr abzeichnet, ist das herausragende Interesse Baaders an jugendlichem Arbeitsschutz. Hierzu sollte er sich auch in der Folgezeit wiederholt publizistisch äußern.

In einem Artikel über „Schutz den Jungarbeitern vor gewerblichen Schädigungen" aus dem Jahre 1935, den er in der Zeitschrift „Das junge Deutschland", einem Publikationsorgan der Hitler-Jugend, lancierte, sprach sich Baader ein weiteres Mal für mehr Erholungsphasen und Nachtruhe während der Arbeitszeit sowie längeren Urlaub bei den jugendlichen Erwerbstätigen aus.[464] In diesem Zusammenhang monierte Baader eine anhaltende und weitverbreitete *„Verständnislosigkeit für die Rechte des jugendlichen Körpers"* und wünschte sich an dieser Stelle endlich ein Eingreifen des Gesetzgebers. Sein Plädoyer für mehr jugendliche Freizeit verknüpfte er jedoch mit dem Appell an die deutsche Jugend, den Zugewinn an freier Zeit auch sinnvoll zu nutzen. Und hierfür gäbe es nur eine einzige ideale Anlaufstelle. Anstatt in verräucherten Lokalen herumzulungern, sollten die jungen Fabrikarbeiter doch lieber Teil *„vom neuen Gemeinschaftsgeist der in der HJ zusammengefassten deutschen Jugend* werden."[465]

E.W. Baaders sicherlich ernst und gut gemeinte Vorschläge zur Gesunderhaltung des jugendlichen Industriearbeiters mündeten an dieser Stelle geradewegs in eine Sackgasse, war doch das Hauptziel der HJ und ihrer Gesundheitsführung gerade die Erziehung der jungen Volksgenossen zum (betrieblichen) Leistungsfanatismus. Indem Baader seine betriebshygienischen Verbesserungsvorschläge mit einer Freizeitgestal-

---

[463] Zu Artur Axmann, der ab 1940 von Schirach als Reichsjugendführer ablösen sollte, siehe KATER, Hitler-Jugend (2005), insbesondere die Seiten 130ff., 167ff. sowie 181ff.
[464] Vgl. hier wie auch im Folgenden BAADER, Schutz den Jungarbeitern (1935).
[465] Zit. n. ebd., S. 58f.

tung nach Art der HJ verschränkte, war eine reale Verbesserung der Arbeits- und Lebensbedingungen jugendlicher Lohnempfänger kaum erreichbar. Man mag Baader zu Gute halten, dass er das Ausmaß des Erziehungs- und Leistungsanspruches der HJ-Führung in diesen frühen Jahren des „Dritten Reiches" noch nicht überblickte bzw. überblicken konnte.

Folgt man seiner Publikation weiter, ergibt sich der Eindruck einer unverhohlenen Begeisterung für diese neue Jugendbewegung:

„Denn es ist ein keckes, frisches, frohes Geschlecht, das da in den braunen Uniformen der HJ mit kniefreier Hose, durchtrainiertem Körper und freiblickenden Augen heranwächst, (...)."[466]

Baaders Euphorie über die heranwachsende Generation machte dabei nicht vor den Fabriktoren halt. Auch von den jungen Arbeitern zeigte er sich sehr beeindruckt:

„Dabei halte ich die Sorge mancher industrieller Arbeitergeber, es möchte ihm an Nachwuchs für den Betrieb fehlen, wenn auf die Gesundheitsgefährdung zu sehr hingewiesen würde, für unbegründet. (...) Im Gegenteil der Jungarbeiter im Betrieb erinnert mich oft an den jungen Kriegsfreiwilligen im Weltkrieg, der, frisch an die Front gekommen, in natürlichem Ungestüm und froher Jungenkraft die Gefahren oft unterschätzte und erst durch die alte Garde der Frontsoldaten lernen mußte, zur rechten Zeit die Nasenspitze abwärts zu halten und im Graben oder Granatloch Deckung zu suchen."[467]

Die bei der HJ ungemein beliebte Kriegsmetaphorik nun schon einmal eingeführt habend, spann der Autor den Bogen noch weiter:

„Auch der Kriegsschauplatz des Lebens im modernen Industriewerk erfordert solche Kameradschaft gegen die dem menschlichen Organismus feindlichen Einwirkungen von Giften, Staub (...) und wie diese Feinde der menschlichen Gesundheit alle heißen mögen. Die Ausrichtung der Gedanken nur auf den eigenen Nutzen und Erwerb zerstörte vielfach auch in den Betrieben jedes Kameradschaftsgefühl. (...) Die Gedankenwelt dieser Epoche hat der nationalsozialistische Geist überwunden. Aufgabe der HJ, ihres Sozialen Amtes und ihrer Ärzte wird es sein, argwöhnisch darauf zu achten, daß das im Siegeslauf der Revolution von 1933 geistig Errungene auch in Praxis des Alltagslebens überall beachtet wird. Dann brauchen wir um die gesunde Zukunft eines neu heranwachsenden deutschen Arbeitergeschlechtes nicht zu bangen."[468]

---

[466] Zit. n. ebd., S. 60
[467] Zit. n. ebd.
[468] Zit. n. ebd.

E.W. Baader bediente sich in seinem Beitrag zahlreicher Elemente der HJ-Rhetorik. Neben der Kriegsmetaphorik, die den jungen Arbeiter mit den Kriegsfreiwilligen des Ersten Weltkrieges verglich und zudem eine Analogie zwischen moderner Fabrik und Kriegsfront herstellte, ging es um die Überwindung des (betrieblichen) Generationenkampfes zwischen Alt und Jung, eines Gegensatzes, der sich dank der nationalsozialistischen Erhebung in der (betrieblichen) Volksgemeinschaft aufgelöst zu haben schien. Die Frage, wie sehr Baader das Geschriebene auch verinnerlichte, oder ob es sich um lediglich sprachliche Angleichungen an die Redeweise der NS- bzw. HJ-Führung handelte, lässt sich nicht abschließend beantworten. Zumindest rhetorisch, so viel lässt sich jedoch auf Grund seines Textes im „Neuen Deutschland" sagen, glich Baader sich den neuen Machthabern zügig an.

Ernst Wilhelm Baader befand sich mit seinen Forderungen nach betriebshygienischen Verbesserungen für jugendliche Arbeitskräfte zunächst durchaus im Einklang mit der NS-Gesundheitsführung, die in den Anfangsjahren des „Dritten Reiches" einen besseren Gesundheitsschutz der Jugendlichen in den Betrieben propagierte.[469] Zunächst schlugen sich die von Baader und anderen Medizinern geforderten Maßnahmen auch in konkreten Beschlüssen zu Arbeitszeitbegrenzung, Nachtarbeitsverbot sowie Pausen- und Freizeitregelungen für Jugendliche nieder. Doch bereits kurze Zeit später fielen diese positiven Ansätze dem ideologischen Leistungsgedanken zum Opfer.[470] Die neue Linie gaben von nun an Mediziner wie der damalige Präsident des Reichsgesundheitsamtes und DGGH-Vorsitzende, Hans Reiter (1881-1969), vor. Dieser proklamierte bereits 1936 die Neuausrichtung auf martialische Weise:

„Der innere Sinn jeder Erziehung und Schulung ist die Steigerung der körperlichen und geistigen Wehrhaftigkeit des einzelnen gegenüber seiner Existenzbedrohung. Jede Erziehung muß dieses Ziel klar erkennen, den einzelnen jungen Menschen körperlich und geistig so zu entwickeln, daß er, in seinen Existenzkampf

---

[469] Vgl. HÖFLER-WAAG, Arbeits- und Leistungsmedizin (1994), S. 14.

[470] An dieser Ausrichtung änderte auch das am 1.1.1939 verabschiedete Jugendschutzgesetz nichts Grundlegendes mehr. Zwar sah dieses „Gesetz über Kinderarbeit und die Arbeitszeit der Jugendlichen" eine Ausweitung des Schutzalters von 16 auf 18 Jahre sowie eine Festlegung der Jugendarbeitszeit auf acht Stunden täglich und nicht mehr als 48 Stunden in der Woche vor. Doch gab es mehrere Schlupflöcher, die eine stärkere betriebliche Inanspruchnahme der Jugendlichen ermöglichen konnten. Während des Zweiten Weltkrieges wurde das Gesetz dann in der Praxis in weiten Teilen ausgehöhlt. Siehe auch BEDDIES, „Du hast die Pflicht" (2008), S. 144ff.

hineingestellt, imstande ist, sich durch eigene Leistung zu behaupten."[471]

Vollends konterkariert wurden die Bestrebungen Baaders und seiner Kollegen hinsichtlich eines schonenden arbeitsmedizinischen Umgangs mit Heranwachsenden durch den Zweiten Weltkrieg, der alle Bemühungen um Jugendschutz und Jugendgesundheit zusehends vereitelte.[472] So standen 1944 insgesamt 6 Millionen Jugendliche in wehrwichtigen Betrieben und verrichteten dort zum großen Teil gesundheitsschädigende Schwerstarbeit.[473] Als „Kriegskinder" leiden viele von ihnen bis heute unter der damaligen Überforderung.[474] Und dennoch: Auch wenn die Bestrebungen Baaders über den jugendlichen Arbeitseinsatz in Anbetracht des vorherrschenden leistungsmedizinischen Paradigmas retrospektiv naiv anmuten mögen, so gilt es einerseits festzuhalten, dass in diesem Punkt seine Zielvorstellungen von denen der NS-Gesundheitsführung schon früh divergierten. Andererseits war es von Beginn an der primäre Erziehungsanspruch der HJ gewesen, für eine frühe ideologische Infiltrierung der nachrückenden Generation zu sorgen. Die Kinder und Jugendlichen der HJ sollten zu weltanschaulich gefestigten, gesunden und leistungsstarken Nationalsozialisten ausgebildet werden. Als ehrenamtlicher HJ-Arzt trug Baader, ob gewollt oder ungewollt, seinen Teil zu diesem Versuch eines allumfassenden Erziehungsanspruches bei.[475]

---

[471] REITER, Kommende Erziehung (1936), S. 6. Zu Hans Reiter (nach dem das „Reiter-Syndrom" [1916] benannt ist) siehe MAITRA, „... wer imstande und gewillt ist" (2001).
[472] Vgl. BEDDIES, „Du hast die Pflicht" (2008), S. 26.
[473] Vgl. HÖFLER-WAAG, Arbeits- und Leistungsmedizin (1994), S. 15.
[474] Die (populär)wissenschaftliche Literatur über die „Kriegskinder" hat in den letzten Jahren stetig zugenommen. Siehe als Beispiele BODE, Die vergessene Generation (2004) oder WINTERBERG/ WINTERBERG, Kriegskinder (2009).
[475] Inwiefern der Versuch der HJ, eine alle jugendlichen Bereiche durchdringende Erziehungsinstanz zu sein, auch vom Erfolg gekrönt war, darüber wird kontrovers diskutiert. Während beispielsweise KATER, Hilter-Jugend (2005), S. 99ff. davon ausgeht, dass die gut organisierte HJ die überwiegende Mehrheit der Jugendlichen für ihre Zwecke mobilisiert habe, meint KLÖNNE, Jugend im Dritten Reich (1982), S. 123ff., dass die HJ-Führung ihr Ziel einer totalen Erfassung und Erziehung der Jugend deutlich verfehlt habe. Für den Bereich der HJ-Gesundheitsführung kommt Beddies, sorgsam abwägend, zu dem Schluss, dass die Realisierung der gesundheitsdienstlichen Maßnahmen mit den groß dimensionierten Planungen wohl nicht Schritt halten konnte: „Man scheint sich der Realität aber zu nähern," – so das Fazit seiner Studie – *„wenn man hinsichtlich der tatsächlichen Umsetzung des umfassenden gesundheitsführenden Zugriffs auf die Jugend für die Zeit bis 1939 von einem ‚noch nicht' und für die Kriegszeit von einem ‚nicht mehr' spricht. Es klafften also zu jeder Zeit Anspruch und Wirklich-*

minderwertige oder abwegige Menschen, teilweise Psychopathen gehandelt hat".[484]

Seiner Meinung nach stellten die Simulanten und Aggravanten die verachtenswerte Kehrseite der wegweisenden und schützenswerten Sozialgesetzgebung dar. Ihr ungerechtfertigtes Rentenbegehren brächte den gesamten Sozialstaat in Misskredit. Seit der Ausdehnung der Unfallversicherung auf die Berufskrankheiten würden auch die begutachtenden Arbeitsmediziner zunehmend mit Simulationen gewerblicher Erkrankungen konfrontiert. In seinem Handbuchartikel breitete er in der Folge dem Leser seinen reichen Erfahrungsschatz auf dem Gebiet der simulierten Berufskrankheiten aus. Dabei konnte er auf über 5.000 an seinem Institut für Berufserkrankungen vorgenommene Begutachtungen verweisen. Das größte Täuschungspotential sahen Baader und sein Assistent Symanski in den Selbstvergiftungen, wobei die Bleivergiftungen, *„bei weitem die erste Stelle"* einnähmen.[485]

Auch wenn die beiden Autoren mehrmals anmahnten, höchste Objektivität und Wissenschaftlichkeit bei ihrer Suche nach vorgetäuschten Berufserkrankungen walten zu lassen, so konnten sie doch ihre Aversion und auch teilweise Voreingenommenheit den Simulanten gegenüber nicht verbergen. Offensichtlich wird dies an einem im Artikel präsentierten Fallbeispiel:

„Vor einiger Zeit wurde ein junger Tunichtgut aus Leipzig dem Institut überwiesen, der als Beruf seines Vaters Rentenempfänger angab und der sich selbst als Schriftsetzer eine Bleivergiftung zugezogen haben wollte, die merkwürdiger Weise gar nicht ausheilen wollte. Bei der Ankunft in Berlin zeigte seine Bleivergiftung gerade ihren dritten ‚Rückfall'".[486]

Nach dieser Einführung in die Fallgeschichte, die ein gehöriges Maß an Polemik und Geringschätzung für einen „Tunichtgut" der zweiten Generation erkennen ließ, nahm es nicht Wunder, dass er mittels einer Stuhlprobe problemlos der Simulation überführt werden konnte:

„Unter der Wucht dieses Beweismaterials gab dieser Kranke zu, eine berufliche Bleivergiftung nur simuliert zu haben, indem er aus dem Betriebe ein Stück Letternmetall entwendete und sich hiervon mit einer Eisenfeile ein Pulver abschabte, von dem er jeweils einen halben Fingerhut voll verschluckt hatte."[487]

---

[484] Vgl. hierzu vor allem BAADER/SYMANSKI, Die Simulation (1937), S. 193. Die nun folgenden Angaben beziehen sich – sofern nicht anders vermerkt – ebenfalls auf diese Publikation.
[485] Zit. n. ebd., S. 223.
[486] Zit. n. ebd., S. 229.
[487] Zit. n. ebd.

Baader sah seinen Berufsstand gerade im neuen Staat, der *"den Adel der Arbeit als höchste Würde mit Recht empfindet"*,[488] in der Pflicht, konsequent gegen Simulanten und Betrüger vorzugehen. Doch fühlte er sich mit diesen Forderungen, wie das Beispiel der beruflichen Magenkrankheiten zeigte, bisweilen als einsamer Rufer. Das immer schneller werdende Arbeitstempo in den Betrieben hatte offenbar eine starke Zunahme nervöser Magenbeschwerden bei den Arbeitern zur Folge.[489] Magenleiden waren allerdings außerordentlich schwer nachzuweisen und deshalb wuchs bei Baader der Argwohn, viele der magenkranken Arbeiter könnten die Schwere ihrer Krankheit vortäuschen. Er vertrat die Auffassung, *"auf keinem Gebiet innerer Erkrankungen wird aber soviel übertrieben und aggraviert als bei den Magenerkrankungen"*.[490] Mit dieser Feststellung sah sich Baader allerdings noch weitgehend allein, war er doch überzeugt davon, viele Ärzte und Versicherungsbehörden würden durch ihre gutgläubige Art die Täuschungsmanöver der Arbeiter unterstützen und somit von ihrem Arbeitsplatz fernhalten.[491] Baader vertrat die Ansicht, dass gerade bei der Übertreibung von Schmerzzuständen die Persönlichkeit des Aggravanten und seine Vorgeschichte wichtige Indikatoren für das ärztliche Erkennen lieferten. Plausibel versuchte er dies mit einem Fallbeispiel zu machen. Dabei verwies er auf einen Mann, der aufgrund einer leichten Kohlenoxydvergiftung, die er sich durch in den Arbeitsräumen aufgestellte Kokskörbe zugezogen hatte, zur Beobachtung in Baaders Institut für Berufskrankheiten lag. Trotz einer vergleichsweise leichten Erkrankung offenbarte der Mann zusätzlich zu Übelkeit und Erbrechen schwere Geh- und Sprachstörungen. Durch zu Rate gezogene Krankenakten des Patienten, angefertigt in den Kriegslazaretten des Ersten Weltkrieges, konnte man seine Verhaltensmuster jedoch schnell entlarven:

> *"So war der Mann während des Krieges (...) von einem Lazarett ins andere gewandert, zunächst hatte er gehinkt und Gehstörungen demonstriert, später immer wieder über Erbrechen geklagt und solches produziert; nach kurzer Gesundschreibung erschien er von neuem in Lazaretten, wo unter den unzulänglichen Verhältnissen des Krieges keine subtile Magenfunktions-Diagnostik getrieben werden konnte. Endlich landete er in der Tübinger Medizinischen Klinik, wo schließlich die vorsichtige Diagnose ‚funktionelles Erbrechen ohne organischen Befund' gestellt wurde und damit die mehr oder weniger bewusste Simulation eigentlich bewiesen war. Am Tage des Ausbruchs der Revolution entwich der*

---

[488] BAADER, Entlarvung (1934); zit. n. ELSNER, Schattenseiten, S. 56.
[489] Vgl. PROCTOR, Blitzkrieg gegen den Krebs (2002), S. 99.
[490] BAADER/SYMANSKI, Die Simulation (1937) S. 209.
[491] Vgl. PROCTOR, Blitzkrieg gegen den Krebs (2002), S. 99.

‚Patient' aus dem Lazarett ‚unbekannt wohin', womit lakonisch das Krankenblatt seinen Abschluß fand."[492]

Das von Baader dargestellte Fallbeispiel ist gleich aus mehreren Gründen aufschlussreich. Zum einen rekurrierte er hier auf eine im Ersten Weltkrieg und in der Weimarer Republik intensiv geführte Debatte über die Behandlung und Versorgung der sogenannten Kriegsneurotiker.[493] Vielen der mit dem Kriegsgeschehen psychisch vollkommen überforderten Soldaten wurde von ärztlicher Seite eine wunschbedingte Flucht in die Krankheit unterstellt. Unmittelbar nach Kriegsende 1918 seien die willensschwachen Psychopathen dann umgehend gesundet und hätten eigenständig das Lazarett verlassen, um sich mehrheitlich den sozialistischen „Umstürzlern" anzuschließen.[494] Dies war der politisch und ideologisch aufgeladene Subtext, den Baader in seiner Fallgeschichte mittransportierte. Zum anderen wies die Kasuistik des Kriegs- und Rentenneurotikers in die Zukunft. Denn Baader sollte sich, wie später noch zu zeigen sein wird, als Militärarzt im Zweiten Weltkrieg eingehend mit der Simulation von magenkranken Wehrmachtssoldaten befassen.

Beim Aufspüren und Überführen von Arbeitern, die eine Berufserkrankung vortäuschten, waren Baaders Verlautbarungen mit der NS-Ideologie nahezu deckungsgleich. Für beide stellten Simulanten charakterlich defekte und mit vermeintlich minderwertigem Erbgut ausgestattete Schmarotzer dar. Die überführten Simulanten hatten mit drakonischen Strafen zu rechnen. Einem arbeitsunwilligen Arbeiter drohte zum Mindesten eine Gefängnisstrafe, wenn nicht noch schlimmeres; es sei hier noch einmal an die Aktion gegen „Arbeitsscheue" erinnert (siehe Kap. 3.1, S. 54). Simulanten zu bekämpfen und dadurch von der „Volksgemeinschaft" (finanziellen) Schaden abzuwenden, war daher eine der ärztlich-politischen Prämissen Ernst Wilhelm Baaders. Denkbar ist, dass sich Baader, gerade weil er sich dezidiert zu der von seinen Standesgenossen mehrheitlich kritisierten Sozialversicherung bekannte, unter einem fortwährenden Rechtfertigungszwang sah und aus diesem Grunde besonders scharf gegen die angeblichen Rentenbetrüger agitierte.

Allerdings drängt sich auch an dieser Stelle der Eindruck auf, dass Baader einmal mehr vorauseilend die Glaubenssätze der NS-Machthaber anzunehmen und umzusetzen bestrebt war. Denn ähnlich konnotierte Verlautbarungen über „Rentenkämpfer" lassen sich bei Baader vor 1933 nicht finden. In seinem 1930 erschienen Artikel über die

---

[492] BAADER/SYMANSKI, Die Simulation (1937), S. 211.
[493] Siehe hierzu NEUNER, Politik und Psychiatrie (2008) und HOFER, Nervenschwäche und Krieg (2004).
[494] Vgl. QUINKERT/RAUH/WINKLER, Einleitung (2010), S. 16f.

„Gewerbemedizin" schlug er noch differenzierte Töne an. Dort warnte er zwar davor, dass „*Kliniker (...) in dem anerkennenswerten Streben, ihr Interesse für den jungen Zweig der Medizin zu beweisen, und vielleicht auch veranlaßt durch Rentenwünsche ihrer Patienten, die merkwürdigsten und bislang nirgend in der Gewerbemedizin beobachteten Gebrechen als sichere oder vermutliche Folgen einer meldepflichtigen Berufskrankheit hinstellen".*[495] Doch kam dies eher einer pflichtschuldigen Warnung gleich, ergriff er doch zu dieser Zeit eher Partei für die andere Seite. Am Ende des Artikels wies er auf die Sinnstiftung hin, die das Erkennen einer Berufserkrankung bei ihm auslöste. Dem Patienten könnte dann endlich kompetent geholfen werden und er liefe nicht mehr Gefahr, als „*Neurastheniker*" oder „*Simulant*" verunglimpft zu werden.[496] Nur drei Jahre später, mit Beginn der NS-Zeit, wandelte sich Baaders Haltung in dieser Frage und glich sich derjenigen der NS-Ideologie an.

Auch wenn er aus seiner Verachtung Simulanten gegenüber ab 1933 keinen Hehl machte, so schwebten Baader für sein Fach sicherlich keine Leistungsmediziner nach DAF-Vorbild vor. Deren übergeordnete Zielvorstellung einer hochgezüchteten und leistungsfanatischen Arbeiterschaft hatte für den Arbeitsmediziner Baader keine hohe Priorität. Von seiner grundsätzlichen inhaltlichen Ausrichtung stand er der alten Garde der Gewerbemediziner näher. Ihm schwebte auch in den nationalsozialistischen Jahren ein Ausbau insbesondere des Arbeitsschutzes für Jugendliche und eine Ausweitung der Liste der Berufskrankheiten vor. Wie er als Gutachter über den Zusammenhang von Beruf und Erkrankung im Einzelfall entschied, darüber lassen sich kaum fundierte Aussagen treffen, da es nicht möglich war, Gutachten von Baader ausfindig zu machen. Seine Publikationen und die inhaltlichen Ausrichtung seiner Forschungsprojekte weisen jedoch eher auf eine differenzierte Haltung hin. Während er sich als Leiter der Asbestose-Kommission eindeutig zur gesundheitsschädigenden Wirkung von Asbest in den Betrieben bekannte, blieb er bei den gewerblichen Magenerkrankungen skeptisch und witterte gar Krankheitsvortäuschung im großen Stil. Allerdings war Baader Fachmann genug, um die vielfältigen Zusammenhänge von Beruf und Erkrankung auch differenziert zu betrachten.

---

[495] Zit. n. BAADER, Gewerbemedizin (1930), S. 118.
[496] Zit. n. ebd., S. 120f.

5. E.W. Baader bei der Wehrmacht

In der Entnazifizierungsakte E.W. Baaders findet sich Ernst Holsteins politische Unbedenklichkeitsbescheinigung für seinen früheren Lehrer und Chef; danach wäre Baader aus Enttäuschung über den vom NS-Regime eingeschlagenen Weg regelrecht zur Wehrmacht geflüchtet, um solcherart jeglichen Berührungspunkt mit der Partei und ihrer Ideologie vermeiden zu können.[497] Stellte Baaders Eintritt in die Wehrmacht demnach, um es mit den Worten Gottfried Benns (1886-1956) zu sagen, den Weg in eine „*aristokratische Form der Emigration*" dar?[498] Wohl kaum; denn außer dieser für einen „Persilschein" typischen schöngefärbten Darstellung Holsteins gibt es keinerlei weitere Quellenbelege, die diese These stützten. Die Situation Baaders am Vorabend des Zweiten Weltkrieges war eine andere.

Sein in den ersten Jahren nach der nationalsozialistischen Machtübernahme ungemein schneller beruflicher Aufstieg stagnierte bereits seit einiger Zeit. Es gab zum einen deutlich vernehmbare Zweifel an seiner wissenschaftlichen Expertise. Zum zweiten hatte sich in der Neuköllner Verwaltung bald schon eine gewisse Enttäuschung breit gemacht, da sich die mit Baaders Verpflichtung und der Übernahme seines Universitätsinstituts für Berufskrankheiten verbundenen Erwartungen nach einem merklich höheren Patientenaufkommen nicht erfüllten. Hinzu kam, dass sich Baader in Verhandlungen mit der Universitätsverwaltung um eine bessere finanzielle Unterstützung seines Instituts aufrieb. Zum dritten zog die DAF zusehends die Deutungshoheit auf dem Gebiet der Arbeitsmedizin an sich. Baader, der 1933/1934 offensichtlich angestrebt hatte, die Nachfolge Ludwig Telekys als die unumstrittene Autorität sei-

---

[497] NRW-Landesarchiv, NW-1100-BG 34-129, Schreiben Holsteins vom 29.5.1947.

[498] Der expressionistische Lyriker Gottfried Benn bekannte sich unmittelbar nach der Machtübernahme durch die Nationalsozialisten öffentlich zum NS-Staat. Gottfried Benn, „*der nietzschetrunkene Dermatologe war angenehm berührt von dem antihumanistischen, antichristlichen Radikalismus, der irrationalen Vehemenz der Hitler-Bewegung*", wie Klaus Mann (1906-1949) in seinem Buch „Der Wendepunkt" (MANN, Wendepunkt [1952], S. 286) sarkastisch anmerkte. Benn, der mit Mann zuvor auf vertrautem Fuß gestanden hatte, veröffentlichte kurz nach 1933 einen Schmähbrief, in dem er Mann denunzierte (MANN, Der Wendepunkt, [1952], S. 330). Nachdem Benns eigene Anbiederungsversuche beim NS-Regime auf wenig Anklang stießen, der Expressionismus als „entartet" galt und Benn sich zunehmender Anfeindung ausgesetzt sah, zog er sich mehr und mehr aus der Öffentlichkeit zurück. 1935 trat er dann als Oberstabsarzt bei der Heeressanitätsinspektion Hannover seinen Dienst bei der Wehrmacht an. Im Nachhinein nannte Benn seinen Weg in die Armee beschönigend die „*aristokratische Form der Emigration*"; Zit. n. BENN, Doppelleben (1950), S. 102.

nes Faches anzutreten, trat beruflich auf der Stelle. Sicherlich machte sich darüber auch Enttäuschung bei ihm breit, und zwar in dem Sinne, dass er sich vom NS-Regime übergangen und nicht in ausreichendem Maße wertgeschätzt fühlte. Schließlich befand er sich in einer Situation, die seinen großen Ehrgeiz in keiner Weise befriedigte. Diese Entwicklungen führten wohl dazu, dass Baader eine neue Herausforderung suchte und sie als Militärarzt offensichtlich auch fand. Denn er sollte in dieser Funktion beinahe über die gesamte Dauer am Zweiten Weltkrieg teilnehmen. Gesuche Baaders an die Heeressanitätsinspektion, ihn vom Armeedienst freizustellen, sind nicht überliefert.

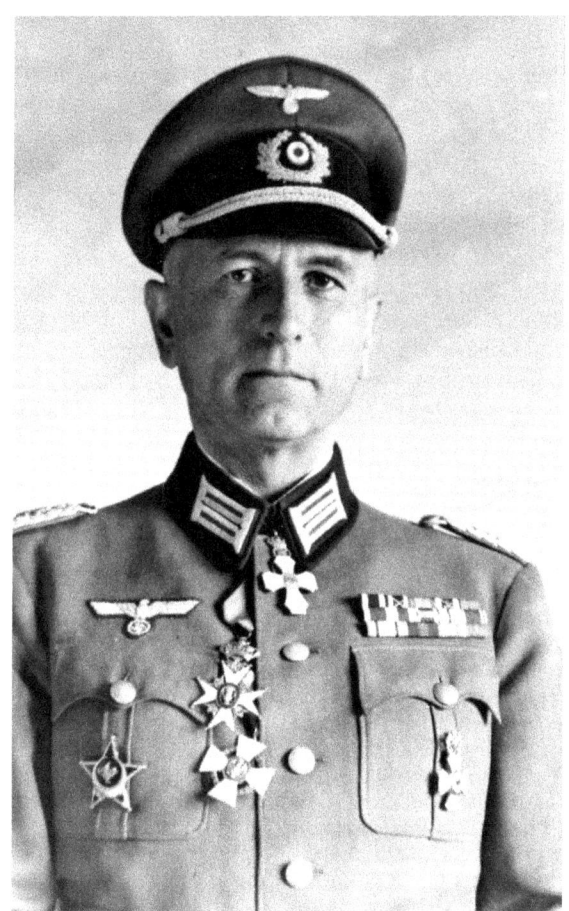

Abb. 17 E.W. Baader als Beratender Internist im Rang eines Oberstabsarztes
(Privatarchiv Dr. I. Möllhof-Mylius)

Die Darstellung Holsteins, Baader sei geradezu in die Wehrmacht geflüchtet, zielte somit an der Realität vorbei, es handelte sich dabei vielmehr um eine nach 1945 äußerst beliebte und häufig angewandte Exkulpationsstrategie nationalsozialistischer Eliten.[499] Die Wehrmacht war, wie die historische Forschung in den letzten Jahrzehnten eindrücklich herausgearbeitet hat, eine Funktionselite, die maßgeblich an der Realisierung nationalsozialistischer Expansions- und Vernichtungspolitik beteiligt war.[500] Gleichwohl hielt sich in der Nachkriegsgesellschaft bis in die 1990er Jahre hartnäckig die Legende von der „sauberen" Wehrmacht als einem Rückzugsort der Anständiggebliebenen.[501] Dieser Mythos wurde bereits unmittelbar nach der Kapitulation 1945 begründet.[502] Die obersten Wehrmachtsgeneräle kamen in ihrer Denkschrift für das „Internationale Nürnberger Militärtribunal" zu dem Schluss, *„daß das Heer gegen Partei und SS eingestellt gewesen sei, nahezu alle wichtigen Entscheidungen Hitlers missbilligt und gegen Kriegsverbrechen opponiert hatte".*[503] Analog zu den anderen Truppengattungen hatte auch die Wehrmedizin kein Bewusstsein für eigene Verfehlungen und konstruierte eine militärärztliche Variante der „sauberen Wehrmacht".[504] Durch die Legende vom „unbefleckten Waffenrock" der Wehrmacht wurde ein Geschichtsbild erfunden und im öffentlichen Diskurs benutzt, das die bundesrepublikanische Vergangenheitspolitik jahrzehntelang prägen sollte und von dem auch viele Wehrmachtsangehörige im Zuge ihrer Entnazifizierungsverfahren profitieren sollten.[505] Wie schief das Bild einer „sauberen" Wehrmacht war, lässt sich auch an den Kriegsstationen Baaders nachvollziehen.[506]

---

[499] Generell zu den Entlastungsstrategien nach 1945 siehe ULLRICH, Ich fühl' mich nicht als Mörder! (2011).
[500] Den historiographischen Ausgangspunkt stellt die wegweisende Studie von MESSERSCHMIDT, Die Wehrmacht (1969) dar. Aus einer Vielzahl an neueren Publikationen seien an dieser Stelle genannt: POHL, Die Herrschaft der Wehrmacht (2009) sowie HÜRTER, Hitlers Heerführer (2007).
[501] Erst durch die Ausstellung „Verbrechen der Wehrmacht. Dimensionen des Vernichtungskrieges" des Hamburger Instituts für Sozialforschung im Jahre 1995 geriet dieses Bild ins Wanken. Vgl. HEER/NAUMANN, Vernichtungskrieg (1995).
[502] Vgl. SCHOLTEN, Offiziere (2001).
[503] Zit. n. MESSERSCHMIDT, Vorwärtsverteidigung (1995), S. 531.
[504] Siehe hierzu NEUMANN, „Arzttum (2005), S. 10ff. und 350ff.
[505] Vgl. MESSERSCHMIDT, Vorwärtsverteidigung (1995), S. 531.
[506] Selbstverständlich bedeutet die nachgewiesene Beteiligung der Wehrmacht an der NS-Vernichtungspolitik nicht, dass – im Sinne einer Kollektivschuldthese – alle Soldaten sich per se an Wehrmachtsverbrechen schuldig gemacht haben; siehe NEITZEL/WELZER, Soldaten (2012), S. 13 f.

5.1 Der Westfeldzug

Ernst Wilhelm Baader nahm während des Zweiten Weltkrieges zunächst als Chefarzt der Kriegslazarettabteilung 610 am Westfeldzug teil.[507] Einen Einblick in seine Kriegserlebnisse liefern zwei erhaltene Briefe, die er im Juni bzw. Juli 1940 an den Dekan der Medizinischen Fakultät und späteren Direktor der Friedrich-Wilhelms-Universität Berlin, den Orthopäden Lothar Kreuz (1888-1969), schrieb.[508]

Am 28. Juni 1940 berichtete E.W. Baader, zu dieser Zeit im Rang eines Oberstabsarztes stationiert in Blois, an den Ufern der Loire zwischen Orléans und Tours gelegen, über das bisherige Kriegsgeschehen.[509] Er habe, so seinen Brief einleitend, bisher sehr viel Glück gehabt, durfte er doch den am 10. Mai 1940 beginnenden Vormarsch auf Holland und Belgien miterleben. Nachdem er im Gefolge der 18. Armee bereits am ersten Tag die so genannte Peel-Stellung im Süden der Niederlande erreicht hatte, errichteten Baader und seine Kameraden kurze Zeit später in s-Hertogenbosch ein Kriegslazarett. Nach der Kapitulation der Niederlande ging es für Baader über Antwerpen weiter nach Gent, wo es einen Großeinsatz mit ca. 2.000 Verwundeten zu bewältigen galt. In einem kurzen Zwischenresümee erwähnt er *„die Schlachtfelder Flanderns und das graußlich zerstörte Dünnkirchen sowie Boulogne (...) eindrucksvolle Erlebnisse".*

In Frankreich rückte Baader mit seiner Einheit weiter in den Norden bis nach Amiens vor. Dort war bereits

„die ganze Innenstadt außer der schönen Kathedrale von Stukas vernichtet. Überall Brand- und Gasgeruch, kein Wasser, kein Licht, die Bevölkerung geflohen u. die herniederliegenden Leichen der Negersoldaten, welche nur mit Chlorkalk bestreut waren, sodaß wir sie und die vielen Pferdekadaver noch begraben mußten".

Die vom Baader beschriebenen „herniederliegenden Leichen" waren farbige französische Soldaten, die Opfer eines Massakers der deutschen Wehrmacht geworden waren.[510] Unter den französischen Einheiten befanden sich zahlreiche Regimenter mit schwarzen Rekruten aus den französischen Kolonien. Das 24. Senegalschützenregiment leistete in der Nähe von Amiens erbitterten Widerstand gegen die Wehrmachts-

---

[507] Baaders militärärztliche Stationen sind in seiner Entnazifizierungsakte aufgelistet (vgl. NRW-Landesarchiv, NW-1100-BG 34-129).
[508] Zu Kreuz siehe GRÜTTNER, Biographisches Lexikon (2004), S. 98f.
[509] Brief Baaders an Kreuz vom 28.6.1940 findet sich im HU-Archiv, UK B/002. Hieraus auch die folgenden Angaben.
[510] Siehe hierzu SCHECK, Hitlers afrikanische Opfer (2009).

truppen, musste aber nach zwei Tagen zurückweichen. In der Nacht vom 8. zum 9. Juni 1940 wurde der Großteil des Regiments eingekesselt, in der folgenden Nacht aufgerieben und gefangen genommen.[511] Was sich dann abspielte, ist in den Kriegsberichten weißer französischer Offiziere nachzulesen:

> *„Nach der Gefangennahme stürzten sich die Deutschen mit noch nie dagewesener Brutalität auf die Senegalesen. Sie stachen mit ihren Bajonetten auf sie ein und schlugen sie mit ihren Gürtelschnallen nieder.*[512]

Als der Kommandeur des Regimentes gegen die Misshandlungen der gefangenen Soldaten protestierte, erwiderte ihm ein deutscher Oberst lediglich: *„Das sind doch nur Wilde."*[513]

Nach den schauerlichen Erlebnissen in Amiens wartete auf Baader ein Höhepunkt seiner militärischen Laufbahn, nahm er doch am 14. Juni 1940 am Einmarsch der Wehrmacht in Paris teil. Und *„der Einzug in die menschenleere Stadt war fabelhaft!"*, meldete ein beeindruckter E.W. Baader an die Heimatfront. Im Anschluss daran verbrachte man *„bei schönstem Sommerwetter"* drei Tage und Nächte in einem Schloss, dessen jüdischer Besitzer *„gemeine Karikaturen von Führer u. Duce für die franz.(ösische) Presse gezeichnet (hat) u. nun getürmt (ist)"*. Neben der Entspannung in der Schlossunterkunft schien ihn während seines Paris-Aufenthaltes das Judentum sehr beschäftigt zu haben. So berichtete er seinem Dekan von einem Besuch bei der deutschen Botschaft, wo er sogleich in vertrauliche Details eingeweiht wurde:

> *„Wie man mir auf der Botschaft erzählte, ist gr.(osser) Schaupr.(ozess) um den jüd.(ischen) Mörder Grünspan geplant, aber dieser (wurde) nach Süden verschleppt."*

Herschel Grünspan war ein in Hannover aufgewachsener Jude polnischer Staatsangehörigkeit, der 1936 über Brüssel nach Paris emigrierte.[514] Anfang November 1938 erfuhr er durch einen Brief seiner Schwester, dass seine in Deutschland zurückgebliebene Familie mittlerweile der so genannten „Polenaktion" zum Opfer gefallen sei. Zusammen mit 18.000 weiteren Juden polnischer Staatsangehörigkeit wurde die Familie Grünspan gewaltsam und völlig unvorbereitet aus dem Deutschen Reich

---

[511] Vgl. ebd., S. 39.
[512] Aussage des Regimentskommandeurs, Oberst Amédée Fabre; zit. n. ebd., S. 40.
[513] Zit. n. ebd.
[514] Zu Herschel Grynszpan (so die alternative Schreibweise seines Namens) siehe u.a. ROIZEN, Herschel Grynszpan (1986).

ausgewiesen und in Richtung polnische Grenze abgeschoben.[515] Da sich die polnische Regierung weigerte, sie aufzunehmen, irrten die Vertriebenen wochenlang im Niemandsland der deutsch-polnischen Grenze umher. Nur wenige Tage, nachdem er vom Schicksal seiner Familie erfahren hatte, machte sich Herschel Grünspan mit einem Revolver bewaffnet auf den Weg in die deutsche Botschaft in Paris. Dort verlangte er, einen Beamten zu sprechen, woraufhin er von Botschaftssekretär Ernst vom Rath (1909-1938) empfangen wurde. Er feuerte sofort fünf Schüsse auf den Diplomaten ab und verletzte ihn dabei lebensgefährlich.[516]

Der Anschlag eines Juden auf einen deutschen Botschaftsbeamten wurde von Josef Goebbels unverzüglich propagandistisch ausgeschlachtet. Als vom Rath zwei Tage später am 9. November 1938 seinen Schussverletzungen erlag, diente Grünspans Attentat dem Regime als Vorwand für das noch am gleichen Abend einsetzende Judenpogrom.[517] In der „Reichskristallnacht"[518] gingen SA, SS und NSDAP-Parteimitglieder in einer von Hitler und Goebbels geplanten und initiierten Aktion gegen jüdische Bürger und deren Besitztümer vor.[519] Der Mob steckte deutschlandweit Synagogen in Brand, zerschlug die Schaufenster jüdischer Läden und brach plündernd in die Geschäfte ein. Die Novemberpogrome sind sehr zu Recht als ein *„öffentliches Erniedrigungsritual"* bezeichnet worden.[520] In unvorstellbarer Brutalität gingen Schlägertrupps gegen Juden in ihren Wohnungen vor. Es wurde geraubt, misshandelt und gemordet. *„Eine Explosion von Sadismus"*, so Saul Friedländer in seinem Opus Magnum „Das Dritte Reich und die Juden",

> *„warf ein besonders gespenstisches Licht auf die gesamte Aktion und ihre Nachwehen; sie brach auf allen Ebenen aus, auf der der höchsten Führung und auf der der kleinsten Parteimitglieder. (...)*

---

[515] Sie hierzu ausführlich TOMASZEWSKI, Auftakt zur Vernichtung (2002); ein persönlicher Bericht über dieses Ereignis aus der Perspektive eines Betroffenen bei REICH-RANICKI, Mein Leben (2001), S. 157-160.
[516] Vgl. FRIEDLÄNDER, Das Dritte Reich und die Juden (2008), S. 290.
[517] Zum unmittelbaren Zusammenhang zwischen der Tat Grünspans und der „Reichskristallnacht" siehe JONCA, Die Radikalisierung des Antisemitismus (1990).
[518] Genau genommen müsste eigentlich von „Reichskristallnächten" die Rede sein, da die Terrorwelle gegen die Juden einzelne Regionen zeitverzögert erreichte bzw. mancherorts einige Tage andauern sollte. Eindrücklich geschildert in FRIEDLÄNDER, Das Dritte Reich und die Juden (2008) S. 291ff.
[519] Siehe hierzu neben DÖSCHER, Reichskristallnacht (1988) auch den Sammelband von PEHLE, Der Judenpogrom (1988).
[520] Der Begriff geht zurück auf LOEWENBERG, The Kristallnacht as a public Degradation Ritual (1987).

Eine unkontrollierte Lust an der Vernichtung und Demütigung der Opfer trieb die Kommandos, die durch die Städte streiften".[521]

Hunderte deutsche Juden verloren während der Novemberpogrome ihr Leben und unzählige den letzten Rest ihrer beruflichen Existenz; nahezu alle jüdischen Gotteshäuser wurden in diesen Tagen demoliert oder zerstört.

Die Tatsache, dass Baader seinem Adressaten zwanglos von der „Causa Grünspan" berichtete, lässt tief blicken. Zwar schwang in seiner Schilderung über den Botschaftsbesuch und das dort erlangte Insiderwissen sicherlich ein gewisses Maß an Wichtigtuerei mit, entscheidend war jedoch etwas anderes. Baaders Brief war ideologisch aufgeladen, da er ohne Not jüdische „Verbrecher" und ihre Taten benannte. Vor allem musste ihm klar gewesen sein, welche Assoziationen er mit der Erwähnung Grünspans weckte. Denn der Zusammenhang zwischen der Ermordung des deutschen Diplomaten vom Rath und der unmittelbar darauf einsetzenden antijüdischen Terrorwelle war jedem „Volksgenossen" hinlänglich bekannt. Das Selbstbild, das er in seinem Schreiben vermitteln wollte, war dasjenige eines kriegsbegeisterten Militärarztes, der sich auch in „Judenfragen" auf Parteilinie befand. Ernst Wilhelm Baader fasste den Westfeldzug, dies lässt seine Berichterstattung über in die Flucht geschlagene jüdische Karikaturisten und Mörder erkennen, auch als Rassen- bzw. Weltanschauungskrieg auf. Es wurden nicht nur Frankreich und die Benelux-Länder erobert, Krieg geführt wurde, auch im Westen, gegen die Juden.[522] Der bereits als Zeitzeuge und Verfolger des Regimes erwähnte Dresdner Philologe Victor Klemperer hat in seiner scharfsinnigen Analyse der Sprache des Dritten Reiches (LTI = *Lingua Tertii Imperii*) im Kapitel „Der Jüdische Krieg" herausgearbeitet, in welcher Weise der NS-Staat in perfider Verkehrung der Rolle von Täter und Opfer einen vermeintlichen „Verteidigungs"-Krieg gegen das imaginierte „Weltjudentum" propagierte.[523]

Bezüglich Baaders Haltung in diesem Kontext ist bemerkenswert, dass er freimütig auf einen geplanten Schauprozess gegen Grünspan verwies. Bei den nationalsozialistischen Schauprozessen war es das

---

[521] FRIEDLÄNDER, Das Dritte Reich und die Juden (2008), S. 299.
[522] Zur Diskussion, ob der Krieg im Westen ebenso wie der Russlandfeldzug als Weltanschauungskrieg zu bezeichnen ist, siehe: MEYER, Die deutsche Besatzung in Frankreich (2000) sowie DELACOR, Weltanschauungskrieg im Westen (2003). Während diese beiden Studien der Wehrmacht auch auf dem westlichen Kriegsschauplatz ein hoch ideologisiertes und oftmals völkerrechtswidriges Gebaren attestieren, äußert sich LIEB, Konventioneller Krieg (2007) deutlich zurückhaltender.
[523] KLEMPERER, LTI (1996), S. 218-230.

Ziel, die Angeklagten vorzuführen und zu erniedrigen; ihre Verurteilung stand bereits vor Prozessbeginn fest. Die Gerichtsverhandlungen dienten sowohl der Propaganda als auch der Abschreckung.[524] Baader wiederum goutierte in seinem Brief implizit den Unrechtscharakter des NS-Regimes, wusste er doch genau, dass Grünspan vor einem deutschen Gericht kein fairer Prozess erwarten würde. Zumindest im Fall des „jüdischen Mörders" erschien ihm dies offensichtlich durchaus angemessen. Diese Einstellung macht deutlich, wie tief die vom NS-Regime vorangetriebene „Entjudung" der deutschen Gesellschaft wie auch weiter Teile Europas bereits in das Bewusstsein des einzelnen „Volksgenossen" eingedrungen war.[525] Ganz offensichtlich hatte auch bei Ernst Wilhelm Baader eine Umwertung der moralischen Standards stattgefunden.[526] Die Tatsache, dass er dem Dekan der Berliner Fakultät aus freien Stücken von Ereignissen berichtete (Massaker an dunkelhäutigen Soldaten, Vertreibung von jüdischen Karikaturisten, geplanter Schauprozess), die er nur wenige Jahre vorher mit Sicherheit entschieden verurteilt hätte und die auch im „Dritten Reich" teilweise gegen geltendes Recht verstießen, lässt vermuten, dass er sich, zumindest in einzelnen Handlungsfeldern einer spezifisch nationalsozialistischen Moral näherte.[527] Im Alltag angewandte Werte und Normen unterschieden sich im „Dritten Reich" diametral von denen demokratischer Gesellschaften. Die nationalsozialistische Welt war als eine radikal ungleiche gedacht, in der die Angehörigen verschiedener Rassen eine unterschiedliche rechtliche Behandlung erwartete.[528]

Ein Schauprozess gegen Herschel Grünspan wurde trotz intensiver Anstrengung und weit gediehener Vorbereitungen niemals realisiert. Nachdem ihn ein eigens zu diesem Zweck eingesetztes Kommando unter der Leitung des Juristen und Propagandisten, Friedrich Grimm (1888-1959) in Südfrankreich aufgespürt hatte, wurde Grünspan auf Druck der deutschen Besatzungsmacht von dem kollaborierenden Vichy-Frankreich an die Gestapozentrale in Berlin ausgeliefert. Dort behauptete Grünspan, er habe vom Rath innerhalb der Pariser Homosexuellen-

---

[524] Der höchste Richter im NS-Staat, der berüchtigte Roland Freisler (1893-1945), personifizierte dabei die Voreingenommenheit und Rechtsbeugung der Justiz im Nationalsozialismus. In den zweieinhalb Jahren seiner Leitung des Volksgerichtshofes wurden insgesamt über 5.000 Todesstrafen verhängt. Siehe hierzu WAGNER, Der Volksgerichtshof (2011).
[525] Vgl. NEITZEL/WELZER, Soldaten (2012), S. 56.
[526] Vgl. WELZER, Täter (2005), S. 48ff.
[527] Siehe GROSS, Anständig geblieben (2010); zur ärztlichen Ethik und Moral im „Dritten Reich" siehe BRUNS, Medizinethik im Nationalsozialismus (2009).
[528] Vgl. NEITZEL/WELZER, Soldaten (2010), S. 56f.

szene kennengelernt. Dies rief bei den Planern Zweifel an dem propagandistischen Nutzwert eines Schauprozesses hervor, mussten sie doch befürchten, dass der Angeklagte während der Verhandlung die angebliche Homosexualität vom Raths und eventuell anderer Nationalsozialisten in Paris zur Sprache bringen würde. Herschel Grünspan wurde im September 1942 vom KZ Sachsenhausen in das Zuchthaus Magdeburg verlegt, wo er wahrscheinlich auch umgebracht wurde.[529]

Nach dem Pariser Schlossaufenthalt ging es für E.W. Baader im Sommer 1940 über Orleans nach *„dem stark zerschossenen Tours"* und weiter nach Blois, von wo er seinen Brief an Kreuz verfasste:

„Wir liegen hier in einer Klinik am Ufer der Loire, aber auch noch ohne Wasser und Licht, da alles gesprengt. Wenn Sie diese Zeilen lesen, werden wir jedoch schon längst weiter voran sein."

An dem Brief E.W. Baaders wird deutlich, wie schnell der deutsche Eroberungsfeldzug im Westen vonstatten ging. Die Ereignisse, von denen Baader berichtete, beanspruchten lediglich einen Zeitraum von knapp sieben Wochen. In dieser Zeit eilte Baader mit seiner Lazarettabteilung atemlos hinter den Wehrmachtstruppen her und durchquerte dabei Holland, Belgien und weite Teile Frankreichs. Von Sieg zu Sieg eilend mussten Baader diese Wochen wie ein einziger Triumphzug vorgekommen sein, und tatsächlich äußerte er sich in seinem Schreiben an Dekan Kreuz auch tief beeindruckt und teilweise – man denke an „seinen" Einmarsch in Paris – regelrecht euphorisch. Baader stand mit seiner Hochstimmung nicht alleine, im Gegenteil hatte mit dem siegreichen Westfeldzug der Glaube an Hitler als charismatischen Führer und genialen Feldherrn in Deutschland allgemein seinen Höhepunkt erreicht.[530] Die Bevölkerung war überzeugt, der „Endsieg" stehe unmittelbar bevor und die Verehrung Hitlers *„als einer zwischen Heiland und Popstar changierenden Figur"* erreichte eine neue Dimension mit durchaus irrationalen Zügen.[531] Baaders Berichterstattung aus Paris warf zudem ein Schlaglicht auf seine antijüdischen Ressentiments. Dass er in Amiens nachträglich Zeuge eines Wehrmachtsverbrechens wurde, schien ihm entweder nicht klar gewesen zu sein, oder aber er teilte die rassistische Haltung seiner Kameraden. In jedem Fall tat dieses Erlebnis seiner anfänglichen Kriegsbegeisterung keinen Abbruch.

Nur kurze Zeit später, Dekan Kreuz hatte soeben erst ein Antwortschreiben an Baader verfasst, in dem er bekannte, er beneide ihn um alles, *„was Sie in diesen Wochen in Frankreich erleben konnten"*, ging

---

[529] Vgl. SCHWAB, The Day The Holocaust began (1990), S. 184.
[530] Vgl. KERSHAW, Der Hitler-Mythos (2002), S. 407.
[531] Zit. n. NEITZEL/WELZER, Soldaten (2012), S. 276.

ein weiterer Brief beim Dekan ein.[532] Am 15. Juli 1940 übermittelte Baader erneut Grüße und einen weiteren Lagebericht, diesmal aus dem westfranzösischen Angoulême, der Stadt *„der Gänseleberpastete"*, wie der Absender kundig anmerkte.[533] Baader berichtete zunächst davon, dass sie in einem 500 Jahre alten Hospital ihr Kriegslazarett aufgeschlagen hätten. Die Patienten waren zuvorderst aus französischer Kriegsgefangenschaft entlassene, verwundete deutsche Soldaten, die von den Franzosen, wie Baader, konstatierte, *„bisher (....) nicht sehr gemein behandelt bzw. misshandelt wurden."* Ganz anders verhielt es sich jedoch mit den in Angoulême untergebrachten volksdeutschen Lothringern, *„die von den Franzosen"* – wie ihm berichtet worden war – *„massakriert wurden"*.

Die Wehrmacht griff im Zweiten Weltkrieg auf die „eindeutschungsfähigen" Männer innerhalb der von ihnen besetzten Gebiete zurück.[534] Von dieser völkerrechtswidrigen Zwangsrekrutierung war insbesondere Elsass-Lothringen betroffen. Nach dem Einmarsch der Wehrmacht in Frankreich wurde die Region postwendend an das Deutsche Reich angeschlossen und eine rücksichtslose Germanisierungspolitik betrieben.[535] Dabei schloss sich eine Minderheit bereitwillig dem NS-Regime an und trat auch freiwillig in die Wehrmacht ein.[536] Diese Männer wurden von der großen Masse der Elsass-Lothringer als Kollaborateure angesehen, stand doch die Bevölkerung dem NS-Staat mehrheitlich ablehnend gegenüber und nahm den Anschluss an das Deutsche Reich als Besatzung war.[537] Wehrmachtsüberläufer wurden von ihnen als Verräter angesehen, die Wut über sie entlud sich in den von Baader beschrieben, vereinzelten Übergriffen.

Vollends zu einem Schmelztiegel wider Willen geriet die kleine Stadt Angoulême durch *„8000 spanische Rotgardisten, die"* – wie Baader beobachtete – *„über unsere Anwesenheit wenig erfreut zu sein scheinen."* Interniert waren sie allesamt im „Camp de la Braconne", einem weitläufigen Barackenareal, das bereits vor dem Einmarsch der Wehrmacht tau-

---

[532] Zit. aus Brief von Kreuz an Baader vom 16.7.1940. Das Schreiben ist ebenso im HU-Archiv, UK B/002 überliefert.
[533] HU-Archiv, UK B/002, Brief Baaders an Kreuz vom 15.7.40; hieraus auch die folgenden Angaben.
[534] Zum Einsatz volksdeutscher Soldaten in der Wehrmacht siehe HAASE, Von „ons Jongen" (1995).
[535] Vgl. ebd., S. 164.
[536] Da dieser Zulauf an Freiwilligen für die Wehrmacht aber überaus bescheiden ausfiel, wurde ab August 1942 in der Region die allgemeine Wehrpflicht eingeführt (vgl. ebd.).
[537] Vgl. ebd.

sende von politischen Flüchtlingen verwahrte.[538] Diese Gemengelage könnte ein Grund dafür gewesen sein, dass der Duktus des zweiten Briefes von Ernst Wilhelm Baader im Vergleich zum vorangegangen Schreiben nicht mehr ganz so euphorisch gehalten war; die Lage stellte sich ihm in Anbetracht der massakrierten Lothringer sowie der feindlich gestimmten spanischen Rotgardisten wesentlich düsterer dar.

Nach dem Brief aus Angoulême verliert sich für einige Zeit die Spur des Militärarztes Baader. Im Zuge seines Spruchkammerverfahrens gab er nach dem Krieg an, im Januar 1941 in die Kriegslazarettabteilung 603 abkommandiert worden zu sein.[539] Über seine dortige militärärztliche Tätigkeit liefern die vorhandenen Archivalien allerdings keine Anhaltspunkte.[540] Ende April 1942 erfolgte ein erneuter Wechsel seines Einsatzortes, diesmal an das in Brüssel stationierte Kriegslazarett 614.[541] Hier sollte Baader bis zum Abzug der Wehrmacht im September 1944 bleiben. Diese knapp 2½ Jahre in Belgien wiederum lassen sich quellenmäßig sehr gut rekonstruieren.

Belgien unter dem Hakenkreuz

Mit Beginn der Westoffensive am 10. Mai 1940 überschritten deutsche Truppen ohne Kriegserklärung und ohne Rücksicht auf die Neutralität der Nachbarländer die Grenzen von Belgien, Luxemburg und den Niederlanden.[542] Belgien wehrte sich bis zum 28. Mai 1940 gegen die deutsche Invasion. Nach der Kapitulation wurde das Land dem Befehl des Infanteriegeneral Alexander von Falkenhausen (1878-1966) unterstellt, der ab Juni 1940 als „Militärbefehlshaber für Belgien und Nordfrankreich" auch für die französischen Departements Nord und Pas-de-Calais zuständig war.[543] Im Gegensatz zu allen anderen von den deutschen besetzten Gebieten blieb Belgien fast bis zum Ende der Besatzung unter einer Militärverwaltung. Erst im Juli 1944 setzte Hitler per Führererlass eine Zivilverwaltung unter der Leitung des Beauftragten des Chefs der Sicherheitspolizei und des Sicherheitsdienstes (Sipo und SD) ein.[544] Bis

---

[538] Vgl. STENZEL, „Den Nazis eine schallende Ohrfeige versetzen" (2009), S. 169f.
[539] NRW-Landesarchiv, NW-1100-BG 34-129 (Entnazifizierungsakte Baader).
[540] Laut den Angaben TESSIN, Verbände und Truppen (1975), S. 272f. unterstand die Kriegslazarettabteilung 603 der Heeresmission in Rumänien.
[541] NRW-Landesarchiv, NW-1100-BG 34-129 (Entnazifizierungsakte Baader).
[542] Vgl. BENZ, Okkupation und Repression (2004), S. 9.
[543] Zu von Falkenhausen siehe WILKEN, Zwischen Kommando und Kerker (2002).
[544] Der Zusammenbruch der Westfront sowie die Befreiung Belgiens durch alliierte Truppen im September 1944 verhinderten allerdings praktische Auswirkung die-

dahin unterstanden Reinhard Heydrichs Stellvertreter in Brüssel der Befehlsgewalt von Falkenhausens und seines mächtigen Verwaltungsstabchefs, Eggert Reeder (1894-1959).[545] Allem Anschein nach stellten Sipo und SD den Führungsanspruch der Wehrmacht auch gar nicht in Frage, stattdessen arbeitete man weitgehend geräuschlos, konfliktfrei und effizient zusammen.[546]

Die Militärverwaltung in Belgien lässt sich treffend als eine Aufsichtsverwaltung charakterisieren, d.h. der Wille der Besatzungsmacht, vor Ort nur mit wenig Personal ausgestattet, sollte mit Hilfe des einheimischen bürokratischen Apparates durchgesetzt werden.[547] Vorrangiges Ziel der deutschen Besatzungsherrschaft in Belgien war die ökonomische Ausbeutung des Landes für die deutsche Kriegswirtschaft.[548] Auch für Belgien galt, dass Deutschland das von ihm kontrollierte Ausland in hohem Maße zur Kriegsfinanzierung heranzog.[549] Eindeutige Profiteure dieser Besatzungspolitik waren die in den besetzen Ländern stationierten Wehrmachtssoldaten. Mittels so genannter Reichskreditkassenscheine und günstiger Wechselkurse konnten sie die besetzten Länder regelrecht leer kaufen.[550] Während dies vor Ort die Inflation anheizte, konnte dadurch in Deutschland das Tempo der Geldentwertung deutlich verringert werden. Zudem trugen die üppigen Feldpostpakte der Soldaten zu einer besseren Stimmung an der Heimatfront bei.[551] So sehnte sich auch der Soldat Heinrich Böll (1917-1985), im Herbst 1941 in der Nähe von Köln mit der Bewachung von sowjetischen Kriegsgefangenen eingesetzt, zurück nach Belgien, das er während des Westfeldzuges kennen und schätzen gelernt hatte:

„Meine einzige Sorge ist vorläufig nur, dass ich nach Antwerpen komme oder nicht; alle die schönen Dinge, die ich mitbringen muss und will, Kaffee, Zigarren und Tuche, ach, wenn das alles noch sein könnte."[552]

---

ser administrativen Neuausrichtung; vgl. BENZ, Okkupation und Repression (2004), S. 15.

[545] Zum Befehls- und Kompetenzgeflecht zwischen Wehrmacht, Sipo und SD sowie belgischen Behörden siehe die kenntnisreiche Studie von MEINEN, Die Shoah in Belgien (2009), hier v.a. die Seiten 17-39.
[546] MEINEN, Die Shoah in Belgien (2009), S. 18f.
[547] Vgl. BENZ, Okkupation und Repression (2004), S. 16.
[548] Zur Bedeutung des besetzten Auslands für die Kriegsfinanzierung siehe BUCHHEIM, Die besetzten Länder (1986) sowie ALY, Hitlers Volksstaat (2005).
[549] Beschrieben in ALY, Hitlers Volksstaat (2005), S. 159-166.
[550] Vgl. ebd., S. 115.
[551] Vgl. ebd., S. 37 und 115 f.
[552] BÖLL, Briefe (2001), S. 264; zitiert n. ALY, Hitlers Volksstaat (2005), S. 159.

Unterdrückung jeglicher Widerstandsformen und Terror gegenüber der Zivilbevölkerung waren elementare Bestandteile der Okkupationspolitik in Belgien, galt es doch sämtliche Bestrebungen, die der wirtschaftlichen Ausplünderung des Landes entgegenstanden, im Ansatz zu verhindern.[553] Für die Juden in Belgien bedeutete die deutsche Besatzungspolitik Verfolgung, Deportation und Vernichtung.[554] Auch wenn von Falkenhausen als Chef der Militärverwaltung zunächst Bedenken gegenüber den antijüdischen Maßnahmen hegte, war er schließlich verantwortlich für die Deportation von ca. 25.000 Juden in das Konzentrations- und Vernichtungslager Auschwitz. Denn ohne das Einverständnis der Militärverwaltung *„hätte das Reichssicherheitshauptamt keinen einzigen Zug nach Auschwitz schicken können."*[555] War von Falkenhausen solcherart für die Ermordung der Juden (mit-)verantwortlich, so hatte er andererseits auch Verbindungen zum Widerstand des 20. Juli 1944 und wurde daher seines Amtes als Militärbefehlshaber in Belgien und Nordfrankreich enthoben.

5.2 Baader als Beratender Internist des Heeres

Nach der Besetzung kam den in Belgien tätigen Wehrmachtsmedizinern die Aufgabe zu, für die Gesunderhaltung der in Belgien stationierten Truppenverbände zu sorgen. Dabei standen vornehmlich Seucheneindämmung bzw. -prophylaxe, Bekämpfung von Geschlechtskrankheiten und Revitalisierung der erschöpften Soldaten auf der Tagesordnung.[556] Insbesondere Kriegsteilnehmer, deren Regimenter nach längerem Aufenthalt an der Ostfront zur Neuformierung und Regeneration nach Belgien abkommandiert worden waren, bedurften einer intensiven militärmedizinischen Betreuung.

Um eine effiziente und weitgehend einheitliche Beurteilung der Krankheitszustände von Soldaten zu gewährleisten, wurde mit Beginn des Zweiten Weltkrieges die Instanz der so genannten Beratenden Ärzte des Heeres flächendeckend eingeführt.[557] Den dazu auserkorenen Medi-

---

[553] Generell zur Reaktion der belgischen Bevölkerung auf die deutsche Okkupationspolitik siehe WEVER, Benelux-Staaten (1996).
[554] Siehe hierzu ausführlich MEINEN, Die Shoah in Belgien (2009).
[555] Zit. n. ebd. S. 177.
[556] Vgl. KUPPLICH, Funktion und Leistungen (1996), S. 28.
[557] Bereits im Ersten Weltkrieg gab es Ärzte, die als Experten für einzelne Fachbereiche wie die Innere Medizin, Chirurgie oder Pathologie das Sanitätswesen berieten. Das System der Beratenden Ärzte wurde dann für den Zweiten Weltkrieg systematisch auf weitere Fachdisziplinen ausgeweitet. Neben den drei genannten Fachrichtungen gab es nunmehr auch Beratende Psychiater, Hygieniker,

zinern kam primär die Aufgabe zu, den leitenden Sanitätsoffizieren mit ihrem Fachwissen zur Seite zu stehen und sie mit Rat und Tat zu unterstützen. Darüber hinaus waren sie angehalten vierteljährig Berichte über ihre in diesem Zeitraum gewonnen „kriegsärztlichen Erfahrungen" zu verfassen und diese der Heeressanitätsinspektion zugänglich zu machen.

Beratende Ärzte gab es in jedem einzelnen Wehrkreis, für gewöhnlich wurde hiermit ein universitärer Ordinarius der jeweiligen Fachrichtung betraut. Im Feldheer wiederum war die Rekrutierung nicht derart klar geregelt. Hier wurden erst im Laufe des Krieges beratende Stellen mit für geeignet erachteten Ärzten besetzt.[558] Teilweise gab es auch Aufsplitterungen und Hilfskonstruktionen, so dass einzelne Mediziner als „Hilfsberatende", „Unterberatende" oder „stellvertretende Beratende" bezeichnet wurden.[559] Als Primus inter Pares galten die direkt in der Heeressanitätsinspektion eingesetzten Beratenden Mediziner, hatten sie doch einen unmittelbaren Zugang zum sanitätsdienstlichen Machtzentrum und konnten auf dem „Sonderdienstweg" dem Sanitätsinspekteur konkrete Vorschläge unterbreiten.[560] Für die Internisten füllte diesen Posten über die gesamte Kriegszeit hinweg der Breslauer Ordinarius für Innere Medizin, Kurt Gutzeit (1893-1957) aus.[561] In seiner Funktion als oberster Militärinternist oblagen ihm nicht nur die Zusammenstellung und Auswertung der Beratendenberichte, sondern Gutzeit versuchte auch, auf die Personalbesetzung innerhalb des Sanitätswesens Einfluss nehmen.[562]

An internistischen Krankheitsbildern spielten in den Jahren 1939 bis 1945 insbesondere die als Kriegsseuchen klassifizierten Infektionskrankheiten wie zum Beispiel Ruhr, Fleckfieber oder Typhus eine bedeutende Rolle.[563] Ein weiterer militärinternistischer Schwerpunkt war die Behandlung von gehäuft auftretenden Magen-Darm-Erkrankungen sowie Erschöpfungsleiden, insbesondere Herzbeschwerden.[564] Beratende Internisten bewegten sich wie alle anderen Militärärzte stets in einem Spannungsfeld zwischen der Berücksichtigung des Individualwohls von verletzten bzw. erkrankten Soldaten und den häufig davon divergieren-

---

Dermatologen, Physiologen, Röntgenologen, Pharmakologen, Orthopäden sowie Gerichtsmediziner; vgl. KUPPLICH, Funktion und Leistungen (1996), S. 40 sowie LEVEN, Quellen zur Geschichte des Sanitätswesens (1990).
[558] Vgl. BERGER, Die Beratenden Psychiater (1998), S. 45f.
[559] Vgl. ebd., S. 44.
[560] Vgl. ebd., S. 50f.
[561] Zu Kurt Gutzeit siehe KLEE, Personenlexikon (2007), S. 212.
[562] Vgl. KUPPLICH, Funktion und Leistungen (1996), S. 40 f.
[563] Siehe LEVEN, Fleckfieber (1990); WEINDLING, Epidemics and Genocide (2000).
[564] Vgl. KUPPLICH, Funktion und Leistungen, S. 59.

den militärischen Richtlinien, die vordringlich auf eine möglichst schnelle Wiederherstellung der Kriegstauglichkeit des Patienten abzielten. In der deutschen Militärmedizin war das Dilemma der *„doppelten ethischen Buchführung"* (Peter Riedesser) insofern gelöst, als sich die Sanitätsoffiziere in der überwiegenden Zahl primär als Militärs verstanden.[565] Zu fragen ist, ob auch der Militärmediziner E.W. Baader seine ambivalente Rolle als Wehrmediziner in dieser Weise eindeutig interpretierte.

Ernst Wilhelm Baader leitete ab April 1942 die internistische Beobachtungsstation der Brüsseler Kriegslazarett-Abteilung 614 und firmierte seit dieser Zeit auch offiziell als Beratender Internist beim Befehlshaber für Belgien und Nordfrankreich.[566] Seine Position als Beratender Arzt war allerdings nicht unangefochten, lassen sich doch in der Überlieferung der Heeressanitätsinspektion immer wieder Zweifel herauslesen, ob er diese Stellung denn auch wirklich sicher habe. Noch im Januar 1944 äußerte Kurt Gutzeit in einem Schreiben an Baader, er hoffe, dass dessen Position als Beratender *„nunmehr fester geworden ist"*.[567] Allem Anschein nach musste Baader auch beim Militär um Anerkennung ringen. Wie bereits auf früheren Stufen seiner Karriere hatte Baader offensichtlich mit Zweifeln an seiner Person und seinen Fähigkeiten als Arzt und Wissenschaftler zu kämpfen; dieses Phänomen lässt sich – sieht man einmal von der unmittelbaren Anfangszeit 1933/34 ab – beinahe über das gesamte „Dritte Reich" erkennen.

In seiner Funktion als Beratender Internist betreute E.W. Baader ein weiträumiges Gebiet. Dabei hatte er sich nicht nur auf die großen belgischen und nordfranzösischen Kriegslazarette Antwerpen, Brüssel, Gent, Lille oder Cambrai zu konzentrieren, sein Einsatzbereich erstreckte sich ebenso auf die kleineren, so genannte Ortslazarette. Teilweise war er noch in den niederländischen Grenzgebieten wie auch in weiteren Teilen Frankreichs eingesetzt.[568] Stieß er bei seinen Inspektionsreisen auf ungeklärte bzw. wissenschaftlich interessante Krankheitsfälle, so ordnete er die Verlegung dieser Soldaten in seine Beobachtungsstation im Brüsseler Kriegslazarett an. Besonderes Augenmerk legte Baader dabei stets

---

[565] Zit. n. RIEDESSER, Ethische Dimensionen (1990), S. 220f.
[566] Die Angaben sind entnommen aus der Entnazifizierungsakte Baader (NRW-Landesarchiv, NW-1100-BG 34-129) sowie einem dem Bericht Baaders vorangestellten Schreiben des leitenden Sanitätsoffiziers beim Militärbefehlshaber Belgien und Nordfrankreich vom 23.5.1943 (vgl. BA-MA, RH 12-23/24).
[567] Schreiben von Gutzeit an Baader vom 21.1.1944. Zit. n. BA-MA, RH 12-23/265.
[568] BA-MA, RH 12-23/24, Tätigkeitsbericht des Beratenden Internisten Baader vom 14.5.1943.

auf die hohe Anzahl an magenerkrankten Soldaten.[569] Das gehäufte Auftreten von Magenleiden war jedoch kein Spezifikum seines Tätigkeitsbereichs, sondern kann als ein deutsches Massenphänomen im Zweiten Weltkrieg bezeichnet werden.

Bereits zu Kriegsbeginn mussten sich unzählige Wehrmachtssoldaten auf Grund von langwierigen, mitunter chronischen Magenproblemen in Lazarettbehandlung begeben, sodass diese Patientengruppe zu einem ernsthaften Problem für die Sanitätsführung wurde.[570] In den Augen der Beratenden Internisten war ein Grund für diese Problematik, dass Magenkranke viel zu schnell hospitalisiert und dann in den Lazaretten auch deutlich zu lange behandelt werden würden. Viele Militärinternisten begegneten den Magenkranken mit unverhohlenem Misstrauen. Zwar gestanden sie den Soldaten durch die unausgewogene Truppenverpflegung, den Koppeldruck sowie die ungewohnten Strapazen Magenprobleme durchaus zu. Bei langwierigen, zur Chronifizierung neigenden Magenerkrankungen waren sie jedoch überaus misstrauisch und unterstellten den betroffenen Soldaten häufig Verweichlichung und fehlenden Willen zur Gesundung.[571]

Deshalb entwarf die Heeressanitätsinspektion bereits 1940 erste „Richtlinien über die Erkennung, Beurteilung und Behandlung von Magenkrankheiten", die die Truppen- und Lazarettärzte zu einem rigideren Kurs anhielten.[572] Da diese Maßnahmen keinen durchschlagenden Erfolg nach sich zogen, man aber keineswegs die große Zahl der chronisch Magenkranken vollständig vom Kriegsdienst befreien wollte, entschloss sich die Heeressanitätsinspektion, diese Soldaten in eigene Lazarette zu separieren, wo über ihre Tauglichkeit im Hinblick auf ein so genanntes „Magenbataillon" entschieden wurde.[573] In diesen Sonderformationen wurden die Soldaten mit spezieller Diätkost versorgt und vornehmlich zu Wach- und Sicherungsaufgaben eingesetzt.[574] Die Prämisse vonseiten der Heeressanitätsinspektion war klar: Kein magenkranker Soldat sollte der Wehrmacht verloren gehen, und E.W. Baader tat sein Möglichstes bei der Realisierung dieser Direktive.

Auch der Beratende Internist Baader war grundsätzlich der Ansicht, magenkranke Soldaten würden zu schnell hospitalisiert und danach zu

---

[569] Vgl. ebd. und das Schreiben Baaders an die Heeressanitätsinspektion vom 17.2.1944, das in BA-MA, RH 12-23/222 überliefert ist.
[570] Vgl. NEUMANN, „Arzttum" (2005), S. 196.
[571] Vgl. ebd., S. 198f.
[572] Die Richtlinien finden sich in BA-MA, RH 12-23/1519.
[573] Siehe VALENTIN, Die Krankenbataillone (1981).
[574] Siehe hierzu auch BA-MA, RH 12-23/221: Richtlinien zur Aufstellung von Magenbataillonen vom 27.11.1944.

lange im Lazarett behalten, um schließlich zu häufig als dienstuntauglich nach Hause entlassen zu werden. Bei seinen Besichtigungsreisen, so Baader, *"war es ständig erforderlich"* die Truppen- und Lazarettärzte auf die neuen, verschärften *"Richtlinien für die Behandlung und Beurteilung der Magenkranken hinzuweisen"*.[575] Immer wieder beschwerte er sich bei der Heeressanitätsinspektion über die Unkenntnis vornehmlich junger Ärzte, die dafür sorge, dass die Lazarette überfüllt blieben.[576]

Doch Baader verkannte nicht, dass es auch eine Vielzahl an Soldaten gab, die an ernstzunehmenden, teilweise chronischen Magenproblemen litten. Um sie der Wehrmacht zu erhalten, versuchte er zunächst in den Zentren Brüssel und Lille spezifische Diätverpflegungsstellen zu schaffen.[577] Er hatte beobachtet, dass viele Soldaten, die *"jahrelang bei entsprechender Schonkost in ihrem Zivilberuf leistungsfähig waren"*, allein wegen der Unmöglichkeit, bei der Wehrmacht Diätkost zu erhalten, *"nach mehr oder minder kurzer Zeit erneut ins Lazarett eingewiesen werden (...)"*.[578] Dem Beratenden Internisten schwebte vor, diesen Soldaten bereits in ihren Truppenteilen eine verträgliche Verköstigung anzubieten, damit sie danach einem Magenbataillon zugeführt werden könnten. Doch die Realisierung seiner ambitionierten Rationalisierungsvorhaben scheiterte. Enttäuscht merkte er im Februar 1944 an, dass mehr als die Hälfte der Truppenteile seines Wirkungsgebietes immer noch *"keinerlei Einrichtungen zur Abgabe einer Schonkost getroffen haben"*.[579] Und auch die Aufstellung eines eigenen Magenbataillons für das Befehlsgebiet Belgien und Nordfrankreich konnte nicht in die Tat umgesetzt werden.[580]

Die Beobachtung magenerkrankter Soldaten interessierte E.W. Baader noch aus einem anderen Grund. Da bei einer Vielzahl von ihnen kein organischer Befund zu erheben war, witterte er bei diesen Patienten Simulation. Insbesondere in den letzten beiden Kriegsjahren stand die Suche nach Wehrmachtssoldaten, die ihren Kriegsdienst durch eine angeblich vorgetäuschte Erkrankung beenden wollten, im Mittelpunkt seiner militärärztlichen Tätigkeit.[581] Baader teilte damit die unter den Beratenden Ärzten vorherrschende Meinung, die gerade angesichts der zu-

---

[575] BA-MA, RH 12-23/24: Tätigkeitsbericht Baaders vom 14.5.1943.
[576] BA-MA, RH 12-23/342: Tätigkeitsbericht Baaders vom 15.4.1944.
[577] Vgl. BA-MA, RH 12-23/263: Stellungnahme von Stabsarzt Dr. Fähndrich, dem Adlatus Gutzeits, vom 25.8.1942.
[578] BA-MA, RH 12-23/222: Schreiben Baaders an die Heeressanitätsinspektion vom 17.2.1944.
[579] Zit. n. ebd.: Schreiben Baaders an Gutzeit vom 20.1.1944.
[580] Vgl. ebd.
[581] Vgl. BA-MA, RH 12-23/265: Schreiben Gutzeits an Baader vom 21.1.1944.

nehmend aussichtsloseren Kriegslage immer radikaler gegen vermeintlich Kriegsunwillige vorgingen.[582] Zudem konnte Baader bei der Simulantenjagd auf seine Erfahrungen aus dem zivilen Sektor zurückgreifen, in dem er einen Kampf gegen arbeitsunwillige „Drückeberger" geführt hatte. Bereits dort hatte er die Magenerkrankungen als eine Hauptgruppe „beliebter Simulationsmethoden" ausgemacht.[583] Die Auswirkungen für die Betroffenen waren jedoch beim Militär gravierender, drohte überführten Simulanten doch das Kriegsgericht; in derartigen Verfahren verhängten die Wehrmachtsrichter nicht selten die Todesstrafe.[584]

Baaders Schwerpunktthema der Simulation sorgte für Resonanz innerhalb der Heeressanitätsinspektion. So teilte ihm der oberste Militärinternist, Kurt Gutzeit, in einem Schreiben vom 21. Januar 1944 mit, dass bei der nächsten Tagung der Beratenden Ärzte „auch das Gebiet der Vortäuschung von Krankheiten (...) behandelt werden" wird.[585] „Ich habe sie", so fuhr Gutzeit fort, „für diesen Zweck zum Referenten vorgeschlagen und hoffe, dass die Inspektion meinen Vorschlag annimmt".[586] Die Einladung zu der vom 16. bis 18. Mai 1944 stattfindenden Beratendentagung in Hohenlychen stellte zweifelsohne den Höhepunkt von Baaders militärmedizinischer Laufbahn dar. In seinem Referat über „Krankheitsvortäuschungen" gab er vor der Elite der deutschen Wehrmachtsmedizin einen Überblick über die verschiedenen vorgeschobenen Infektionskrankheiten und Organerkrankungen, wobei er das größte Simulationspotential bei den Magenneurosen verortete.[587] Insbesondere „Angehörige der Volksliste 3" träten hierbei äußerst häufig und negativ hervor.[588]

In die deutsche Volksgemeinschaft – wenn auch nur an den äußersten Rand – nahmen die deutschen Besatzer zunächst in Polen, später dann auch in der Ukraine und in Nordfrankreich deutschstämmige Bevölkerungsgruppen auf sowie Personen, die sich bereits vor dem Ein-

---

[582] Siehe NEUMANN, „Arzttum" (2005), S. 205ff.
[583] BAADER/SYMANSKI, Die Simulation (1937), S. 193.
[584] Zur Militärgerichtsbarkeit der Wehrmacht im Zweiten Weltkrieg siehe BAUMANN/KOCH, „Was damals Recht war ..." (2008).
[585] BA-MA, RH 12-23/265.
[586] Ebd.
[587] Eine Zusammenfassung des Vortrags Baaders findet sich in: Bericht über die 4. Arbeitstagung der Beratenden Ärzte vom 16.-18. Mai im SS-Lazarett in HOHENLYCHEN, S. 134f. Wir danken der Bibliothekarin des Institutes für Geschichte, Theorie und Ethik in Mainz, Frau Dagmar Loch, sehr für die Zusendung einer Kopie des Tagungsberichtes. Zur Beratendentagung und dem Vortrag Baaders siehe seit kurzem auch ELSNER/STUBY, Wehrmachtsmedizin & Militärjustiz (2012), S. 138ff.
[588] Zit. n. Bericht über die 4. Arbeitstagung, S. 135 (siehe vorhergehende Anmerkung).

marsch der Wehrmacht für die deutsche Volkstumspolitik der jeweiligen Länder engagiert hatten.[589] Bei ihnen wurde eine Hierarchisierung vorgenommen, wobei für Nordfrankreich die von Baader erwähnte „Volksliste 3" die unterste Kategorie darstellte.[590] Sie setzte sich aus denjenigen Volksdeutschen zusammen, die sich bisher „dem Deutschtum nicht zugehörig gefühlt" bzw. Ehen mit „fremdvölkischen Ehepartnern" eingegangen waren, wobei sich der „nicht-deutsche Teil durchgesetzt" habe.[591] Indem Baader in seinem Vortrag gerade dieser Gruppe pauschal einen Hang zur Krankheitsvortäuschung attestierte, nahm er an dieser Stelle erneut xenophobe und NS-nahe Stereotype auf.

5.3 Baader und die „Hölle von Breendonk"

Der Berliner Internist Ernst Thoma leitete während der deutschen Besatzung in Belgien das Brüsseler Kriegslazarett, an dem auch Ernst Wilhelm Baader assoziiert war. Thoma gab sich nach 1945 davon überzeugt, dass die politische Einstellung seines früheren Kollegen „alles andere als nationalsozialistisch war (...)".[592] Beim Versuch, Baader politisch zu entlasten, verwies er auf dessen Bemühungen, die Lebensbedingungen der Häftlinge im damaligen Konzentrationslager Breendonk zu verbessern. Baader habe 1943, nachdem er sich von den vorherrschenden katastrophalen Zuständen überzeugt habe, ein Gutachten verfasst, in dem er nahezu allen Lagerinsassen schwere Hungerschäden attestierte.[593] Diese kritische Eingabe Baaders führte, so Thoma, zu einer derart deutlichen Verbesserung der Ernährungssituation,

> „dass der Kommandant des Lagers bei einer ärztlichen Untersuchung im Lazarett verärgert äusserte, die Häftlinge bekämen ja jetzt auf Grund des Baaderschen Berichtes mehr zu essen als seine Wachmannschaften".[594]

Auf diese Begebenheit scheint Baader in seinem „Fragebogen" 1947 anzuspielen, wenn er dort nach der 133. und letzten Frage unter „Remarks = Bemerkungen" maschinenschriftlich eintrug, er habe sich „gegen SS

---

[589] Siehe HEINEMANN, „Rasse, Siedlung, deutsches Blut" (2003).
[590] Vgl. ebd., S. 331ff.
[591] Zit. n. ebd., S. 449.
[592] NRW-Landesarchiv, NW-1100-BG 34-129 (Entnazifizierungsakte Baader), Zitat aus einem Schreiben Thomas vom 5.2.1947.
[593] Vgl. ebd.
[594] Zit. n. ebd.

und Gestapo für die Belange belgischer und jüdischer KZ-Häftlinge eingesetzt.“[595] (siehe Abb. 18)

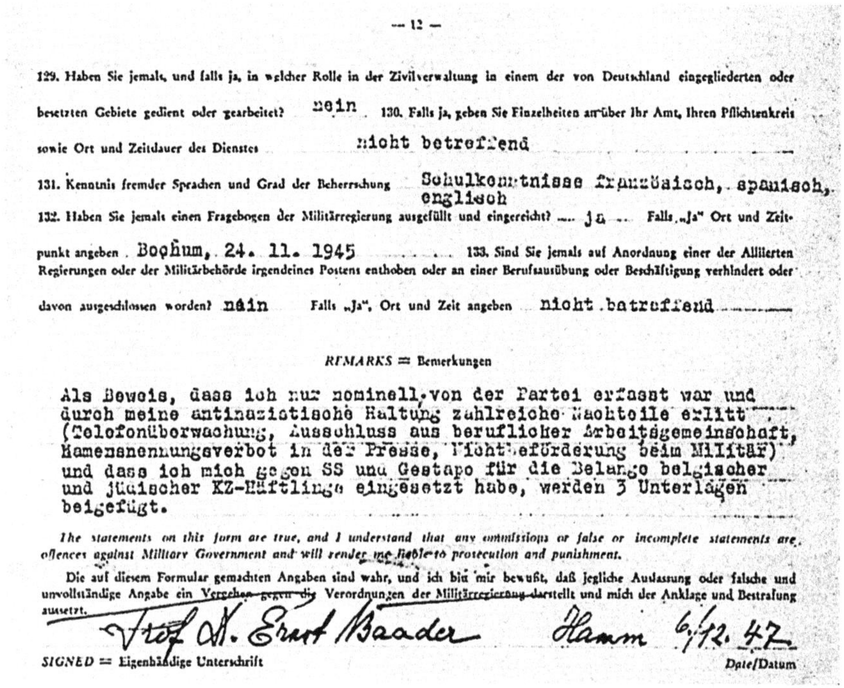
— 12 —

129. Haben Sie jemals, und falls ja, in welcher Rolle in der Zivilverwaltung in einem der von Deutschland eingegliederten oder besetzten Gebiete gedient oder gearbeitet? nein 130. Falls ja, geben Sie Einzelheiten darüber Ihr Amt, Ihren Pflichtenkreis sowie Ort und Zeitdauer des Dienstes nicht betreffend

131. Kenntnis fremder Sprachen und Grad der Beherrschung Schulkenntnisse französisch, spanisch, englisch

132. Haben Sie jemals einen Fragebogen der Militärregierung ausgefüllt und eingereicht? ja Falls „Ja“ Ort und Zeitpunkt angeben Bochum, 24. 11. 1945 133. Sind Sie jemals auf Anordnung einer der Alliierten Regierungen oder der Militärbehörde irgendeines Postens enthoben oder an einer Berufsausübung oder Beschäftigung verhindert oder davon ausgeschlossen worden? nein Falls „Ja“, Ort und Zeit angeben nicht betreffend

REMARKS = Bemerkungen

Als Beweis, dass ich nur nominell von der Partei erfasst war und durch meine antinazistische Haltung zahlreiche Nachteile erlitt (Telefonüberwachung, Ausschluss aus beruflicher Arbeitsgemeinschaft, Namensnennungsverbot in der Presse, Nichtbeförderung beim Militär) und dass ich mich gegen SS und Gestapo für die Belange belgischer und jüdischer KZ-Häftlinge eingesetzt habe, werden 3 Unterlagen beigefügt.

The statements on this form are true, and I understand that any omissions or false or incomplete statements are offences against Military Government and will render me liable to prosecution and punishment.

Die auf diesem Formular gemachten Angaben sind wahr, und ich bin mir bewußt, daß jegliche Auslassung oder falsche und unvollständige Angabe ein Vergehen gegen die Verordnungen der Militärregierung darstellt und mich der Anklage und Bestrafung aussetzt.

Prof. Dr. Ernst Baader Hamm 6/12.47

SIGNED = Eigenhändige Unterschrift Date/Datum

Abb. 18 Fragebogen E.W. Baaders, 6. Dez. 1947, S. 12

Baaders Angabe bezüglich „*belgischer und jüdischer KZ-Häftlinge*“ war zwar recht präzise, nannte jedoch keinen Ortsnamen. Nach den in Archiven aufgefundenen Dokumenten ist es möglich, diese Vorgänge zu konkretisieren und zu lokalisieren. Die Rede ist von dem im belgischen Fort Breendonk eingerichteten Konzentrationslager. Das KZ Breendonk befand sich auf halber Strecke zwischen Brüssel und Antwerpen und war somit im unmittelbaren Tätigkeitsgebiet des Beratenden Internisten Baader gelegen.[596] Ab September 1940 diente es Sipo und SD als Haft-

595 NRW-Landesarchiv, NW-1100-BG 34-129 (Entnazifizierungsakte Baader), Fragebogen, S. 12.

596 Zum Konzentrationslager Breendonk siehe die Publikation von MECKEL, Unter zweifacher Hoheit (2004). Für den vorliegenden Abschnitt über Breendonk wurden zudem eigens die einschlägigen Aktenbestände in den Bundesarchiven Berlin, Freiburg und Ludwigsburg gesichtet.

stätte und wurde ab diesem Zeitpunkt zu einer der brutalsten Folterstätten in Westeuropa.[597] An den Macht- und Zuständigkeitsverhältnissen in Breendonk wird ein weiteres Mal die Besatzungsstruktur in Belgien deutlich. Die Lagerleitung, die durchgängig aus SS-Männern bestand, war zwar faktisch der Gestapo in Brüssel zugehörig, unterstand jedoch formal der Militärverwaltung, die auch für die Außenwache der Haftstätte zuständig war. Für die Einweisungen nach Breendonk zeichneten zwar ausschließlich Sipo und SD verantwortlich, sie waren allerdings durch den Militärbefehlshaber autorisiert, diese Form der „Sicherheitshaft" anzuwenden.[598] In den ersten beiden Jahren deutscher Besatzungsherrschaft waren in Breendonk vornehmlich Juden inhaftiert. Von hier aus verlegte man sie im Spätsommer 1942 in das neu eröffnete Durchgangslager Mechelen weiter, um sie von dort nach Auschwitz zu deportieren.[599] Ab Sommer 1941 kamen auch belgische Kommunisten sowie als „Geiseln genommene Männer" nach Breendonk.[600] Die Geiseln wurden auf Geheiß des Militärbefehlshabers als Reaktion auf widerständiges Verhalten der belgischen Bevölkerung inhaftiert und im Lager von Wehrmachtsangehörigen exekutiert.[601] In den vier Besatzungsjahren durchliefen insgesamt 3.500 Häftlinge das Lager.[602]

Der wohl bekannteste Gefangene Breendonks war der österreichische Schriftsteller und Philosoph Jean Améry (1912-1978). Als Sohn eines jüdischen Vaters und einer katholischen Mutter emigrierte Améry 1938, nach dem „Anschluss" Österreichs an Nazi-Deutschland nach Belgien, wo er sich dem Widerstand gegen die deutsche Besatzungsmacht anschloss.[603] Im Juli 1943 wurde er beim Verteilen antinazistischer Flugblätter festgenommen, inhaftiert und als politischer Häftling in das belgische Konzentrationslager deportiert. Wenige Tage nach seiner Einlieferung wurde er zu einem „verschärftem Verhör" geführt:

„Rufe ich mir die Ereignisse von damals zurück, sehe ich noch den Mann vor mir, der plötzlich eintrat ins Geschäftszimmer und auf den es anzukommen schien in Breendonk.[604] (...) ‚Jetzt passiert's', sagte er rasselnd und gemütlich zu mir. Und dann führte

---

[597] Vgl. MEINEN, Die Shoah in Belgien (2009), S. 9 bzw. 18.
[598] Vgl. ebd., S. 17f.
[599] Vgl. BENZ, Okkupation und Repression (2004), S. 18.
[600] BAB, R 70-Belgien/Nr. 6, Stellungnahme des Militärbefehlshabers in Belgien und Nordfrankreich betr. Lager Breendonk vom 29.9.1941.
[601] Vgl. MECKL, Unter zweifacher Hoheit (2004), S. 26f. sowie 30.
[602] Vgl. ebd., S. 27.
[603] Zu Améry siehe die Biografie von HEIDELBERGER-LEONARD, Jean Améry (2004).
[604] Amérys Peiniger war der SS-Untersturmführer Arthur Prauss, der als die rechte Hand des Lagerleiters, SS-Sturmbannführer Philipp Schmidt, galt. Vgl. MECKL, Unter zweifacher Hoheit (2004), S. 31.

er mich durch die rötlichdünn erleuchteten Korridore, in denen immer wieder Gittertore aufgingen und dröhnend zufielen, in das schon beschriebene Gewölbe, dem Bunker (...) Im Bunker hing von der Gewölbedecke eine oben in einer Rolle laufende Kette, die am unteren Ende einen starken geschwungenen Eisenhaken trug. Man führte mich an das Gerät. Der Haken griff in die Fessel, die hinter meinem Rücken meine Hände zusammenhielt. Dann zog man die Kette mit mir auf, bis ich etwa einen Meter hoch über den Boden hing. Man kann sich in solcher Stellung oder solcher Hängung an den hinterm Rücken gefesselten Händen eine sehr kurze Weile mit Muskelkraft in der Halbschräge halten. Man wird, während dieser wenigen Minuten, wenn man bereits die äußerste Kraft verausgabt, wenn schon der Schweiß auf Stirn und Lippen steht und der Atem keucht, keine Fragen beantworten. Komplizen? Adressen? Treffpunkte? Das vernimmt man kaum. Das in einem einzigen, engbegrenzten Körperbereich, nämlich in den Schultergelenken, gesammelte Leben reagiert nicht, denn es erschöpft sich ganz und gar im Kraftaufwand. Nur kann dieser auch bei physisch kräftig konstituierten Leuten nicht lange währen. Was mich betrifft, so musste ich ziemlich schnell aufgeben. Und nun gab es ein von meinem Körper bis zu dieser Stunde nicht vergessenes Krachen und Splittern in den Schultern. Die Kugeln sprangen aus den Pfannen. Das eigene Körpergewicht bewirkte Luxation, ich fiel ins Leere und hing nun an den ausgerenkten, von hinten hochgerissenen und über dem Kopf verdreht geschlossenen Armen. (...) Dazu prasselten die Hiebe mit dem Ochsenziemer auf meinen Körper, und mancher von ihnen schnitt glatt die dünne Sommerhose durch, die ich an diesem 23. Juli 1943 trug.[605]*

Jean Amérys Schicksal in Breendonk war kein Einzelfall,[606] geben doch die überlieferten Zeugenaussagen anderer Häftlinge ein nahezu identisches Bild ab.[607] Die Gestapo richtete in einem der Bunker des Lagers einen Folterkeller ein, wobei das hier von Améry beschriebene Pfahl-

---

[605] AMÉRY, Jenseits von Schuld und Sühne (1966), S. 57ff.; zit. n. MECKL, Unter zweifacher Hoheit (2004), S. 31f.

[606] Améry sollte wie viele andere Häftlinge von Breendonk aus über das Durchgangslager in Mechelen nach Auschwitz deportiert werden. Nach der Auflösung von Auschwitz durch die SS war er noch in den Konzentrationslagern Buchenwald und Bergen-Belsen. Seine Erlebnisse aus der NS-Zeit hat Améry in seinem Werk „Jenseits von Schuld und Sühne" festgehalten. Seine Erfahrungen in Breendonk flossen in das Werk „Die Tortur" mit ein. Jean Améry beging 1978 Suizid.

[607] Vgl. hierzu unter anderem die ausführliche zeugenschaftliche Vernehmung des früheren jüdischen Häftlings in Breendonk, Alfred Heilberg, durch das NRW Landeskriminalamt am 14.3.1961. Das Vernehmungsprotokoll befindet sich in: Bundesarchiv Ludwigsburg (BAL), Bestand 162/20349.

hängen nur eine Methode von vielen war.[608] Die Zeugenberichte ehemaliger Gefangener wie auch die Vernehmungen der in Breendonk tätigen deutschen Sanitätsoffiziere offenbaren ein ungeheuerliches Ausmaß an Grausamkeiten.

Die Haftbedingungen in Breendonk waren von Anfang an katastrophal. Der Häftlingsalltag war durch schwere Zwangsarbeit, Drangsalierung durch das Wachpersonal, ständigen Hunger und ein stets überfülltes Krankenrevier geprägt. Die Essensrationen blieben für die Insassen bis in das Jahr 1943 hinein vollkommen unzureichend.[609] Die Kombination aus Schwerstarbeit und Mangelversorgung hatte zur Folge, dass die Häftlinge reihenweise an Unterernährung starben. Bei einer Besprechung zwischen Militärverwaltung und SS über die Lage in Breendonk im September 1941 äußerte sich der leitende Sanitätsoffizier, Generalarzt August Blum (1889-1952) dahingehend, dass die gegenwärtige Ernährungssituation *„nach längerem Aufenthalt mit hoher Wahrscheinlichkeit den Tod des Häftlings zur Folge haben"* werde.[610]

In der belgischen Bevölkerung hatte das Lager schon bald einen derart verheerenden Ruf, dass nun auch die Militärverwaltung, die zwar formal für das KZ zuständig war, sich aber über ein Jahr lang fast vollständig aus den Belangen des Lagers herausgehalten hatte, intervenierte.[611] Breendonk belastete das Ansehen der Besatzungsmacht, wodurch die angestrebte Besatzungspolitik im Sinne einer möglichst effizienten Auspressung des Gebiets behindert wurde.

---

[608] BAL, 162/20350: Vernehmung Ernst Fliegaufs durch die Zentrale Stelle der Landesjustizverwaltungen Ludwigsburg am 31.8.1966. Fliegauf war von Ende 1942 bis Frühjahr 1943 als Sanitätsunteroffizier im Lager Breendonk eingesetzt.
[609] Vgl. MECKL, Unter zweifacher Hoheit (2004), S. 30.
[610] BAB, R 70-Belgien/6: Niederschrift vom 22.9.1941 „über die Besprechung des Militärverwaltungschefs Reeder mit Sturmbannführer Dr. Canaris am 17. September 1941".
[611] Siehe hierzu auch BA-MA, RW 36/236: Materialsammlung Polizeiliche Haftanstalten.

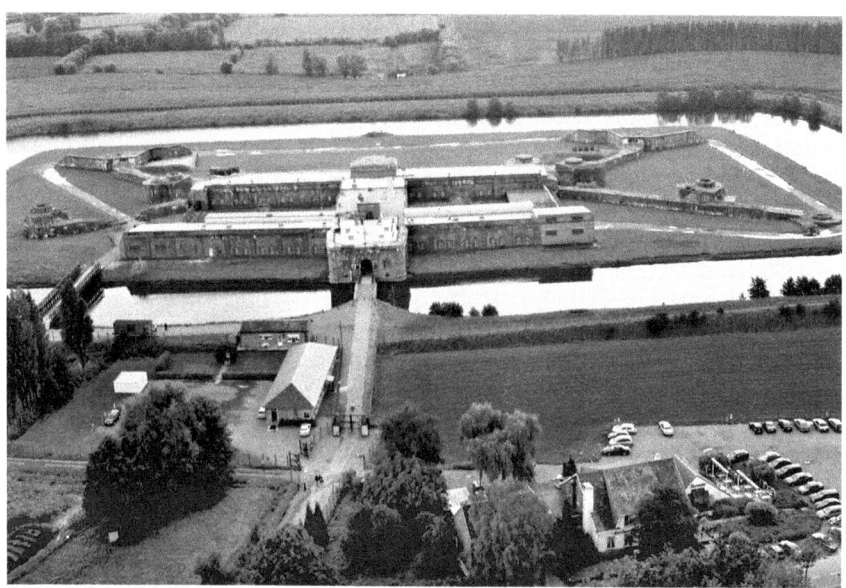

Abb. 19 Das Konzentrationslager Breendonk, heutiger Zustand als Gedenkstätte

Nachdem sich der Militärverwaltungschef Eggert Reeder im September 1941 vor Ort von den Lagerbedingungen überzeugt hatte, berief er kurze Zeit später ein Treffen zwischen Militärverwaltung sowie Sipo und SD ein, in dem über eine Verbesserung der Zustände, insbesondere der Ernährungssituation in Breendonk beraten wurde.[612]

Reeder wies während der Besprechung darauf hin, „*der Oberbefehlshaber wünsche (...) nicht, dass das Lager als ‚Hölle von Breeendonk' in die Geschichte eingehe*".[613]

Als Sofortmaßnahmen beschlossen die Sitzungsteilnehmer neben einer Erhöhung des Verpflegungssatzes den Ausbau der medizinischen Betreuung bzw. Überwachung im Lager. Ab sofort sollte der Standortarzt in Mechelen, Dr. Kröchling, alle zwei Tage in Breendonk vorstellig werden, um den Gesundheitszustand der Häftlinge sowie die hygienischen Bedingungen im KZ zu überprüfen.[614] Zudem einigte sich die Runde darauf, die lebensgefährlich unterernährten Lagerinsassen zur Behandlung in das Kriegslazarett 614 zu verlegen. Der Vorgänger Baaders als Bera-

---

[612] BAB, R 70-Belgien/6: Protokoll über die Besprechung vom 17. September 1941.
[613] Zit. n. ebd.
[614] BAB, R 70-Belgien/6: Stellungnahme des Militärbefehlshabers in Belgien und Nordfrankreich betr. Umstellung des Lagers Breendonk vom 10.10.1941.

tender Internist sowie als Leiter der Brüsseler Beobachtungsstation, der Rostocker Ordinarius für Innere Medizin Hans Schulten (1899-1965),[615] richtete in seiner Abteilung eigens eine Spezialstation für stark unterernährte Häftlinge ein. Die dort eingelieferten Breendonk-Insassen waren anfangs derart abgemagert, dass sie teilweise nur noch die Hälfte ihres Normal- bzw. Sollgewichtes hatten.[616] Für die anderweitig lebensbedrohlich erkrankten oder verletzten KZ-Häftlinge wurde im Kriegslazarett Antwerpen eine weitere Spezialstation eröffnet.[617]

Als Ernst Wilhelm Baader Mitte 1942 seinen Dienst in Brüssel antrat, übernahm er auch Schultens Häftlingsstation. Da das Antwerpener Lazarett ebenfalls in seinem Tätigkeitsbereich als Beratender Internist lag, ist gewiss, dass er einen detaillierten Einblick in die desolate Situation der Breendonk-Häftlinge bekam; dies insbesondere auch deshalb, da die im Herbst 1941 verabschiedeten Maßnahmen keine nennenswerten Verbesserungen im Häftlingsalltag mit sich gebracht hatten.[618] Dies verwundert rückschauend allerdings nicht, wurde doch die Erhöhung der Ernährungszulage durch das kurze Zeit später eingeführte Verbot, Pakete von Angehörigen annehmen zu dürfen, geradewegs konterkariert:

> *„Infolge des Wegfalls des Paketempfangs traten im Herbst 1942 erneut Hungerödeme auf. (...) Verlegung von 20 Häftlingen mit den schwersten Hungererscheinungen in die Häftlingsabteilung des Kriegslazarettes (...) 614."*[619]

Aus der Stellungnahme des leitenden Sanitätsoffiziers Blum, nunmehr Generalstabsarzt, geht deutlich hervor, dass die Häftlinge nach wie vor reihenweise an Unterernährung erkrankten und in der Folge in die von Baader geleitete Station im Brüsseler Lazarett überwiesen wurden.[620] Blum wollte es bei dieser Zustandsbeschreibung allerdings nicht bewenden lassen. Beharrlich unterrichtete er seine Vorgesetzten über die gra-

---

[615] Zu Schulten siehe BUDDRUS/FRITZLAR, Die Professoren der Universität Rostock (2007), S. 368f.
[616] BA-MA, RH 12-23/1649: Vortrag Wilhelm Dietrichs, der zu dieser Zeit ebenfalls als Beratender Internist in Belgien tätig war, über die „Adynamie bei Ernährungsstörungen", gehalten bei der 4. Sitzung der Arbeitsgemeinschaft „Ernährung der Wehrmacht" am 12.12.1941.
[617] BAL, 162/20350: Vernehmung des ehemaligen Standortarztes in Mechelen, Dr. Johannes Köchling, durch die Zentrale Stelle der Landesjustizverwaltungen am 9.9.1966.
[618] Vgl. MECKL, Unter zweifacher Hoheit (2004), S. 33f.
[619] BA-MA, RH 12-23/236: Schreiben des leitenden Sanitätsoffiziers beim Oberbefehlshaber von Belgien und Nordfrankreich vom 28.11.1942.
[620] Was die Ernährungssituation in Breendonk zwischen Ende 1942 und Frühjahr 1943 betrifft, siehe auch die Aussage von Ernst Fliegauf vom 31.8.1966; sie findet sich in: BAL, B 162/20350.

vierende Ernährungslage, und zwar indem er der Militärverwaltung sämtliche Totenscheine aus Breendonk mit der Diagnose „Tod infolge Unterernährung" zusandte.[621] Um über die Entwicklungen in Breendonk auf dem Laufenden zu bleiben, wurde das Lager von ihm selbst *„oder in seinem Auftrage von den ihn beratenden Fachärzten (Hygieniker, Internist) laufend überwacht".*[622] Das heißt, der leitende Sanitätsoffizier schickte regelmäßig auch seinen Beratenden Internisten Ernst Wilhelm Baader nach Fort Breendonk, damit dieser sich an Ort und Stelle einen Überblick über die Versorgungslage der Häftlinge verschaffen könne.

Eine grundlegende Verbesserung der Ernährungssituation trat in Breendonk erst im Herbst 1943 und damit zwei Jahre nach der ersten Intervention durch die Militärverwaltung ein.[623] Trotz einiger Anläufe war es ihr bis zu diesem Zeitpunkt nicht gelungen, für eine bessere Ernährungssituation zu sorgen. Die Versuche scheiterten jedoch keinesfalls, wie man annehmen könnte, an ideologischen Bedenken von Seiten der Sipo und des SD. Vielmehr gab es innerhalb der Militäradministration von der für die Ernährung der KZ-Insassen zuständigen Dienststelle „Landwirtschaft und Ernährung" großen Widerstand gegen eine Erhöhung der Lebensmittelrationen und die damit verbundenen Kosten.[624] Erst das Angebot des Belgischen Roten Kreuzes, Lebensmittellieferungen in das KZ zu übernehmen, wies einen Ausweg aus dieser Situation. Basierend auf dieser Offerte erstellte der leitende Sanitätsoffizier ein Gutachten, in welcher Weise die Ernährung der Lagerinsassen verbessert werden könne.[625] Diese Expertise diente dem Roten Kreuz dann als Richtschnur für ihre Lebensmittelzustellungen. Seit dieser Zeit scheinen die KZ-Häftlinge in Breendonk tatsächlich in ausreichendem Maße mit Nahrungsmitteln versorgt worden zu sein. Zumindest sind ab Herbst 1943 keine Berichte mehr über Mangelversorgung und Hungerödeme überliefert.[626]

Aller Wahrscheinlichkeit nach spielte die eingangs zitierte Aussage von Dr. Thoma, Baader habe entscheidend auf die Verbesserung der Ernährungssituation der KZ-Häftlinge hingewirkt, auf die eben skizzierte Entwicklung ab Herbst 1943 an. Zweifelsohne überhöhte Thoma dabei Baaders Bedeutung zur Hebung der Ernährungslage in Breendonk deut-

---

[621] Vgl. MECKL, Unter zweifacher Hoheit (2004), S. 36.
[622] BAL, B 162/20362: Schreiben des Leitenden Sanitätsoffiziers an den Militärbefehlshaber in Belgien und Nordfrankreich vom 24.7.1943 betr. Lager Breendonk.
[623] Vgl. MECKL, Unter zweifacher Hoheit (2004), S. 36.
[624] BAL, B 162/20362: Stellungnahme des Militärverwaltungschefs vom 27.1.1943.
[625] Ebd: Vermerk des Militärverwaltungschefs betr. Ernährung der Häftlinge im Lager Breendonk vom 19.8.1943.
[626] Vgl. MECKL, Unter zweifacher Hoheit (2004), S. 36.

lich. Nicht Baader schrieb einen bahnbrechenden Bericht, sondern es war ganz offensichtlich der leitende Sanitätsoffizier August Blum, der ein Gutachten verfasste. Doch selbst Blums Report wäre ohne die dahinterstehende Initiative des Roten Kreuzes folgenlos geblieben. Dass Baaders Erfahrungen in die Stellungnahme Blums miteinflossen, ist wiederum sehr plausibel, da Baader sich als Beratender Internist mit seinem militärischen Vorgesetzten über die Situation der KZ-Insassen austauschte und Blum ihn wohl auch mehrmals nach Breendonk geschickt hatte. Zudem wurden auf Baaders Beobachtungsstation regelmäßig Lagerhäftlinge behandelt. Auch wenn E.W. Baader keine exponierte Rolle einnahm – im gesamten diesbezüglichen Quellenkonvolut lässt sich weder ein Schriftstück Baaders noch eine Stellungnahme über ihn ermitteln –[627], so gehörte er doch allen Anschein nach zu einer Fraktion von Militärärzten, die die Versorgungssituation in Breendonk kritisch hinterfragten. Diese Prämisse war jedoch nicht einer singulären Initiative Baaders geschuldet, sondern spiegelte vielmehr eine von der Militärverwaltung vorgegebene, jahrelang ausgegebene Linie wider. Deren Haltung basierte allerdings in keiner Weise auf caritativen oder humanitären Erwägungen, man war vielmehr darüber besorgt, *„dass das im Lande vielbesprochene Lager Breendonk zu einer Art ‚Visitenkarte' des Militärbefehlshabers geworden ist".*[628]

Einmal davon abgesehen, wie sehr Baader tatsächlich mithalf, die Lebensbedingungen der Breendonk-Häftlinge zu verbessern, so wird durch diese Episode doch offenkundig, dass er durch die Verlegung der halb verhungerten und teilweise gefolterten Arbeitssklaven in „sein" Kriegslazarett einen genauen Einblick in das Gewalt- bzw. Destruktionspotential der NS-Okkupationspolitik in Belgien erlangte; eine Besatzungsherrschaft, die der Wehrmediziner Baader bis zum Ende mittrug und durch seine Tätigkeit zu stabilisieren versuchte.

Das Ende seiner Tätigkeit in Brüssel muss für Baader, seit Mitte 1944 im Rang eines Oberfeldarztes, nervenaufreibend gewesen sein. Nachdem er im Spätsommer 1944 noch einen letzten Abtransport von 1.300 Verwundeten aus dem Kriegslazarett Brüssel organsierte hatte, konnte er erst *„im letzten Augenblick Belgien verlassen".*[629] Seinen schwer erkrankten Kollegen Ernst Thoma führte er dabei im Krankenwa-

---

[627] Eine Anfrage der Verfasser an Dimitri Roden, Historiker an der heutigen Gedenkstätte Fort Breendonk, untermauerte diesen Befund noch. Der Name Ernst Wilhelm Baader, so seine schriftliche Stellungnahme vom 7.11.2012, ist den dortigen Forschern und Archivaren kein Begriff.
[628] Zit. n. MECKL, Unter zweifacher Hoheit (2004), S. 36.
[629] HU-Archiv, UK B/002: Brief Baaders an die Sekretärin Fräulein Dieterici vom 15.11.1944

gen mit.[630] Nach seiner Rückkehr aus Belgien versah Baader seinen Dienst in einer Armeesanitätsabteilung, die auf den rechtsrheinischen Höhen im Einsatz war.[631] Der Krieg war für Ernst Wilhelm Baader am 27. April 1945 beendet.[632] Er geriet für ein knappes Jahr in amerikanische Kriegsgefangenschaft.[633]

Betrachtet man die fünfjährige Militärzeit Baaders, so ergibt sich das Bild eines während des Westfeldzuges sehr motivierten, teilweise regelrecht euphorisierten Soldaten, der sich weltanschaulich im Einklang mit den Kriegszielen der Nationalsozialisten befand. Und auch wenn diese Begeisterung mit der Kriegsdauer ein wenig abgeflaut sein mag, so kann von einem – wie sein Schüler Symanski beobachtet haben wollte – „niemals ausgesprochenen Pazifismus"[634] bei Baader überhaupt keine Rede sein.

In den zweieinhalb Jahren als Beratender Internist in Belgien stand für Baader die Einhaltung und Umsetzung militärischer Richtlinien eindeutig im Vordergrund. Ihnen ordnete er auch die ärztliche Fürsorgepflicht unter. Seine Zeit als Militärarzt weist ihn als den ehrgeizigen und (über)eifrigen Mediziner aus, als der er bereits auf dem zivilen Sektor der Arbeitsmedizin begegnete. Und in diesem Zusammenhang gibt es noch eine weitere Parallele. Trotz aller Anstrengungen blieb Baader auch auf diesem Handlungsfeld der Durchbruch zur wehrmedizinischen Führungsspitze versagt.

Ernst Wilhelm Baader hatte auf seinen militärärztlichen Stationen hinreichend oft die Möglichkeit, den Unrechtscharakter der deutschen Kriegsführung bzw. Besatzungspolitik sehr genau zu durchschauen. Wie die Bilder der völlig mangelversorgten und misshandelten Häftlinge aus dem KZ Breendonk auf ihn gewirkt haben mögen, lässt sich nicht mehr rekonstruieren; seine ansatzweise dokumentierten Reaktionen und diejenigen seiner ärztlichen Kollegen könnten zumindest darauf hindeuten, dass für sie hier möglicherweise eine (medizin-)ethische Grenze überschritten war. Zieht man jedoch diese Interpretation ernsthaft in Betracht, dann erscheinen die Forschungsaktivitäten, die sich während Baaders kriegsbedingter Abwesenheit an seinem Berliner Institut nachweisen lassen, noch irritierender, als sie es ohnehin schon sind.

---

[630] Zit. n. ebd. Diese Hilfeleistung durch Baader mag sich der seinerzeit beim Abtransport aus Belgien auf Hilfe angewiesene Thoma einige Jahre später beim Anfertigen des „Persil-Scheins" für Baader vielleicht dankbar ins Gedächtnis gerufen haben.
[631] Vgl. SYMANSKI, E.W. Baader und seine Zeit (1981), S. 490.
[632] Vgl. HOLSTEIN, Baader und die Arbeitsmedizin (1998), S. 13.
[633] UAM, 52/253: Selbstverfasster Lebenslauf Baaders vom 11.6.1951.
[634] So wörtlich SYMANSKI, E.W. Baader und seine Zeit (1981), S. 489.

6. Ernährungswissenschaftliche Humanexperimente

Obwohl seit den frühen Jahren des NS-Regimes ins Hintertreffen geraten, versanken weder Baader noch sein Forschungsinstitut in der Bedeutungslosigkeit. Zwar blieb sein Institut klein und, seitdem es unter dem Universitätsdach firmierte, chronisch unterfinanziert, jedoch verschaffte sich Baader bis zum Ende des Zweiten Weltkrieges diverse Projektmittel. Nach wie vor war es insbesondere das Reichsarbeitsministerium, das Forschungsvorhaben, zum Beispiel über berufsbedingte Silikose- und Krebsrisiken förderte.[635] Zudem gelang es dem Institut, den Reichsforschungsrat von der kriegswichtigen Bedeutung von Untersuchungen über „Gesundheitliche Schädigungen und Vorbeugungsmaßnahmen bei Generatorfahrzeugen" zu überzeugen und 1943 eine einmalige Forschungsförderung von 5.000 Reichsmark zu erhalten.[636] Hierbei handelte es sich ohne Zweifel um eine prestigeträchtige Angelegenheit, entwickelte sich der Reichsforschungsrat doch in der Endphase des Zweiten Weltkrieges zur bedeutendsten staatlichen Forschungsförderungsorganisation.[637] Als Projektleiter firmierte hier nicht Baader, sondern sein Assistent Dr. Paul Rössing.

Der Stellvertreter: Dr. Paul Rössing

Paul Rössing wurde am 24. August 1911 im westfälischen Rhynern (heutiger Stadtbezirk von Hamm) geboren.[638] Nachdem er das Gymnasium absolviert hatte, begann er in Münster mit seinem Medizinstudium. Nach Studienaufenthalten in München und Innsbruck kehrte er 1934 nach Münster zurück, wo er 1934 der SA beitrat und ein Jahr später sein medizinisches Staatsexamen ablegte. Nach seinem Studium sammelte Rössing praktische Erfahrungen im Städtischen Krankenhaus in Berlin-Westend, von wo aus er Anfang 1937 – inzwischen mit einer Arbeit über Aneurysmen promoviert – an das städtische Krankenhaus Neukölln wechselte. Dort wurde er Assistenzarzt in der von E.W. Baader geleiteten inneren Abteilung. Kaum im Neuköllner Krankenhaus angekommen,

---

[635] Vgl. BAB, R 89/13809.
[636] BAB, R 26 III/382.
[637] Siehe hierzu ausführlich FLACHOWSKY, Von der Notgemeinschaft zum Reichsforschungsrat (2008).
[638] Diese wie die folgenden Angaben sind aus Rössings Spruchkammerakte entnommen. Sie findet sich im LAB, C Rep. 375-01-13/ Nr. 4481 A. 08 (Entnazifizierung Paul Rössing).

trat er am 1. Mai 1937 in die NSDAP ein.[639] Der Mediziner Rössing schien seinen Chef Baader von seinen Fähigkeiten überzeugen zu können, und Baader wiederum gelang es, seinen Assistenten für das Themenfeld der Berufskrankheiten zu motivieren. Im Juli 1939 stieg Rössing zum Oberarzt auf und wechselte in dieser Funktion zeitgleich in das Universitätsinstitut für Berufskrankheiten.

E.W. Baader, der ab Mai 1940 als Militärarzt und Beratender Internist in Belgien und Frankreich tätig war und demzufolge nicht mehr regelmäßig in Berlin sein konnte, übertrug in seiner Abwesenheit die Führung der an das Institut angegliederten Poliklinik seinem langjährigem Assistenten Otto Schulz. Mit der kommissarischen Institutsleitung beauftragte er jedoch Paul Rössing, der in der Folgezeit seinen Chef auch als Universitätsdozent für Berufskrankheiten vertrat.[640] Rössing kann als gleichermaßen selbstbewusster wie loyaler Stellvertreter Baaders bezeichnet werden. So fand er offensichtlich durchaus Gefallen an der neuen Rolle als Leiter und Repräsentant des Universitätsinstitutes für Berufskrankheiten. Allerdings hielt er zu Baader permanent Kontakt und fühlte sich, soweit dies aus der Quellenüberlieferung ersichtlich ist, auch an die mit seinem Chef getätigten Absprachen gebunden.

Bemerkenswert ist der Weg, den Rössing im Nachkriegsdeutschland einschlug und der hier, der Chronologie vorgreifend, skizziert werden soll. Unmittelbar nach Kriegsende übernahm er provisorisch die Leitung der inneren Abteilung des Neuköllner Krankenhauses, wo er eine große Infektionsabteilung errichtete und sich selbst eine schwere Typhuserkrankung zuzog. Nach fünfmonatiger Rekonvaleszenz ließ er sich zunächst als Arzt nieder, bevor er Anfang Januar 1951 als internistischer Chefarzt an das städtische Krankenhaus nach Berlin-Friedrichshain wechselte.[641] Arbeitsmedizinisch war Rössing im Nachkriegsdeutschland überhaupt nicht mehr tätig; 1953 kehrte er nicht nur den Berufskrankheiten sondern auch der DDR den Rücken und siedelte in die Berliner Westzone über. Dort erwarb er sich den Ruf eines ausgezeichneten Internisten. 1960 wurde er von seinen Aufgaben als langjähriger ärztlicher Direktor des Städtischen Krankenhauses Steglitz freigestellt, da er die Leitung der deutschen Planungsgruppe für den Bau des Benjamin-Franklin-Klinikums der Freien Universität Berlin übernahm.[642]

---

[639] BAB/BDC, NSDAP-Ortskartei/S 0042.
[640] HU-Archiv, Med. Fak. 278: Schreiben Rössings an Dekan Kreuz vom 19.8.1940.
[641] Die Angaben sind einem von Rössing ausgefüllten ärztlichen Personalbogen vom 14.11.1951 entnommen; dieser befindet sich in seiner medizinische Berufsakte (vgl. LAB, C Rep. 118 Nr. 1529).
[642] Archiv der Freien Universität Berlin, Bestand Rektorat/Nr. 1626.

6.1 Versuche mit Nicobion an sowjetischen Zwangsarbeitern

Am 1. März 1944 wandte sich der Heeressanitätsinspekteur, Dr. Siegfried Handloser (1885-1954) schriftlich mit einer Bitte an Paul Rössing.[643] Handloser hatte Kenntnis darüber erlangt, dass am Berliner Institut für Berufskrankheiten *„Versuche mit Nicobion bei Gingivitis"* ausgeführt würden.[644] Der Heeressanitätsinspektor bat in dieser Angelegenheit um einen Bericht über die Experimente und deren Ergebnisse, *„da die Wehrmacht verständlicherweise an diesem Problem ein erhebliches Interesse hat".*[645] Ausgehend von dieser Spur aus dem Militärarchiv ergaben weitere Nachforschungen, dass an Baaders Universitätsinstitut in den Jahren 1943/44 ernährungswissenschaftliche Forschungen an sowjetischen Zwangsarbeitern durchgeführt wurden.

Bevor diese Experimente im Detail beschrieben werden, soll zur besseren historischen Kontextualisierung zunächst die Situation der Berliner Zwangsarbeiter sowie ihre medizinische Betreuung dargelegt werden.

Zwangsarbeit in Berlin[646]

Die deutsche Kriegsindustrie litt spätestens seit dem Beginn des Zweiten Weltkriegs an einem erheblichen Arbeitskräftemangel. Ohne den mit brutalen Mitteln durchgesetzten Zwangsarbeitereinsatz wäre die Kriegswirtschaft spätestens 1942 zusammengebrochen.[647] Seit 1939 versuchte die deutsche Arbeitsverwaltung zunächst auf freiwilliger Basis, ausländische Arbeitskräfte aus den besetzten Gebieten zu verpflichten. Aufgrund der sehr bescheidenen Resonanz ging man in der Folgezeit zu Zwangsrekrutierungen über. Insbesondere Menschen aus Polen und der Sowjetunion wurden rücksichtslos zur Arbeit nach Deutschland verschleppt. Zwischen 1939 und 1945 kamen insgesamt rund 11 Millionen ausländi-

---

[643] BA-MA, RH 12-23/1136.
[644] Zit. n. ebd.
[645] Zit. n. ebd.
[646] Einen vorzüglichen Überblick über die Geschichte der Berliner Zwangsarbeiter im Zweiten Weltkrieg liefert BRÄUTIGAM, Zwangsarbeit in Berlin (2003). Die nun folgenden Angaben orientieren sich, soweit nicht anders vermerkt, an dieser Darstellung.
[647] Wegweisend zur NS-Zwangsarbeit HERBERT, Fremdarbeiter (1999); weiterhin SPOERER, Zwangsarbeit (2001).

sche Zwangsarbeiter im Deutschen Reich zum Arbeitseinsatz.[648] Auf dem Höhepunkt befanden sich 1944 rund 6 Millionen ausländische Zivilarbeiter in Deutschland. Zusammen mit den knapp 2 Millionen Kriegsgefangenen und den 400.000 KZ-Häftlingen im Arbeitseinsatz stellten sie in diesem Jahr fast 30 % der gesamten Arbeitnehmerschaft dar.

Bei der Frage der Beschäftigung osteuropäischer Arbeitskräfte befanden sich die NS-Machthaber in einem Zwiespalt, war deren Arbeitseinsatz doch ökonomisch dringend notwendig, ideologisch aber unerwünscht, da man sie als slawische „Untermenschen" betrachtete. Die wirtschaftlichen Zwänge setzten sich aber in Anbetracht des sich in die Länge ziehenden Krieges schließlich durch. Wirtschaftliche Interessen behielten gegenüber ideologischen Prinzipien zwar die Oberhand, dieses „Zugeständnis" wurde jedoch durch ein System umfassender Repressionen und Diskriminierungen kompensiert, unter dem mehr noch als die polnischen vor allem die sowjetrussischen Zwangsarbeiter zu leiden hatten.[649] *„Wenn es durch den Kriegsverlauf schon unumgänglich wurde, Russen im Reich zur Arbeit einzusetzen"*, so fasste Ulrich Herbert die Logik der Arbeitsbehörden treffend zusammen, *„dann musste man sie wenigstens schlecht behandeln"*.[650] Als „Ostarbeiter" stigmatisiert, litten sie unter einem sklavenähnlichen Status und unter katastrophalen Lebens- und Arbeitsbedingungen. Sie mussten in bewachten und umzäunten Baracken leben und wurden in Kolonnen zur Arbeit geführt. Am öffentlichen Leben durften sie ebenso wenig wie die polnischen Zwangsarbeiter teilnehmen; jeglicher private Kontakt zur deutschen Bevölkerung war ihnen unter Androhung drakonischer Strafen untersagt. Erst als sich herausstellte, dass die repressiven Maßnahmen einer wirtschaftlich effizienten Ausnutzung ihrer Arbeitskraft entgegenliefen, gewährte man den „Ostarbeitern" ab Herbst 1942 gewisse Erleichterungen.

Trotz Arbeitermangels war die Zwangsarbeiterrekrutierung in Berlin anfangs von einer gewissen Zurückhaltung geprägt. Dem zögerlichen Einsatz lagen Bedenken innerhalb der Berliner Rüstungsindustrie zu Grunde, Ausländer in sensiblen Fertigungsbereichen einzusetzen. Erst ab 1941 kam in Berlin ein organisierter Masseneinsatz von ausländischen Zivilarbeitern in Gang. Anders als auf dem Land, wo vor allem Polen eingesetzt wurden, arbeiteten in Berlin zunächst primär Personen aus den besetzten Gebieten im Westen und aus den verbündeten Staaten. Im Gegensatz zu Polen, „Ostarbeitern", Juden oder Sinti und Roma

---

[648] Unter den 13,5 Millionen im „Dritten Reich" tätigen ausländischen Zivilarbeitern befanden sich 80-90 % Zwangsarbeiter. Vgl. SPOERER, Zwangsarbeit (2001), S. 219-226.
[649] HERBERT, Einleitung (1991), S. 11.
[650] Zit. n. ebd.

waren diese Arbeitskräfte zumindest formal den deutschen Arbeitern gleich gestellt. Anfang 1942 kamen dann aber auch in Berlin die ersten „Ostarbeiter" an. In der Folgezeit stieg die Zahl der Fremdarbeiter schnell an, bis schließlich in den Jahren 1944/45 insgesamt 100.000 „Ostarbeiter" zwangsverpflichtet waren. Auf dem Höhepunkt des Berliner Zwangsarbeitereinsatzes waren dort knapp 400.000 ausländische Arbeitskräfte beschäftigt.

Der „Ostarbeitereinsatz" erfolgte auch in Berlin unter teilweise katastrophalen Lebens-, Wohn- und Arbeitsbedingungen. Als unzureichend stellte sich vor allem die Ernährungssituation dar. So erinnerte sich der ukrainische Zwangsarbeiter Wasyl T. Kudrenko, rückblickend auf seine Zeit in einem Neuköllner „Ostarbeiterlager", mit Schrecken an die Verpflegungssätze:

> *„Wir bekamen 2x am Tag zu essen. Außer Suppe und Brot gab es 10g Zucker und Margarine, das Stück war kleiner als eine Streichholzschachtel. (...) Ein Brot für vier Personen, außerdem Tee oder Gerstenkaffee (...). Die Suppe war für uns Ukrainer sehr ungewohnt: aus Steckrüben! Wir waren sehr niedergeschlagen. Bei uns hatten die Schweine besseres Futter. Von der unzureichenden Ernährung wurden wir magenkrank. (...) Wir litten alle an Blutarmut. Wir litten an Unterernährung."*[651]

Die ausgehändigten Suppen waren zumeist wässrig, enthielten kaum Nährstoffe und waren daher keinesfalls geeignet für einen langen und körperlich anspruchsvollen Arbeitstag in den Berliner Fabrikanlagen. Viele der sowjetischen Arbeiter waren aus diesem Grund körperlich nicht in der Lage, den Arbeitsanforderungen zu genügen und brachen häufig im Betrieb zusammen. Alarmiert durch den signifikanten Abfall in der Produktion, sahen sich einige Rüstungsdienststellen und Betriebe veranlasst, bei den Behörden eine bessere Lebensmittelversorgung ihrer Zwangsarbeiter einzufordern. Obwohl sich daraufhin die Einsatzbedingungen etwas verbesserten, waren das Leben und Arbeiten der meisten „Ostarbeiter" bis zum Ende geprägt durch ungenügende Ernährung, mangelhafte gesundheitliche Versorgung, Rassismus, alltägliche Schikane und Misshandlung durch Vorgesetze und Lagerpersonal.

---

[651] W.T. Kudrenko war einer der Zeitzeugen für das Ausstellungsprojekt „Zwangsarbeiter des kirchlichen Friedhofslagers Berlin 1942 – 1945". Die Ausstellungstafeln finden sich unter: http://www.ev-kirchenkreis-neukoelln.de/1036068 /alias. html?id=1036101 (Zugriff am 19. Januar 2013). Siehe hierzu auch OEHM, Technokratische Effizienz (2003).

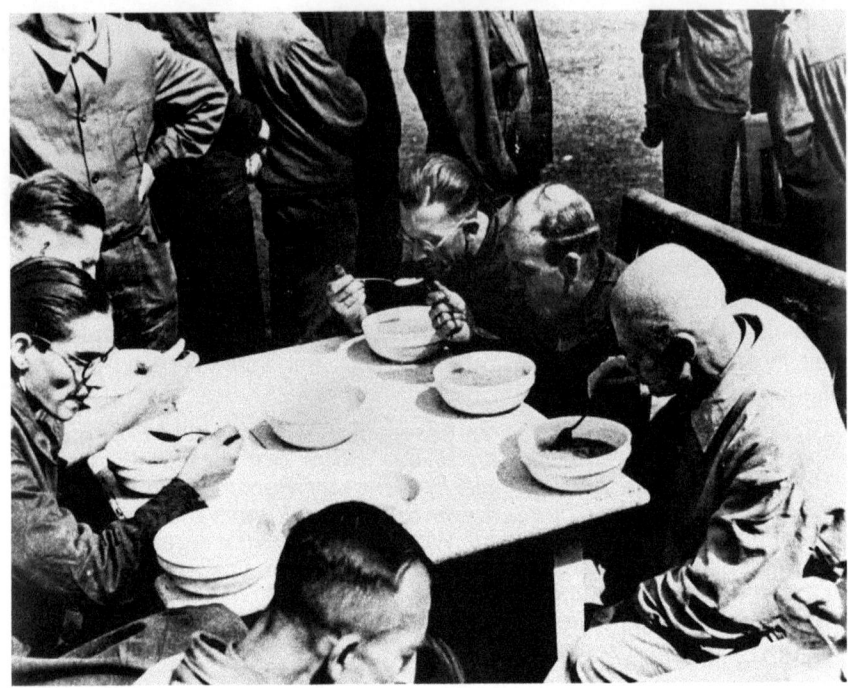

Abbildung 20: Essen im Zwangsarbeiterlager in der Sickingenstraße Berlin-Moabit, 1942

In Berlin gab es während des Zweiten Weltkrieges ca. 3.000 Zwangsarbeiterlager.[652] Oftmals handelte es sich dabei um kleinere so genannte Saallager oder um einzeln stehende Baracken. Meist in den Berliner Außenbezirken befanden sich die größeren Barackenlager. In ihnen wohnten hunderte, in einigen wenigen Lagern sogar mehrere tausend Arbeiter. Sie befanden sich häufig in der Nähe der Industrieanlagen, in denen die Lagerinsassen beschäftigt waren. Innerhalb der Zwangsarbeiterlager führten die hohe Fluktuation und die unzureichenden hygienischen Bedingungen vielerorts zu einer Verlausung. Das von Kleiderläusen übertragene Fleckfieber (Typhus exanthematicus) und vor allem Tuberkulose breiteten sich aus. Vermutlich mehrere tausend Berliner Zwangsarbeiter, hauptsächlich die schlecht ernährten „Ostarbeiter", starben an diesen Lagerkrankheiten. Die ohnehin mangelhafte Wohnsituation der Berliner Zwangsarbeiter wurde schließlich noch durch die zunehmenden alliierten

---

[652] Siehe hierzu die Zwangsarbeiterlager-Topographie von KUBATZKI, Zwangsarbeiter- und Kriegsgefangenenlager (2001).

Luftangriffe verschärft. Der Verlust der zerbombten Barackenplätze führte zu einer massiven Überbelegung innerhalb der verbliebenen Zwangsarbeiterlager, was eine weitere Verschlechterung der Lebensbedingungen nach sich zog.

Osteuropäische Zwangsarbeiter standen auf der niedrigsten Stufe des NS-Fürsorge- und Gesundheitssystems. Auch über ihre Überlebenschancen entschied in einem entscheidenden Maße ihre Arbeitsfähigkeit. Da ihre medizinische Betreuung möglichst keine Ressourcen binden sollte, schickte man schwerkranke und damit unproduktive Fremdarbeiter zunächst in die Heimat zurück.[653] Zu diesem Zweck entstand in Berlin-Blankenfelde ein „Russendurchgangslager", das alle dauerhaft erkrankten „Ostarbeiter" bis zu ihrer Abschiebung aufnahm. Als die Behörden Ende 1942 keine Transportkapazitäten mehr bereitstellen wollten, mutierte das „Krankensammellager" zu einem Sterbelager, in dem infernalische Zustände herrschten:

> *„Bad fehlt. Entlausungsanstalt fehlt. Keine Desinfektionsmöglichkeit. Keine Medikamente. Ernährung besteht aus 300 g Brot und 1 Portion Kohlrübenwassersuppe. Es gibt weder Betten noch Matratzen. Decken fehlen vollständig. Die Räume sind unzureichend und die Arbeiter schliefen bei schlechtem Wetter unbedeckt im Freien. (...) Die dort versammelten Kranken lebten in großer Anzahl in diesem Lager den ganzen Winter durch. Als dort der Typhus ausbrach, wurden die Baracken geschlossen und wenn es jemand wagte, sich zu zeigen, so wurde ohne Warnung geschossen."*[654]

Zwangsarbeiter, denen die Lagerleitung eine schnelle Regeneration und damit umgehende Wiederherstellung der Arbeitsfähigkeit zutraute, wurden in einzelnen zentralen Krankenhäusern behandelt, wobei die medizinische Betreuung je nach Krankenhauseinrichtung sowie Nation und Status der Betroffenen differierte.[655] Eine zentrale Anlaufstelle zur Behandlung von Zwangsarbeitern war das Städtische Krankenhaus Neukölln, dem das Baadersche Institut angegliedert war.[656]

---

[653] Zum Themenkomplex Zwangsarbeit und NS-Gesundheitspolitik siehe die beiden Sammelbände von FREWER/SIEDBURGER, Medizin und Zwangsarbeit (2004) sowie FREWER/BREMBERGER/SIEDBÜRGER, Der „Ausländereinsatz" im Gesundheitswesen (2009).
[654] Zit. n. BRÄUTIGAM, Zwangsarbeit in Berlin (2003), S. 43f.
[655] PAGENSTECHER, Lagerlisten und Erinnerungsberichte (2009), S. 91. Weiterhin auch STÜRZBECHER, Krankengeschichten von Ausländern (2003).
[656] Siehe hierzu BREMBERGER, „Patient ist Polin" (2012), S. 164ff.

Die Versuchsreihe

Indirekt angekündigt wurden die Versuche an sowjetischen Zwangsarbeitern durch eine Publikation von Paul Rössing. In der zahnmedizinischen Fachzeitschrift „Paradentium" wies er 1943 auf die *„Behandlungserfolge bei Zahnfleischerkrankungen mit Nikotinsäureamid"* hin.[657] Hierin beschrieb er zunächst die ausgezeichnete Wirkung von Vitaminen – das Nikotinsäureamid gehört zu den B-Vitaminen – bei der Therapie von Ernährungsstörungen. Anschließend ging er der Frage nach, ob die grundsätzliche Wirksamkeit der Vitaminbehandlung auch bei Zahnfleischerkrankungen, wie zum Beispiel Gingivitis, Stomatitis oder Paradentose wirksam sei. Da seines Erachtens die Ursache dieser mittlerweile gehäuft auftretenden Erkrankungen *„in Störungen der Vitaminzufuhr bzw. Verwertung zu suchen sein dürfte, liegt der Gedanke nahe, auch bei isoliertem Auftreten (...) einen Versuch mit Nikotinsäureamid zu machen".*[658]

Rössing stützte sich dabei auf eigene Erfahrungen, die er im Rahmen von Untersuchungen über die Wirkung des Nicotinsäure-Präparates *Nicobion* bei Magen-, Darm- und Leber-Erkrankungen, Blei und Quecksilbervergiftungen machen konnte. Darunter befanden sich, so führte Rössing weiter aus, 14 Fälle von Erkrankungen im Bereich der Mundhöhle, denen er bei dieser Gelegenheit eine Therapie mit dem Nicotinsäureamid-Wirkstoff zukommen ließ. Die Ergebnisse waren auch hier überaus positiv, wenngleich er einräumte, dass die vorgestellte Fallzahl für generalisierende Folgerungen zu niedrig sei. Deshalb schloss er seinen Beitrag mit der an die Zukunft gerichteten Forderung, *„größere Versuche mit Nicobion durchzuführen. Diese Aufgabe muss Fachkliniken und – instituten überlassen bleiben".*[659]

Für eine ausreichende Ernährung der Bevölkerung und Soldaten im Kriege zu sorgen, war eines der Kernanliegen der NS-Regierung.[660] Hitler wollte mit allen Mitteln vermeiden, dass sich die Geschehnisse des Ersten Weltkrieges auch nur im Ansatz wiederholten. Die Mangelversorgung an der Heimatfront während des Ersten Weltkriegs – als Symbol galt hierfür der so genannte „Steckrübenwinter" 1916/17 – und ebenso bei der kämpfenden Truppe, wurde von Seiten der NS-Führung als eine entscheidende Ursache für die Schwächung der Kriegsmoral und somit

---

[657] Paul RÖSSING, Behandlungserfolge (1943). Für eine kurzfristig durchgeführte Literaturrecherche in der Berliner Staatsbibliothek sei an dieser Stelle Maria Schneider und Dr. Sascha Topp herzlich gedankt.
[658] Zit. n. ebd.
[659] Zit. n. ebd.
[660] Siehe THOMS, Einbruch, Aufbruch, Durchbruch? (2006).

für die Niederlage 1918 eingestuft.[661] Bereits dieser Sachverhalt sicherte den Ernährungswissenschaftlern eine beutende Resonanz ihrer Forschungen.[662] Darüber hinaus galt die Ernährungsfrage als zentrale Voraussetzung für Gesundheit, Arbeitsfähigkeit und Leistung.[663] Ein ernährungswissenschaftlicher Forschungszweig, der sich einer zunehmenden Bedeutung erfreute, war die Vitaminforschung.[664] Sie verdankte ihren Aufstieg zum „Modethema" und ihre damit einhergehende umfangreiche Forschungsförderung im „Dritten Reich" der allgemein vorherrschenden Überzeugung, dass die Vitaminversorgung einen wesentlichen Faktor für die Erhaltung der Arbeits-, Leistungs- und Wehrkraft darstellte.[665] Demnach folgte Paul Rössing mit seinem Aufsatz und den darin präsentierten Ergebnissen über die Wirksamkeit von Vitaminen bei Ernährungsstörungen einem aktuellen Forschungstrend. Seiner am Ende des Aufsatzes formulierten Aufforderung, die Wirksamkeit von *Nicobion* an größeren Versuchsreihen zu testen, kam Rössing schließlich selbst nach.

In dem Fachjournal „Klinische Wochenschrift" vom Spätsommer 1944 stellte Rössing in seinem Beitrag über *„Die Beziehungen des Nicotinsäureamids zu Schleimhauterkrankungen im Bereich der Mundhöhle"* die Versuchsreihe und deren Forschungsergebnisse vor:

> *„An 100 Insassen eines Ostarbeiterlagers wurde während der Wintermonate 1943/44 eine Kontrolle der bereits früher berichteten Therapieversuche durchgeführt. Die Nahrung bestand in der üblichen, vorwiegend kohlehydratreichen, fleisch- und gemüsearmen Kost (nur gekochter Kohl). Ein großer Teil der Lagerinsassen klagte über Zahnfleischblutungen, schmerzhafte Schwellung und Eiterung des Zahnfleisches und Zahnausfall."*[666]

Aus der hier zitierten Passage wie auch aus den weiteren Ausführungen dieser Publikation lässt sich die Versuchsreihe wie folgt beschreiben: An E.W. Baaders Forschungsinstitut interessierte man sich für die Wirksamkeit des Nicotinsäureamids bei infolge von Mangelernährung entstehenden Schleimhauterkrankungen wie zum Beispiel Gingivitis. Rössing ging davon aus, dass die Krankheitssymptome der „Ostarbeiter" hauptsäch-

---

[661] Vgl. ALY, Hitlers Volksstaat (2005), wonach der NS-Staat zunächst die Juden, später die im Krieg besetzten Gebiete und ihre Einwohner systematisch ausplünderte, um die deutsche Bevölkerung und die Wehrmacht mit Nahrungsmitteln und materiell ausreichend zu versorgen; hierdurch habe sich das Regime bis in die späten Kriegsjahre starken Rückhalt in der Bevölkerung verschafft.
[662] Vgl. THOMS, Einbruch, Aufbruch, Durchbruch? (2006), S. 112.
[663] Siehe auch MAITRA, „... wer imstande und gewillt ist" (2001), S. 293ff.
[664] Siehe hierzu THOMS, Vitaminfragen (2007).
[665] Vgl. SCHMALTZ, Kampfstoff-Forschung (2005), S. 483.
[666] RÖSSING, Die Beziehungen des Nicotinsäureamids (1944); aus dieser Veröffentlichung sind auch die folgenden Angaben entnommen.

lich durch einen Mangel an Nicotinsäure hervorgerufen wurden. Dieses B-Vitamin, das im Körper für die Energiegewinnung zuständig ist, wird normalerweise durch den Verzehr von Fleisch, Fisch, Eigelb oder Gemüse aufgenommen. Bei der Versuchsgruppe, der ebensolche Nahrungsmittel vorenthalten wurde, sollte die Bedeutung der Nicotinsäure durch die Aufnahme eines Nicotinsäureamid-Wirkstoffes getestet werden. Zu diesem Zweck verabreichten die Versuchsleiter das von der Pharmafirma Merck hergestellte Präparat *Nicobion* an 100 Insassen eines Zwangsarbeiterlagers.

Offensichtlich angeregt durch den täglichen Durchlauf dieser Patientenschaft im Neuköllner Krankenhaus, machten sich die Mediziner des Universitätsinstituts für Berufskrankheiten die Wehr- und Rechtlosigkeit sowie die desaströse Ernährungssituation der Ostarbeiter für Versuchsreihen zunutze. Das Forschungsinstitut Baaders sah in den Massen an Zwangsarbeitern, allein in Neukölln dürften es in den letzten Kriegsjahren konstant 10.000 Fremdarbeiter gewesen sein,[667] potentielle Versuchspersonen in nahezu unbegrenzter Auswahl. Der von Rössing in seinem Paradentium-Artikel geäußerte Wunsch, seine Versuchsergebnisse auf einer breiteren empirischen Basis zu kontrollieren, ließ sich auf diesem Wege schnell und unbürokratisch in die Tat umsetzen. Dies war die faszinierende Möglichkeit einer schrankenlosen Forschung an „minderwertigen" und außerhalb der Volksgemeinschaft stehenden Personen, die die NS-Führung den Wissenschaftlern unausgesprochen offerierte. Hier waren keine langwierigen Versuchsgenehmigungen oder eine umfassende Aufklärung der Probanden bzw. deren Einverständnis zur Versuchsdurchführung nötig. Von diesem Angebot machte auch Baaders Institut Gebrauch; man suchte sich eines von vielen „Ostarbeiter"-Lagern aus, fand dort eine Vielzahl an unterernährten und zahnfleischkranken Zwangsarbeitern vor und konnte innerhalb kürzester Zeit eine statistisch-empirisch aussagekräftige Experimentierreihe durchführen.
Doch folgen wir weiter dem Bericht von Dr. Rössing:

> *„Die bei den Mundschleimhauterkrankungen gewählte Dosierung von täglich 0,6 bis 0,8 g erscheint gegenüber den sonst üblichen relativ hoch. Hierzu ist zunächst zu berücksichtigen, daß es sich um perorale Medikation handelt, (...). Auch scheint eine gewisse Massierung des Wirkstoffes notwendig zu sein, um den gewünschten therapeutischen Effekt zu erzielen, jedenfalls sah ich bei einer Dosis von 0,2 g per os wesentlich schlechtere Ergebnisse. Unangenehme Nebenwirkungen konnte ich nicht beobachten. (...) Nur in einem Fall wurde nach Einnahme von 3 X 0,2 g (Nicotinsäureamid; d. Verf.) über Übelkeit, Schwindel und Erbrechen*

---

[667] Vgl. PAGENSTECHER, Lagerlisten und Erinnerungsberichte (2009), S. 101.

> *geklagt. Da ich Bedenken an der Zuverlässigkeit der Angabe hatte, nahm ich den Patienten sofort in stationäre Behandlung. Hierbei war selbst bei 0,8 g kein Befund zu erheben. Auch wurden keine subjektiven Störungen angegeben, so daß es sehr fraglich erscheint, ob hier tatsächlich eine Überdosierungsreaktion vorgelegen hat. Bei parenteraler Applikation, wie ich sie bei einer anderen Versuchsreihe anwandte, wurde bei einer Dossierung von 0,2 g nur ganz vereinzelt über Wärmegefühl und Blutandrang zum Kopf geklagt. In mehreren Versuchsfällen wurden sogar täglich 3 Injektionen à 0,2 g ohne Reaktion vertragen."*[668]

Rössing lotete bei seiner Versuchsreihe die verträglichen Grenzen bei den Probanden ganz bewusst aus. Sehr erhellend ist in diesem Zusammenhang, wie er versuchte, seine These von der problemlosen Verträglichkeit des Präparates unbedingt plausibel zu machen. Probanden, die auf die verabreichte Dosis mit Unwohlsein reagierten, verdächtigte Rössing der Simulation und untersuchte sie gesondert. Bei dieser Gelegenheit wandte er bei der betreffenden Versuchsperson gleich noch die maximale Dosierung an. Diese Vorgehensweise zeigt, dass für Rössing in charakteristischer Weise bestimmte wissenschaftliche Kriterien seines Versuches im Vordergrund standen, während das Wohl der Probanden zweitrangig war.

Da E.W. Baader zur besagten Zeit als Beratender Internist bei der Wehrmacht eingesetzt war, übernahm sein Assistent Paul Rössing die Versuchsdurchführung wie auch die wissenschaftliche Veröffentlichung darüber. Allerdings erweist der Blick auf die Originalpublikation in der „Klinischen Wochenschrift" (siehe Abbildung 21), dass Baader als Leiter der Institution in der Überschrift genannt war und damit die Verantwortung für die Versuche übernahm. Eine andere Interpretation ist nicht möglich.

Wie oben dargelegt, war der erste Hinweis auf die Zwangsarbeiterversuche Rössings eine interessierte Nachfrage des Heeressanitätsinspekteurs Handloser gewesen. Aufgrund der großen Bedeutung, die einer geeigneten Truppenkost beigemessen wurde, lag das Interesse des Wehrmachtssanitätswesens an einer Weiterentwicklung der Nicotinsäureamid-Therapie auf der Hand.[669] Die Versuchsreihe aus dem Institut für Berufskrankheiten erwies sich zudem als gute Ergänzung zu eigenen Forschungsaktivitäten.

---

[668] RÖSSING, Beziehungen des Nicotinsäureamids (1944), S. 332.
[669] Siehe hierzu THOMS, „Ernährung ist so wichtig wie Munition" (2006).

DIE BEZIEHUNGEN DES NICOTINSÄUREAMIDS ZU SCHLEIMHAUTERKRANKUNGEN IM BEREICH DER MUNDHÖHLE.

Von

P. RÖSSING,

Aus dem Universitäts-Institut für Berufskrankheiten Berlin (Leiter: Prof. Dr. Dr. h. c. E. W. BAADER).

Seit etwa 1939 ist die Nicotinsäure bzw. das Nicotinsäureamid stark in den Bereich des klinischen Interesses gerückt, wie die zahlreichen Veröffentlichungen der jüngsten Zeit zeigen. Besonders von internistischer und dermatologischer Seite ist der P.P.-Faktor in seiner biologischen Bedeutung und Wirksamkeit bei verschiedenen Erkrankungen untersucht worden. So z. B. bei Störungen im Bereich des Magen-Darm-Kanals, der Leber, der Blutbildung, des Kohlehydrat- und Eiweißstoffwechsels, bei Lichtdermatosen, Seborrhoe, Lupus erythematodes u. a. Hierbei ergaben sich zum Teil wichtige neue Erkenntnisse. Während man bisher annahm, daß sich die Wirksamkeit des P.P.-Faktors, den v. EULER und Mitarbeiter als Proferment und wichtigen Bestandteil des Zellatmungsfermentes Cozymase bzw. Dehydrogenase erkannten, auf die Pellagra und den pellagrösen Symptomenkomplex beschränkte, deuten die neueren klinischen und experimentellen Untersuchungen darauf hin, daß die Nicotinsäure für verschiedene physiologische Vorgänge, insbesondere z. B. den Kohlehydratstoffwechsel, von maßgeblicher Bedeutung ist. Es sei auf die Arbeiten von GÖBELL hingewiesen, der Beziehungen der Nicotinsäure zum Insulin und Adrenalin feststellte, ferner auf die Beeinflussung verschiedener Leberfunktionen, des Calciumstoffwechsels, der Porphyrinurie. Im Gegensatz zu mehrfachen Angaben in der Literatur konnte ich übrigens bei einer größeren Serie von Bleivergiftungen keine Wirkung auf die Porphyrinausscheidung feststellen!

Als Teilsymptome der Pellagra pflegen stets Schleimhautentzündungen in Form von Gingivitis, Stomatitis oder Glossitis aufzutreten. Sie verschwinden nach Gabe von Nicotinsäure oder Nicotinsäureamid schlagartig zusammen mit den übrigen pellagrösen Symptomen. Die Beobachtung, daß bei isoliert auftretenden Stomatitiden, also ohne sonstige pellagröse Symptome, z. B. bei der Stomatitis aphthosa ein therapeutischer Effekt mit Leberextrakten (in denen bekanntlich Nicotinsäureamid in wechselnden Mengen nachweisbar ist) erzielt wurde, war Veranlassung, die Wirksamkeit der Nicotinsäure in dieser Richtung zu untersuchen.

CACHERA berichtete bereits 1939 über einen schlagartigen Erfolg bei Stomatitis aphthosa, SCHWARZ (1940) bestätigte diese Angabe. Er fand in mehreren, zum Teil längere Zeit hindurch jeder anderen Therapie trotzenden Fällen schon nach 2 bis 3 Tagen prompte Heilung. Auch SCHROEDER-DRAMOFF und STEPP wiesen 1941 auf ähnliche Beobachtungen hin. Dagegen konnten KEINING und OLDACH keinen therapeutischen Erfolg erzielen. Sie nahmen daher an, daß es sich bei dem von CACHERA veröffentlichten Fall nicht um eine Stomatitis aphthosa, sondern ein multiformes Erythem der Mundhöhle gehandelt habe, bei dem auch sie prompte Erfolge sahen. Ich selbst habe 1943 (Zahnärztliche Rundschau [Parandentium] Bd. 52 Nr. 20/21 S. 39) auf die Wirksamkeit des Nicotinsäureamids bei Stomatitis, Gingivitis und Glossitis hingewiesen. Von den dort angeführten 14 Fällen waren 2 mit isolierter Stomatitis aphthosa, die sicher nicht als multiformes Erythem anzusehen waren. Sie sprachen prompt auf Nicotinsäureamid an. Wie ich an Hand weiterer Beobachtungen noch zeigen werde, war die Wirkung des Nicotinsäureamids bei zahlreichen Fällen von Stomatitis und namentlich Gingivitis ausgezeichnet, in manchen Fällen aber versagte sie völlig. Dies scheint im wesentlichen auf der unterschiedlichen Ätiologie der Erkrankungen zu beruhen. Offensichtlich handelt es sich bei dem weitaus größten Prozentsatz der zur Zeit in gehäuftem Maße auftretenden Stomatitiden und Gingivitiden um alimentär bedingte Störungen, wobei Vitaminmangel eine maßgebliche Rolle spielen dürfte. Die zum Teil verblüffenden Therapieerfolge mit Nicotinsäureamid berechtigen nun meines Erachtens zu der Annahme, daß für das Zustandekommen derartiger Mundschleimhauterkrankungen speziell der Mangel an Nicotinsäure bzw. Nicotinsäureamid wesentlich ist. Dadurch wird aber andererseits das Versagen der Nicotinsäure-Therapie bei nicht alimentären, z. B. bei rein infektiösen Erkrankungen verständlich. Natürlich wird es sich nicht um einen isolierten Mangel an Nicotinsäure handeln — dabei wird in manchen Fällen durch Fleisch, insbesondere Leber- und Muskelfleisch, Eigelb, Fische und Gemüse aufgenommen —, sondern um einen Mangel an einem größeren Vitaminkomplex, wobei aber die gegenseitige Beeinflussung, synergistische und katalysatorische Beziehungen der einzelnen Wirkstoffe zueinander je nach Überwiegen des einen oder anderen Komplexteiles verschiedene therapeutische Maßnahmen bedingen. So erklärt sich auch die Tatsache, daß eine Stomatitis in einem Fall nach Gabe von Vitamin C ausheilt, im zweiten Fall nach Gabe von Nicotinsäure, im dritten eventuell erst nach Zugabe beider. Das gleiche Krankheitsbild kann eben durch exogen oder endogen bedingten Mangel verschiedener Wirkstoffe entstehen und dementsprechend therapeutisch beeinflußt werden. Die von mir angestellten Versuche scheinen diese Auffassung zu bestätigen.

An 100 Insassen eines Ostarbeiterlagers wurde während der Wintermonate 1943/44 eine Kontrolle der bereits früher berichteten Therapieversuche durchgeführt. Die Nahrung bestand in der üblichen, vorwiegend kohlehydratreichen, fleisch- und gemüsearmen Kost (nur gekochter Kohl). Ein großer Teil der Lagerinsassen klagte über Zahnfleischblutungen, schmerzhafte Schwellung und Eiterung des Zahnfleisches und Zahnausfall. Die zahnärztlichen Untersuchungen ergaben einen großen Prozentsatz von Gingivitiden und Alveolarpyorrhoen. Von diesen wurden insgesamt 100 Fälle ausgewählt in folgender Verteilung: 48mal handelte es sich um einfache entzündliche Gingivitiden mit mehr oder weniger starker Schwellung, livider Färbung und Blutungsneigung des Zahnfleisches, 19mal um Alveolarpyorrhoe, 30mal um Alveolarpyorrhoe mit stärkeren Reizerscheinungen, 1mal um ulceröse Gingivitiden, in einem Fall mit gleichzeitigem Befallensein der Wangenschleimhaut. Aus äußeren Gründen wurde das Nicotinsäureamid nur per os

Abb. 21: Rössing, Klinische Wochenschrift 1944, S. 330

Ernährungsphysiologische Menschenversuche bei der Wehrmacht

Das übergeordnete ernährungsphysiologische Ziel der Militärmedizin war, durch eine optimale Truppenversorgung für eine leistungsstarke Wehrmacht zu sorgen.[670] Nachdem ab 1941/1942 eine ausreichende und ausgewogene Verpflegung der Truppe nicht mehr durchgängig gewährleistet werden konnte, verlagerte sich der ernährungswissenschaftliche Fokus innerhalb der Heeressanitätsinspektion auf die Untersuchung der Folgen von Mangelernährung für die Leistungsfähigkeit bei Soldaten und auf Möglichkeiten, diese Folgeerscheinungen durch verstärkte Vitaminzufuhr abzumildern.[671] Die bevorzugte Versuchsgruppe der Wehrmediziner waren sowjetische Kriegsgefangene, deren dramatische Unterernährung dafür sorgte, dass den Wehrmedizinern für die Untersuchung nahezu jeder Hungererkrankung „Menschenmaterial" in unbegrenzter Auswahl zur Verfügung stand. Das ausschließliche Interesse der Ärzte galt dabei den wissenschaftlichen Ergebnissen, die von zweifachem Nutzen sein sollten. Einerseits erhoffte man sich Rückschlüsse auf die notwendige Zusatzverpflegung der Soldaten, zum anderen sollten die Versuche zur billigen aber effektiven gesundheitlichen Stabilisierung der Kriegsgefangenen beitragen, damit sie als Zwangsarbeiter verwendet werden konnten.[672]

Der Beratende Internist des Heeressanitätsinspekturs, Kurt Gutzeit, war zu jeder Zeit über die ernährungsphysiologischen Versuche im Bilde. Gutzeit galt als einer der entschiedensten Verfechter von Humanexperimenten. In einem Brief an seinen Assistenten Wilhelm Fähndrich vom 23. August 1944 kritisierte er die anfänglichen moralischen Bedenken seines Kollegen Arnold Dohmen (1906-1980), mehrere jüdische Kinder und Jugendliche des KZ Sachsenhausens mit einem Hepatitiserreger zu infizieren:

„In Gießen habe ich Dohmen wieder einmal – ich weiß nicht zum wievielten Male – aus seiner tierexperimentellen Lethargie aufzurütteln versucht, damit wir endlich zur letzten Klärung kommen. Komisch, wie schwer der Schritt vom Tier zum Menschen ist, aber schließlich und endlich ist der letztere ja doch die Hauptsache."[673]

---

[670] Vgl. NEUMANN, Ernährungsphysiologische Humanexperimente (2006), S. 151.
[671] Vgl. ebd., S. 155 f. sowie THOMS, „Ernährung ist so wichtig wie Munition" (2006), S. 217 und 222f.
[672] Vgl. NEUMANN, Ernährungsphysiologische Humanexperimente (2006), S. 156.
[673] Brief von Gutzeit an Fähndrich vom 23.8.1944, zitiert bei KLEE, Auschwitz (1997), S. 262.

Derlei Sorgen bereitete ihm sein Mitarbeiter Fähndrich nicht, führte dieser doch auf sein Geheiß Untersuchungen an skorbutkranken sowjetischen Kriegsgefangenen durch.[674] Die vorgesehenen Probanden wurden hierfür eigens aus einem ukrainischen Kriegsgefangenenlager in das Reservelazarett 119 nach Berlin-Neukölln überwiesen. Ganz in der Nähe von Baaders Institut für Berufskrankheiten stellte Fähndrich Beobachtungen zur Therapie und Prophylaxe von Vitamin-C-Mangelkrankheiten an. Die beiden Berliner Internisten Fähndrich und Baader scheinen sich, dies geht aus ihrer recht vertraulichen Korrespondenz im Rahmen der Heeressanitätsinspektion hervor, gut gekannt zu haben.[675] Ob es zwischen beiden auch zu einem Austausch über ihre beiden durchaus Parallelen aufweisenden Experimente gab, ist denkbar, lässt sich aber nicht belegen. Sicher ist jedoch, dass die Heeressanitätsinspektion bis Juni 1944 vollständig über Rössings Versuche mit Nikotinsäureamid informiert wurde. Dies wird durch ein Schreiben Gutzeits vom 8. Juni 1944 ersichtlich.[676] Bemerkenswert ist in diesem Zusammenhang seine Bewertung der Versuchsanordnung:

„Es ist sehr bedauerlich, dass die interessanten Untersuchungen von Dr. R.(össing) nicht im Sinne der vergleichenden Therapie unter Heranziehung einer unbehandelten Kontrollreihe durchgeführt wurden. Infolge dieses Versäumnisses kann man ihnen nur eine bedingte Beweiskraft zuerkennen. (...) Falls weitere Versuche an anderen Stellen geplant sind, wäre ihre Durchführung im Sinne der vergleichenden Therapie dringend zu fordern."[677]

Die Kritik des Internisten richtete sich demzufolge nicht gegen die Wahl (unfreiwilliger) Probanden aus Zwangsarbeiterlagern, sondern gegen die Tatsache, dass die Versuchsleitung nicht auch eine Vergleichsgruppe aus dem Kreis der Zwangsarbeiter rekrutiert hatte. Gutzeit betonte, bei künftigen Versuchsreihen, die er durchaus begrüßte, müssten diese methodischen Mängel unbedingt abgestellt werden. Was sich hier zeigt, ist eine militärärztliche Elite, die bereitwillig die sich ihnen darbietenden Forschungsmöglichkeiten ausnutzte. In diesem Klima musste der Beratende Internist Baader mit keinerlei ethischer Kritik an den an seinem Institut stattfindenden „Ostarbeiter"-Versuchen rechnen; ganz im Gegen-

---

[674] Vgl. NEUMANN, Ernährungsphysiologische Humanexperimente (2006), S. 156.
[675] Siehe den Briefwechsel der beiden vom Juli/August 1940, der sich in BA-MA, RH 12-23/268 findet.
[676] BA-MA, RH 12-23/222: Schreiben des Beratenden Internisten Gutzeit an die Lehrgruppe C vom 8.6.1944 betr. Manuskript Dr. Rössings, Beziehungen des Nikotinsäureamids zu Schleimhauterkrankungen im Bereich der Mundhöhle.
[677] Zit. n. ebd.

teil, befand er sich in dieser Hinsicht innerhalb der Heeressanitätsinspektion unter Gleichgesinnten.

Bei der angestrebten vollständigen Dokumentation der „Ostarbeiter"-Versuche betrat die vorliegende Studie weitgehend medizinhistorisches Neuland. Die geschichtswissenschaftliche Erforschung der Humanexperimente im Nationalsozialismus hat in der letzten Dekade einen deutlichen Aufschwung erfahren.[678] Im Zentrum standen hierbei bislang nahezu ausschließlich diejenigen Menschenversuche, die in den Konzentrationslagern oder an den sowjetischen Kriegsgefangenen stattfanden. Dabei ist das jahrzehntelang vorherrschende und vornehmlich der Exkulpation von Ärzteschaft und Wissenschaft dienende Bild von sadistischen Einzeltätern, die in Eigenregie ihre pseudomedizinischen Versuche durchgeführt hätten, abgelöst worden. Die Menschenversuche zeichneten sich vielmehr durch eine rationale, durchaus zeitgenössischen wissenschaftlichen Ansprüchen genügende Herangehensweise aus.[679] Zwar hat dieser Befund mittlerweile eine gewisse empirische Sättigung erreicht, gleichwohl liegen über die Mehrzahl der durchgeführten Menschenversuche noch keine wissenschaftlichen Publikationen vor.[680]

Die im Jahr 2000 gegründete Stiftung „Erinnerung, Verantwortung und Zukunft" (EVZ), jeweils zur Hälfte finanziert von der Bundesrepublik Deutschland und einer Stiftungsinitiative der deutschen Wirtschaft, hat die Opfer medizinischer Menschenversuche unter den Zwangsarbeitern in eine marginale Sammelkategorie „sonstige Personenschäden" eingeordnet.[681] Somit öffnete sich an dieser Stelle ein weites Forschungsfeld, das zur Folge hatte, dass bei der angestrebten Kontextualisierung und Rekonstruktion der Zwangsarbeiterversuche Rössings zunächst einmal Pionierarbeit geleistet werden musste. Denn hierüber gibt es bis auf eine einzige Ausnahme kaum Forschungsliteratur, die bei der hier aufgefundenen Versuchsreihe als Orientierung dienen könnte.

---

[678] Einen konzisen Überblick der aktuellen Forschungssituation liefert ECKART, Medizin in der NS-Diktatur (2012), S. 249-311; 326-334.
[679] Siehe SCHLEIERMACHER/SCHAGEN, Medizinische Forschung als Pseudowissenschaft (2008).
[680] Vgl. WOLTERS, Tuberkulose und Menschenversuche (2011), S. 13 f.
[681] Hierzu kritisch WEINDLING, „Sonstige Personenschäden" (2012).

Die Krautaktion

Die Ausnahme, die die Regel bestätigt, ist die so genannte „Krautaktion". Im Mai 1944 begann in den Rüstungsbetrieben des Ruhrgebietes ein Großversuch von Wissenschaftlern aus dem KWI für Arbeitsphysiologie an Zwangsarbeitern aus der Sowjetunion und Italien.[682] Die Versuchsleitung hatte der Ernährungswissenschaftler Heinrich Kraut (1893-1992) inne. Ausgangspunkt der Versuchsreihe waren Klagen der Ruhrindustriellen über den schlechten Gesundheitszustand und die damit zusammenhängende ungenügende Arbeitsleistung der in ihren Betrieben eingesetzten Zwangsarbeiter. Auf einer vom Reichsernährungsminister geleiteten Sitzung am 23. Mai 1944, an der auch Kraut teilnahm, monierten sie, dass die offiziellen Verpflegungssätze nicht ausreichten, *„um aus den Ausländern die Leistungen herauszuholen, die zur Durchführung der betrieblichen Aufgaben von ihnen verlangt werden müßten".*[683] Insbesondere der Großindustrielle Albert Vögler (1877-1945) verlangte *„eine Verbesserung der Verpflegungssätze und eine grundsätzliche Änderung des bisherigen Arbeitseinsatzverfahrens",* da es keinen Zweck habe, *„ständig neue Arbeitskräfte einzusetzen, die man nicht ausreichend ernähren könne".* Um das vorherrschende Problem in den Griff zu bekommen, beschlossen die Sitzungsteilnehmer, das KWI für Arbeitsphysiologie mit einem ernährungsphysiologischen Großversuch zu betrauen.[684]

Unter der Leitung Krauts sollte bei über 5.000 Fremdarbeitern der Effekt einer zusätzlichen Lebensmittelbeilage auf die Arbeitsleistung analysiert werden. Bereits kurze Zeit nach Einführung der Zusatzkost erhöhte sich, so Krauts Fazit der Versuchsreihe, das Leistungsvermögen der Zwangsarbeiter merklich. Teilweise erreichten die Fremdarbeiter das gleiche Leistungsniveau wie die immer noch besser versorgten deutschen Arbeiter. Neben der Verbesserung der Arbeitsleistung sei zudem beinahe flächendeckend eine Gewichtszunahme von mehr als einem Kilogramm zu verzeichnen. Die Wissenschaftlichkeit des Experimentes war jedoch bereits von Beginn an zweifelhaft, da die Experimentatoren androhten, nach vier Wochen die Extrakost dem Zwangsarbeiter wieder zu entziehen, wenn bei ihm bis dahin keine deutliche Leistungssteige-

---

[682] Vgl. EICHHOLTZ, Die „Krautaktion" (1991); die folgenden Angaben über die „Kraut-Aktion" stützen sich, soweit nicht explizit vermerkt, auf die Darstellung von Eichholtz.

[683] Aktenvermerk der Sitzung betr. „Gesundheitszustand, Ernährung und Leistung der ausländischen Arbeiter"; zit. n. ebd., S. 279.

[684] Der erwähnte Vögler war von 1941 bis 1945 Präsident der Kaiser-Wilhelm-Gesellschaft (in der Bundesrepublik seit 1948 in die Max-Planck-Gesellschaft übergegangen), des Trägers der Kaiser-Wilhelm-Institute. Zu Vögler vgl. HACHTMANN, Ein Kind der Ruhrindustrie? (2010), S. 109 ff.

rung zu verzeichnen wäre. Die Folge war, dass die unternährten Zwangsarbeiter aus Hunger und aus Angst vor Entzug der Nahrungszulage bis weit über ihre Leistungsgrenzen hinaus arbeiteten. Sie steigerten ihre Arbeitsleistung überproportional zur verabreichten Zusatzbeilage. Mit anderen Worten: Der körperliche Raubbau an den Zwangsarbeitern wurde durch die „Krautaktion" noch forciert; der vermeintliche wissenschaftliche Erkenntniswert beruhte auf Repression gegen die Probanden, verstärkt und bestätigt durch die Selbsttäuschung der Versuchsleiter.

Dass Baader und Rössing auch von diesen Versuchen Kenntnis hatten, ist sehr wahrscheinlich, pflegte doch Baader seit langem Beziehungen zum KWI für Arbeitsphysiologie und war dort wohl zeitweise Mitglied des wissenschaftlichen Beirates.[685] Mit Kraut hielt Baader auch nach 1945 guten Kontakt. Dies wird daran deutlich, dass dieser für Baaders Handbuch der gesamten Arbeitsmedizin ausgerechnet einen Beitrag über „Arbeit und Ernährung" verfasste.[686]

Medizinhistorische Einordnung der Nicobion-Versuche

Die verglichen mit den KZ-Experimenten von SS-Medizinern[687] auf den ersten Blick scheinbar unspektakulären Versuche an Baaders Institut werfen einige grundsätzliche Fragen auf. Zum einen zeigte sich, dass die in der Heeressanitätsinspektion konzentrierte militärärztliche Elite Forschungen an Zwangsarbeitern und Kriegsgefangenen nicht nur interessiert zur Kenntnis nahm, sondern durch ihr aktives Nachfragen direkt förderte. Wie bei den Versuchen Rössings ging es stets um die Nützlichkeit für militärmedizinische Belange; in einer für die Medizin der NS-Zeit charakteristischen Weise wurden seriöse wissenschaftliche Fragestellungen auf dem Weg medizinischer Verbrechen untersucht.[688] Dazu gehörte auch, dass medizinethische Grundregeln leichter Hand missachtet wurden, während man zugleich die technische Durchführung der Experimente, etwa die Bildung von Kontrollgruppen, skrupulös im Auge behielt.

---

[685] Vgl. RAEHLMANN, Arbeitswissenschaft im Nationalsozialismus (2005), S. 109.
[686] Siehe ELSNER, Schattenseiten (2011), S. 116ff.
[687] Hierzu MITSCHERLICH/MIELKE, Wissenschaft ohne Menschlichkeit (1949); Überblick über die neuere Literatur bei JÜTTE et. al., Medizin und Nationalsozialismus (2011); ECKART, Medizin in der NS-Diktatur (2012).
[688] ROELCKE, Medizin im Nationalsozialismus (2012), S. 43-45 und SCHLEIERMACHER/SCHAGEN, Medizinische Forschung als Pseudowissenschaft (2008) zu dem in der Nachkriegszeit lange gehegten exkulpierenden Mythos einer vermeintlich „pseudo-medizinischen" Forschung in der NS-Zeit.

Die hier vergleichend zu Rössings Versuchen betrachtete „Krautaktion" macht weiterhin deutlich, dass medizinische Versuche, den Ernährungs- und Gesundheitszustand der Zwangsarbeiter zu verbessern, vornehmlich darauf abzielten, ihre Leistungskraft für die Kriegswirtschaft auszubeuten. Und genau in diesem Kontext ist auch die an Baaders Institut durchgeführte Versuchsreihe zu sehen. Zeitlich ist sie nach der Anfangsphase des Ostarbeitereinsatzes anzusiedeln, als zunehmend klar wurde, dass unter bisherigen verheerenden Lebens- und Ernährungsbedingungen ein Arbeitseinsatz der Ostarbeiter nicht effektiv war. Die Versuche zielten jedoch nicht nur auf die effektive Ausnutzung der Zwangsarbeiter ab, sondern suchten nach Möglichkeiten, der sich verschärfenden Ernährungssituation von Wehrmacht und Zivilbevölkerung durch Vitaminpräparate und nicht durch ausreichende Essensrationen wirkungsvoll zu begegnen.

Doch mussten Baader oder Rössing überhaupt ein Unrechtsbewusstsein bezüglich der Versuche mit Zwangsarbeitern haben, wenn sie zugleich auf das Interesse der Heeressanitätsinspektion stießen und ihre Ergebnisse in einer wissenschaftlichen Zeitschrift publizieren konnten? Diese Frage erfordert einen Exkurs in die Geschichte des Humanexperiments innerhalb der naturwissenschaftlichen Medizin.

Die naturwissenschaftlich ausgerichtete Medizin führte seit der zweiten Hälfte des 19. Jahrhunderts systematisch Humanexperimente durch.[689] Hierbei griff man, etwa bei Versuchen zur Immunisierung gegen Infektionskrankheiten, verstärkt auf Randgruppen der Gesellschaft (Waisenkinder, Prostituierte, arme Patienten in Krankenhäusern) zurück. Diese in Europa und den USA gängige Praxis erregte selten Anstoß. Lediglich einzelne Syphilis-Experimente, so diejenigen Franz von Rineckers (1811-1883) in Würzburg 1852 stießen auf Kritik.[690] Doch erst mit dem „Fall Neisser" 1898 wurden medizinische Menschenversuche öffentlich wahrgenommen, skandalisiert und zum Thema der Politik.[691] Albert Neisser (1855-1916), Entdecker des Erregers der Gonorrhoe, einer der wenigen ordentlichen Professoren an einer deutschen Hochschule, der jüdischer Herkunft war, Direktor der Universitäts-Hautklinik in Breslau, hatte 1892 in seiner Klinik mit Patientinnen experimentiert. Ohne diese jungen Frauen, die wegen anderer Erkrankungen hospitalisiert waren, aufzuklären, hatte er ihnen Injektionen mit „Syphilis-Serum" verabreicht,

---

[689] Vgl. ELKELES Der moralische Diskurs (1996); LEVEN, Syphilis (2002).
[690] Vgl. ELKELES, Der moralische Diskurs (1996), S. 51-55; einzelne Fachkollegen und eine (begrenzte) Öffentlichkeit stießen sich an der Tatsache, dass der Versuchsleiter nicht-freiwillige Probanden ohne Aufklärung herangezogen hatte.
[691] Vgl. ELKELES, Der moralische Diskurs (1996), S. 190-217; WEINDLING, Health (1989), S. 168-170; SAUERTEIG, Ethische Richtlinien (2000).

in dem (vergeblichen) Bemühen, sie gegen die Krankheit zu immunisieren. Die medizinischen Einzelheiten können hier außer Betracht bleiben. Wichtig ist, dass diese Versuche Neissers weitreichende Folgen auch auf politischer Ebene hatten.

Im Jahr 1900 wurden nämlich als Folge der Affäre um Neisser „Anweisungen" des preußischen Kultusministeriums erlassen, in denen erstmals ethische Regeln für die Forschung am Menschen juristisch formuliert wurden. Insbesondere die Einwilligung der Versuchspersonen in experimentelle Therapien wurde hier thematisiert und problematisiert. Diese Regeln blieben zwar in den folgenden Jahrzehnten weitgehend wirkungslos, erscheinen jedoch in der historischen Perspektive als eine Art Meilenstein. Der Gedanke, dass Schutzbefohlene bzw. Wehrlose in der Hand der forschenden Medizin besonderes Augenmerk beanspruchen konnten und Ärzte nunmehr eine entsprechende Sorgfaltspflicht hatten, war in der Welt und konnte auf Dauer nicht ignoriert werden.

Die 1900 erlassenen „Anweisungen" wurden eine Generation später entscheidend erweitert und differenziert. Die 1931 vom Reichsinnenministerium erlassenen und noch im gleichen Jahr im *Reichsgesundheitsblatt* veröffentlichten detaillierten „Richtlinien für neuartige Heilbehandlung und für die Vornahme wissenschaftlicher Versuche am Menschen" waren gleichsam aus den „Anweisungen" von 1900 fortentwickelt.[692] Hier wie im Jahr 1900 war der unmittelbare Anlass ein öffentlich wahrgenommener medizinischer Skandal – die Impfkatastrophe von Lübeck 1930 (sog. „Lübecker Totentanz"); bei einer Tuberkuloseimpfung von Neugeborenen wurde fahrlässig verunreinigter Impfstoff verwandt, insgesamt 77 Kinder starben.[693]

Der Ursprung der „Richtlinien" von 1931 lag jedoch tiefer: die ethische Problematik von Humanexperimenten und Heilversuchen wurde in den Jahren der Weimarer Republik verstärkt diskutiert und als politische Aufgabe verstanden. Der Streit um die (Zwangs-)Behandlung von Syphilis im Umfeld des Gesetzes zur Bekämpfung der Geschlechtskrankheiten (1927) war hierfür ein Kristallisationspunkt. Die „Richtlinien" von 1931 waren geeignet, die Rechte von Patienten und Probanden, insbesondere ihr Selbstbestimmungsrecht, in weltweit einmaliger Weise zu stärken. Chefärzte von Krankenhäusern wurden ausdrücklich angewiesen, ihre Mitarbeiter gegen Unterschrift über diese „Richtlinien" in Kenntnis zu setzen. Die neuen Regeln wurden jedoch, vergleichbar den „Anweisungen"

---

[692] Reichsgesundheitsblatt, Bd. 6, Berlin 1931, S. 174f.
[693] Vgl. HAHN, „Der Lübecker Totentanz" (1995) und DAHL, Entwicklung der Tuberkulose-Schutzimpfung (2002), S. 66f.

von 1900 kaum beachtet, im Dritten Reich wurden sie selten erwähnt.

Deutsches Reich. Rundschreiben des Reichsministers des Innern, betr. Richtlinien für neuartige Heilbehandlung und für die Vornahme wissenschaftlicher Versuche am Menschen. Vom 28. Februar 1931. — Auszug.

Der Reichsgesundheitsrat hat besonderen Wert darauf gelegt, Vorsorge zu treffen, daß alle Ärzte von den nachstehenden Richtlinien Kenntnis erhalten, und nahm von diesem Gesichtspunkt aus einstimmig eine Entschließung an, wonach alle in Anstalten der geschlossenen und offenen Krankenbehandlung oder Krankenfürsorge tätigen Ärzte bei ihrem Eintritt auf die Beachtung dieser Richtlinien unterschriftlich verpflichtet werden sollten.

Endgültiger Entwurf von Richtlinien für neuartige Heilbehandlung und für die Vornahme wissenschaftlicher Versuche am Menschen.

1. Die ärztliche Wissenschaft kann, wenn sie nicht zum Stillstand kommen soll, nicht darauf verzichten, in geeigneten Fällen eine Heilbehandlung mit neuen, noch nicht ausreichend erprobten Mitteln und Verfahren einzuleiten. Ebensowenig kann sie wissenschaftliche Versuche am Menschen als solche völlig entbehren, da sonst Fortschritte in der Erkennung, der Heilung und der Verhütung von Erkrankungen gehemmt oder sogar ausgeschlossen würden.

Den hiernach dem Arzte einzuräumenden Rechten steht die besondere Pflicht des Arztes gegenüber, sich der großen Verantwortung für Leben und Gesundheit jedes einzelnen, den er neuartig behandelt oder an den er einen Versuch vornimmt, stets bewußt zu bleiben.

Abb. 22: „Richtlinien" 1931, Reichsgesundheitsblatt 6 (1931), S. 174

Allerdings kamen sie während des Nürnberger Ärzteprozesses im „Nürnberger Kodex", der Teil der Urteilsbegründung war, in verkürzter Version wieder zum Vorschein. Ein Sachverständiger des Prozesses, der emigrierte österreichische Psychiater Leo Alexander (1905-1985), maßgeblich beteiligt an der Formulierung des „Nürnberger Kodex", bezog sich ausdrücklich auf die „Richtlinien" von 1931.[694] Hatten die „Richtlinien" Humanexperimente und Heilversuche geregelt, so ging der „Nürnberger Kodex" eine Stufe zurück und zielte lediglich auf Humanexperimente – die Überschrift des Kodex lautete „Permissible Experiments with Humans."

Sämtliche hier erwähnten ethischen Kodizes – die „Anweisungen" von 1900, die „Richtlinien" von 1931, der „Nürnberger Kodex" von 1947 – verfehlten ihr unmittelbares Ziel. Sie wurden stets erst rückschauend in ihrer Bedeutung erkannt. In der jeweils zeitgenössischen medizinischen Forschung und Praxis wurden sie weitgehend ignoriert. Die differenzierten „Richtlinien" von 1931 verhinderten nicht die medizinischen Verbrechen der NS-Medizin. Der „Nürnberger Kodex" von 1947 verhinderte nicht, dass in den USA ethisch fragwürdige Menschenversuche stattfanden. So wurden im Zuge der „Tuskegee Syphilis Study" nahezu 400 an Syphilis leidende schwarze Amerikaner in Alabama von 1932 bis 1972 medizinisch beobachtet, ohne dass man sie aufgeklärt oder therapiert hätte, selbst als die höchst wirkungsvolle Penicillin-Behandlung zur Verfügung stand.[695] Forschende Ärzte als die eigentlichen Adressaten der medizinethischen Kodizes fühlten sich kaum jemals angesprochen, sondern hielten bestenfalls „andere" Ärzte einer ethischen Kontrolle für bedürftig. So äußerten amerikanische Ärzte nach dem Nürnberger Ärzteprozess, der „Nürnberger Kodex" sei nur für „Nazis und Verrückte" bestimmt.[696]

Vor diesem historischen Hintergrund sind die unter E.W. Baaders Verantwortung als Institutschef bzw. Chefarzt vorgenommenen Versuche an Zwangsarbeitern kritisch einzuordnen. Derartige Versuchsreihen waren während der NS-Zeit nicht selten, verfolgten meistens ernsthafte medizinische Fragestellungen, waren, ausgenommen die Missachtung der Probandenrechte, lege artis konzipiert und mussten auch nicht zwangsläufig zum Schaden oder gar Tod der Versuchspersonen führen. Gleichwohl handelte es sich um eindeutige Verletzungen der 1931 erlassenen „Richtlinien". Dies wird insbesondere an Punkt sieben der Richtlinien offenkundig, wenn es dort heißt: *„Die ärztliche Ethik verwirft jede Ausnutzung der sozialen Notlage für die Vornahme einer neuartigen Heilbehandlung."* Dass sich die Berliner „Ostarbeiter" während der Versuchsdurchführung in einer gravierenden sozialen Notlage befanden, steht außer Zweifel. Doch hatten Baader und Rössing überhaupt Kenntnis von den für sie geltenden Regeln? Baader war in seiner Eigenschaft

---

[694] Vgl. ANNAS/GRODIN, The Nazi Doctors (1992), S. 127-131; WEINDLING, Nazi Medicine (2004), S. 257ff.
[695] Vgl. JONES, Bad Blood (1981); LEDERER, Subjected to Science (1995), S. 120f.
[696] Vgl. ROTHMAN, Der Nürnberger Kodex (1997), S. 87.

als Chefarzt 1931 formal verpflichtet gewesen, die „Richtlinien" seinen ärztlichen Mitarbeitern vorzulegen. Wie bereits erwähnt, wurden die „Richtlinien" von 1931 während der NS-Zeit in Deutschland zwar selten thematisiert, doch wurden sie niemals in irgendeiner Weise „zurückgezogen" oder für gegenstandslos erklärt. Sie behielten während der Zeit des Nationalsozialismus und in der unmittelbaren Nachkriegszeit ihre Gültigkeit.[697] Hierfür gibt es gedruckte Belege.[698] So wurden die „Richtlinien" im 1935 erschienenen und weit verbreiteten „Ärzteknigge" des Internisten Carly Seyfarth (1890-1950), seit 1929 Chefarzt der Inneren Abteilung des Städtischen Krankenhauses St. Georg in Leipzig, im Anhang abgedruckt und im Text unter der Überschrift „Neuartige Heilmittel usw." ausdrücklich erwähnt.[699] Seyfarths Hinweis auf die „Richtlinien" war umso bemerkenswerter, als er in seinem „Ärzteknigge" eine regimetreue Haltung erkennen ließ.[700] Aus diesen Befunden ergibt sich, dass Rössing ebenso wie Baader genau wussten, dass ihre Versuche mit Zwangsarbeitern gegen die weiterhin gültigen „Richtlinien" von 1931 verstießen. Die Tatsache, dass Rössing seine Versuche in einer Fachzeitschrift publiziert hatte, sprechen dem nicht entgegen. Weder der Autor Rössing noch sein Chef Baader, der in der Überschrift des gedruckten Artikels namentlich genannt wurde, noch die Schriftleitung der „Klinischen Wochenschrift" sahen etwas Anstößiges in der Verletzung der „Richtlinien"; dies zeigt, dass sich alle Beteiligten – Rössing, Baader und die Zeitschriftenherausgeber – mit ihrer moralischen Anästhesie im Hinblick auf Probandenrechte in vertrauter ärztlicher Gesellschaft bewegten. Im Sinne einer NS-ideologischen Medizinethik hatten Wissenschaftlichkeit der Versuche und Seriosität der Fragestellung absolute Priorität, ethische Bedenken kamen nicht zum Tragen; dies ist der Subtext der Publikation in der „Klinischen Wochenschrift".

---

[697] Für die folgenden Ausführungen verdanken wir Volker Roelcke, Gießen, wichtige Anregungen und Hinweise.
[698] Vgl. SCHLEIERMACHER/SCHAGEN, Medizinische Forschung als Pseudowissenschaft (2008), S. 255 mit Anm. 7.
[699] Vgl. SEYFARTH, Ärzteknigge (1935), S. 57 (Erwähnung der „Richtlinien"), S. 84-87 (Abdruck des Textes).
[700] Seyfarth ist gleichwohl als „Retter sowjetischer Kriegsgefangener" während des Zweiten Weltkriegs bekannt, vgl. KÄSTNER/DECKER, Seyfarth und die Rot-Kreuz-Expedition nach Rußland (1997) und KÄSTNER, Seyfarth als Retter sowjetischer Kriegsgefangener (2007).

Forschungslücken

Trotz intensiver Archivrecherchen war es nicht möglich, die hier beschriebene Versuchsreihe Rössings lückenlos zu dokumentieren. So wäre zum einen nach den Vorbereitungen und Planungen zu fragen und auch danach, welche anderen Institutionen noch in diese Menschenversuche involviert waren. Welche Rolle spielten Lagerleitung, Pharmafirmen oder Forschungsförderungseinrichtungen bei der Realisierung der Nicotinsäureamid-Experimente?[701] Die Fragen bleiben infolge der prekären Quellenlage unbeantwortet.[702] Die Unterlagen, Gutachten, Krankenakten des von Baader geleiteten Universitätsinstitutes wurden während des Zweiten Weltkrieges durch Bombenangriffe zerstört.[703] Der Versuch wiederum, über die Pharmafirma Merck, von der Baaders Institut das *Nicobion* bezog, weitere Details über die Experimente zu erhalten, war nicht von Erfolg gekrönt. Auch hier scheiterte das Unterfangen an der Quellenlage im Merck'schen Firmenarchiv.[704]

Des Weiteren ist es in Anbetracht von bis zu 400.000 Zwangsarbeitern und sicherlich weit über hundert „Ostarbeiterlagern" nahezu unmöglich, zu lokalisieren, in welchem Berliner Zwangsarbeiterlager die Versuche durchgeführt wurden. Zwar kann man davon ausgehen, dass sich die Experimentatoren ein Lager in der Nähe aussuchten – warum hätten sie ein fern gelegenes wählen sollen? – doch gab es hierfür in Neukölln mehrere Optionen.[705] Allein in der unmittelbaren Nachbarschaft des Universitätsinstitutes für Berufskrankheiten, d.h. in der Rudower-Straße, existierten vier verschiedene „Ostarbeiterlager" und sogar auf dem Gelände des Neuköllner-Krankenhauses war ein kleines Zwangsarbeiterlager errichtet worden.[706] Da von diesen Einrichtungen jedoch bis auf vereinzelte Fundstücke keinerlei Quellen mehr existieren, muss letztlich offen bleiben, in welchem der „Ostarbeiterlager" die Versuche stattfanden.

---

[701] In der Spruchkammerakte von Paul Rössing findet sich eine Aussage von ihm, die auf eine Beteiligung des Reichsforschungsrates hinweisen könnte; vgl. LAB, C Rep. 375-01-13/ Nr. 4481 A. 08 (Entnazifizierung Paul Rössing II). Eine Sichtung der Überlieferung des Reichsforschungsrates im Berliner Bundesarchiv blieb jedoch im Hinblick auf die Nicobion-Versuche ohne Befund.
[702] Vgl. BRÄUTIGAM, Zwangsarbeit in Berlin (2003), S. 22.
[703] Vgl. UAM, 52/253: Selbstverfasster Lebenslauf Baaders vom 11.6.1951.
[704] Schriftliche Auskunft von Frau Glock aus dem Merck-Firmenarchiv vom 26.10.2012.
[705] Eine Auflistung der Zwangsarbeiterlager in Neukölln liefert Bremberger: http://www.zwangsarbeit-forschung.de/Lagerstandorte/Neukoelln/neukoelln.html (Zugriff am 18. Januar 2013).
[706] Vgl. PAGENSTECHER, Lagerlisten und Erinnerungsberichte (2009), S. 96.

Bezüglich der Rolle E.W. Baaders ist es unerheblich, welcher Geldgeber die Versuchsreihe an den sowjetischen Zwangsarbeitern finanzierte. Und unabhängig von der Tatsache, dass sein Assistent Rössing sie durchführte, bleibt hinsichtlich dieser Menschenversuche ein schwer wiegender Befund: Baader machte sich als verantwortlicher Leiter seiner Klinik einer eklatanten medizinethischen Grenzüberschreitung, der Verletzung der „Richtlinien" von 1931, schuldig. Die Menschenversuche firmierten unter der Adresse seines Forschungsinstituts und wurden auch unter seinem Namen publiziert.

7. Die Stunde Null? Ernst Wilhelm Baader und die Arbeitsmedizin nach 1945

Als Ernst Wilhelm Baader im Frühjahr 1946 nach einem knappen Jahr aus US-amerikanischer Kriegsgefangenschaft entlassen wurde, blickte er einer ungewissen Zukunft entgegen. Der Weg zurück nach Berlin erschien ihm versperrt. Seine Privatwohnung wie auch sein Universitätsinstitut wurden am Kriegsende durch alliierte Luftangriffe zerstört. Die in der sowjetischen Besatzungszone für die „Säuberung" der Berliner Universität von nationalsozialistischen Hochschullehrern zuständige Zentralverwaltung für Volksbildung enthob Baader ohne Begründung aus seinem Amt als Hochschuldozent.[707] Der gebürtige Berliner Baader entschied sich schweren Herzens für einen Neubeginn in der westfälischen Provinz, wo ihm die Position des ärztlichen Direktors des Knappschaftskrankenhauses in Hamm angeboten wurde.[708] Offen bleibt, ob die Ortswahl Hamm eher zufällig erfolgte oder ein persönlicher Kontakt eine Rolle spielte. Möglicherweise kam das Angebot des Knappschaftskrankenhauses an Baader auf Vermittlung seines Schülers Paul Rössing zustande. Rössing stammte aus dem unmittelbar an Hamm angrenzenden Rhynern, so dass er womöglich alte Kontakte in die Heimat nutzte, um Baader bei dessen Suche nach einem neuen Wirkungsort behilflich zu sein.[709] In seinem neuen Krankenhaus richtete Baader umgehend wieder eine klinische Abteilung für Berufskrankheiten ein. Der erste Schritt zu seiner beruflichen Rehabilitierung war getan, mit dem bevorstehenden Entnazifizierungsverfahren wartete jedoch bereits die nächste Hürde auf Baader.

Das Entnazifizierungsverfahren gegen Baader

Zentraler Bestandteil des ambitionierten alliierten Programms der politischen Umerziehung der Deutschen nach 1945 war die „Entnazifizie-

---

[707] Seinen Lehrauftrag für Berufskrankheiten übernahm sein Schüler Ernst Holstein, vgl. WULF, Teleky (2001), S. 443f.
[708] Vgl. UAM, 52/253: Selbstverfasster Lebenslauf Baaders vom 11.6.1951; vgl. PETRY, E.W. Baader in Hamm (1985), der allerdings nicht auf die Ortswahl Hamm selbst eingeht.
[709] In der Laudatio von HOLSTEIN, E.W. Baader zum 70. Geburtstag (1962), S. 122, erschien es hingegen als höhere Fügung, dass Baader ins Ruhrgebiet ging, „wohin die Bergarbeiter ihn riefen."

rung". Der Zeitzeuge und Verfolgte des NS-Regimes Victor Klemperer, bemerkte hierzu 1947 sarkastisch:

„Am Nazismus ist Deutschland fast zugrunde gegangen; das Bemühen, es von dieser tödlichen Krankheit zu heilen, nennt sich heute Entnazifizierung. Ich wünsche nicht und glaube auch nicht, daß das scheußliche Wort ein dauerndes Leben behält."[710]

Doch war es weniger das Wort, als das Vorhaben selbst, das sich binnen kurzem als höchst problematisch erweisen sollte.[711] Der zunächst von den Besatzungsmächten durchgeführte und dann den deutschen Behörden übertragene Versuch, alle NS-Belasteten zu überprüfen und gegebenenfalls zu bestrafen, erwies sich nicht zuletzt auf Grund des enormen Umfangs der Aufgabe als nur ansatzweise durchführbar.[712] Der Säuberungswille der vier Besatzungsmächte erstickte schon bald in der Masse von vermeintlichen Bagatellfällen, die schematisch als Mitläufer oder gar Entlastete eingestuft wurden, und einer Flut von ausgestellten „Persilscheinen", deren Wahrheitsgehalt von den zuständigen Spruchkammern in der zur Verfügung stehenden Zeit nicht ernsthaft überprüft werden konnte.[713] Das Prinzip der „Säuberung" wurde im weiteren Verlauf der Spruchkammerverfahren immer mehr ad absurdum geführt; so wurde nicht mehr die deutsche Gesellschaft von den NS-Tätern gesäubert, sondern viele ehemalige Funktionsträger des „Dritten Reiches" konnten durch die Entnazifizierung das Stigma ihrer früheren Tätigkeit und Gesinnung abstreifen und sich somit reinwaschen.[714] Der Sachverhalt stellte sich für Lutz Niethammer in historischer Perspektive so dar, dass *„eine gigantisch angelegte Säuberung sich in eine nicht minder monströse Rehabilitierungskampagne verwandelte."*[715]

---

[710] KLEMPERER, LTI (1996), S. 7
[711] NIETHAMMER, Entnazifizierung in Bayern (1972), S. 11 bemerkte treffend: *„Schon das Wort 'Entnazifizierung' hat im Deutschen, ähnlich wie der später verinnerlichte Begriff 'Bewältigung der Vergangenheit' einen schlechten Klang. Beiden haftet etwas Gewalttätiges, Künstliches, des nur Negativen und zugleich des Doppeldeutigen, ein Mangel an Zukunft und gesellschaftlicher Perspektive, ein Geruch des allzu Persönlichen, des Unaufrichtigen an. Beide entstammen dem Fachjargon von Spezialisten und degenerierten in der Praxis – wo nicht zu Schimpfworten – zu ironischen Bezeichnungen für eine schlecht, unehrlich, uneinsichtig oder schlicht ungetane Arbeit."*
[712] Zur Entnazifizierung siehe VOLLNHALS, Entnazifizierung (1991) und NIETHAMMER, Entnazifizierung in Bayern (1972). Zur vergleichsweise milden Entnazifizierungspraxis in NRW siehe KRÜGER, Entnazifiziert! (1982) und LANGE, Entnazifizierung (1976).
[713] Vgl. MALLMANN/ANGRICK, Die Mörder sind unter uns (2009), S. 13.
[714] Vgl. HERBERT, NS-Eliten (1998), S. 103.
[715] NIETHAMMER, Entnazifizierung in Bayern (1972), S. 654.

Entnazifizierung 191

1491

Entnazifizierungs-Hauptausschuß
Hamm (Westf.)
Eing.: 8. Dez. 1971

Revised 1 January, 1946
C.C.G. (B.E.) PUBLIC SAFETY (Special Branch)

MILITARY GOVERNMENT OF GERMANY

Fragebogen Nr. 2027 / 34 / 129

ACHTUNG: Der Fragebogen muß in zweifacher Ausfertigung eingereicht werden

WARNING: Read through the Fragebogen carefully before filling it in. The English text will prevail if discrepancies exist between it and the German translation. Answers must be typewritten or written clearly in block letters. Every question must be answered precisely and conscientiously and no space is to be left blank. If a question is to be answered by either "yes" or "no", write the word "yes" or "no" in the appropriate space. If the question is inapplicable, indicate this by some appropriate word or phrase such as "none" or "not applicable". Add supplementary sheets if there is not enough space in the questionnaire. Persons making false or incomplete statements are liable to prosecution by Military Government.

WARNUNG! SORGFÄLTIG DURCHLESEN! In Zweifelsfällen ist die englische Fassung maßgebend. Mit Schreibmaschine oder deutlich in Druckschrift schreiben! Jede Frage genau beantworten! Fragen mit „Ja" oder „Nein" beantworten! Falls die Frage nicht mit „Ja" oder „Nein" beantwortet werden kann, müssen eindeutige Angaben gemacht werden, z. B. „keine" oder „unzutreffend". Im Falle von Platzmangel Bogen anheften! Falsche oder unvollständige Angaben sind gemäß der Verordnungen der Militärregierung strafbar.

A. PERSONAL — A. PERSÖNLICHE ANGABEN

1. Name position you hold, or for which you are being considered (including agency or firm). 2. Name (Surname) (Christian Name/s). 3. Other names which you have used or by which you have been known. 4. Date of birth. 5. Place of birth. 6. Height. 7. Weight. 8. Colour of hair. 9. Colour of eyes. 10. Scars, marks or deformities. 11. Present address (City, street and house number). 12. Permanent residence (City, street and house number). 13. Identity card, type and number. 14. Wehrpaß No. 15. Passport No. 16. Citizenship. 17 If a naturalised citizen, give date and place of naturalization. 18. Name any titles of nobility which have been held by you or your wife or your respective parents and grand parents. 19. Religion. 20. With what church are you affiliated? 21. Have you ever severed your connection with any church, officially or unofficially. 22. If so, give particulars & reason. 23. What religious preference did you give in the census of 1939? 24. Name any crimes of which you have been convicted, stating dates, place and nature of the crimes.

1. a/ Augenblickliche oder b/ angestrebte Stellung   a/ Chefarzt.   2. Name   B A A D E R
   b/ Vorübergehende Ausreise   Zu(Familien)name
      in die Schweiz
3. Andere von Ihnen benutzte Namen oder solche, unter welchen Sie bekannt waren oder sind   ERNST .
                                                                                             Vor(Tauf)name(n)

4. Geburtsdatum   14. 5. 1892   5. Geburtsort   Berlin

6. Größe   1,68 m   7. Gewicht   61 kg   8. Haarfarbe   meliert

9. Farbe der Augen   braun

10. Besondere Merkmale (Narben, Schmisse, Geburtsmerkmale, Verstümmelungen, Tätowierungen) oder Entstellungen
    Operationsnarben re. Brust und Bauch

11. Gegenwärtige Anschrift   Hamm, Knappenstr. 15
                              (Stadt, Straße und Hausnummer)

12. Ständiger Wohnsitz   Hamm, Knappenstr. 15
                          (Stadt, Straße und Hausnummer)

Abb. 23 Fragebogen zur Entnazifizierung, E.W. Baader, Dez. 1947, S. 1

Quellenkritisch ist zu konstatieren, dass der Wahrheitsgehalt der Spruchkammerakten, d.h. ihre Aussagefähigkeit über Handlungen oder Haltungen von Personen während der NS-Zeit, für gewöhnlich sehr begrenzt ist.[716] Für die Rekonstruktion historischer Tatsachen sind die Angaben der Entnazifizierungsakten somit denkbar ungeeignet; sie dienen lediglich als Ausgangspunkt für eine weiterführende kritische Recherche, wie dies in der vorliegenden Arbeit im Kapitel „Baader und die Hölle von Breendonk" aufgezeigt wurde. Die grundlegende Bedeutung der Spruchkammerakten als Quellen zeigt sich vielmehr in den darin zu Papier gebrachten Exkulpationsstrategien der Entnazifizierten. In diesem Zusammenhang interessiert auch, auf welches berufliche, soziale und familiäre Netzwerk der Einzelne während seines Spruchkammerverfahrens zurückgreifen konnte.[717] Eine Entnazifizierungsakte liefert zudem wichtige Anhaltspunkte, welche Sagbarkeitsregeln in Bezug auf den Nationalsozialismus in der unmittelbaren Nachkriegszeit vorherrschten.

Der Entnazifizierungsausschuss der Stadt Hamm beriet Anfang Dezember 1947 über Baaders NS-Vergangenheit.[718] Zu dieser Zeit geriet die Entnazifizierung in der britischen Besatzungszone immer mehr zu einer Farce.[719] Dieser Befund galt mittlerweile ebenfalls für die Entnazifizierungsmaßnahmen in dem für Hamm zuständigen und zu Beginn der Säuberungsmaßnahmen äußerst aktiven Regierungsbezirk Arnsberg; Auch hier wurde mit zunehmender Entnazifizierungsdauer immer großzügiger entschieden.[720] Das Urteil gegen Baader fügte sich denn auch ohne weiteres in die Reihe der schematisch-oberflächlichen Überprüfungen von NS-Belasteten ein. Sämtliche Angaben und Aussagen Baaders, die er auf seinem 12seitigen „Fragebogen" mit den 133 Fragen einzutragen hatte, wie auch die ihn entlastenden Behauptungen in den dem Fragebogen beigefügten politischen Unbedenklichkeitserklärungen fanden unreflektierten Eingang in die Urteilsverkündung.[721]

---

[716] Fundierte quellenkritische Überlegungen zu den Spruchkammerakten liefert ULLRICH, „Ich fühl' mich nicht als Mörder" (2011).
[717] Vgl. MALLMANN/ANGRICK, Die Mörder sind unter uns (2009), S. 13.
[718] Angaben wie auch im Folgenden sind der Entnazifizierungsakte Baaders entnommen (vgl. NRW-Landesarchiv, NW-1100-BG 34-129).
[719] Vgl. VOLLNHALS, Entnazifizierung (1991), S. 30.
[720] Vgl. KRÜGER, Entnazifiziert! (1982), S. 27 sowie 130.
[721] Zur Bedeutung der Persilscheine in den britischen Entnazifizierungsverfahren siehe ebd., S. 108ff.

Die Erfordernisse des § 5 der Verordnung Nr. 24 sind in vollem Umfange gegeben. Durch vorgelegte Leumundszeugnisse ist dargelegt, dass sich Dr. B. im Gegensatz zur Parteidoktrin befand. Trotz versuchter energischer anderer Beeinflussung hat Baader in einem objektiven und gründlichen Bericht die Zustände in einem Lager für politische Häftlinge in Breendonk gegeisselt. Diesem energischen Einschreiten war es zu verdanken, dass die Lage dieser unglücklichen Menschen wesentlich gemildert wurde. Durch diese Einstellung zeigte er, xidass er alles andere als Nationalsozialist war und bewies damit auch einen Mut, der ihm in der damaligen Zeit selbst zu seinem eigenen Schaden gereichte. Die ihm zustehende Stelle eines beratenden Internisten wurde ihm vorenthalten und einem SS-Arzt zugeteilt. B. musste sich mit einer unbedeutenden Stelle begnügen, die seine weitere Beförderung ausschloss. Die Leumundszeugnisse besagen im übrigen, dass sich Dr. B. durch eine tolerante Weltanschauung und eine völlig international ausgerichtete politische Einstellung auszeichnet. Mit der NSDAP geriet er bereits 1935 in Konflikt, als er eine sowjetische Delegation von 3 jüdischen Professoren in seinem Krankenhaus empfing und deswegen entlassen werden sollte. Als die von ihm gegründete und ausschliesslich dem Arbeiterwohl dienende einzigartige Abteilung für Berufskrankheiten 2o Jahre bestand, wusste es das nationalsozialistische Regime einzurichten, dass sein Name in der Presse nicht einmal genannt werden durfte. Sein Telefon wurde überwacht. Er ist völlig entlastet
  Kategorie V.

1o.12.1947

Maas
Vorsitzender.

Abb. 24 Anlage zum Case Summary Bogen von E.W. Baader, 10. Dez. 1947

Im Ergebnis wurde Baader mit Spruchkammerentscheid vom 10. Dezember 1947 als „unbelastet" in die „Kategorie V" eingestuft. Doch auf welche Entlastungsstrategie setzte Baader, und auf welche Unterstützung konnte er dabei zählen? Die Konzeption des Entnazifizierungsfragebogens[722] ließ kaum Raum für eine ausführliche persönliche Stellungnahme der Entnazifizierten.[723] Baader nutzte die wenigen zur Verfügung stehenden Zeilen für die folgende Feststellung:

> „Als Beweis, dass ich nur nominell von der Partei erfasst war und durch meine antinazistische Haltung zahlreiche Nachteile erlitt (Telefonüberwachung, Ausschluss aus beruflicher Arbeitsgemeinschaft, Namensnennungsverbot in der Presse, Nichtbeförderung beim Militär) und dass ich mich gegen SS und Gestapo für die Belange belgischer und jüdischer KZ-Häftlinge eingesetzt habe, werden 3 Unterlagen beigelegt."[724]

Was Baader hier vermerkt ist eine Kurzfassung seiner (vermeintlichen) „antinazistischen" Tätigkeiten, die in aller Ausführlichkeit in drei überlieferten „Persilscheinen" zur Sprache kamen. Für seine nonkonforme Haltung im „Dritten Reich" bürgten sein früherer Schüler Ernst Holstein – zeitlebens ein großer Bewunderer Baaders –, sein langjähriger Assistent im Berliner Universitätsinstitut für Berufskrankheiten Otto Schulz sowie sein militärärztlicher Kamerad und Vorgesetzter Ernst Thoma. Dass von diesen durchgängig engen Berufskollegen keine kritischen Stellungnahmen zu erwarten waren, liegt auf der Hand.[725] Und dennoch sind ihre Verlautbarungen von Interesse, dokumentieren sie doch exemplarisch zentrale Paradigmen (arbeits)medizinischer Vergangenheitsbewältigung.[726]

---

[722] Ernst von Salomon (1902-1972), Romanautor, Komplize des Attentats auf den Außenminister Walther Rathenau 1922, nach Verbüßung seiner Haftstrafe Schriftsteller und Drehbuchautor, benutzte den Fragebogen der alliierten Militärregierung in seinem gleichnamigen Buch von 1951 („Der Fragebogen") als Gerüst seiner Autobiographie. Salomon argumentierte in seiner den Nationalsozialismus relativierenden „Rechtfertigungsschrift" [FISCHER/LORENZ, Lexikon der „Vergangenheitsbewältigung" (2007), S. 113-115)] strikt antiamerikanisch, sein in hohen Auflagen bis heute verkauftes Buch ist beispielhaft für die „keineswegs einflußlose Literatur der 'Umerziehungs'-Schelte" [FREI, Vergangenheitspolitik (1996), S. 10 Anm. 12].

[723] Zur Konzeption des britischen Entnazifizierungsfragebogens siehe LANGE, Entnazifizierung (1976), S. 42f. sowie 420ff.

[724] Zit. n. NRW-Landesarchiv, NW-1100-BG 34-129 (Entnazifizierungsakte Baader).

[725] Zum Gebrauch von politischen Unbedenklichkeitserklärungen unter Wissenschaftlern siehe SACHSE, „Persilscheinkultur" (2002). Zur Entnazifizierung von Wissenschaftlern siehe ASH, Verordnete Umbrüche (1995).

[726] Zum Umgang der deutschen Ärzteschaft mit der eigenen Vergangenheit siehe LEVEN, „Diese gelassene Verleugnung von Schuld" (2002). Zur Vergangenheits-

Die beiden Arbeitsmediziner Schulz und Holstein betonten unisono, dass Baader sich insbesondere wegen der internationalen Ausrichtung seines Forschungsinstitutes den Argwohn der Parteidienststellen zugezogen habe.[727] Die weltoffene und tolerante Art Baaders wurde von seinen beiden früheren Schülern in allen möglichen Variationen geschildert. Sie berichteten in ihren Leumundszeugnissen von zahllosen Vortragsreisen ins (demokratische) Ausland, zählten emigrierte jüdische Freunde auf, zu denen Baader im „Dritten Reich" Kontakt gehalten habe, und wussten auch sozialdemokratische sowie kommunistische Kollegen und Angestellte zu nennen, denen ihr früherer Chef, so lange es eben ging, die Treue gehalten habe. Das Bild des Kosmopoliten Baader war, wenn auch in diesen Quellen deutlich überzeichnet, von der Sache her grundsätzlich zutreffend. Bemerkenswert ist allerdings, was sein früherer Assistent Schulz daraus ableitete:

> *„Herr Professor Baader wurde wegen seiner internationalen, wissenschaftlichen Anerkennung häufig (...) dazu aufgefordert, feste Bindungen mit der Partei anzugehen, was er strengstens ablehnte. (...) Es wäre eine Kleinigkeit gewesen, mit Hilfe von Robert Ley und der DAF durch eine Millionenspende das Universitätsinstitut zu einer Arbeiterklinik der DAF zu machen. Herr Professor Baader hat diese Anerbietungen mit aller Gewalt zurückgewiesen, weil er eine politische Orientierung und Bindung seiner Klinik verneinte. Die DAF versuchte daher mit Pseudowissenschaftlern Konkurrenzgründungen aufzumachen, (...)."*[728]

Das im „Dritten Reich" vorherrschende Primat einer Leistungsmedizin unter den Prämissen der DAF erwies sich nun rückschauend für die Arbeitsmedizin als wirksames Entlastungs- und Verdrängungsinstrument. Die DAF-Vorherrschaft über weite Bereiche der Arbeits- bzw. Betriebsmedizin stand einer kritischen Selbstreflexion der gesamten Fachrichtung bezüglich der eigenen Rolle im Nationalsozialismus lange Zeit entgegen. Ungleich bequemer war es nämlich, für die Fehlentwicklungen einzig und allein die DAF verantwortlich zu machen. Dies war insofern sehr gut möglich, da das Imperium Robert Leys mit dem Ende des Zweiten Weltkrieges vollständig zerschlagen wurde. Ley selbst sollte sich als Angeklagter im ersten Nürnberger Kriegsverbrecherprozess verantworten, beging jedoch vor Prozessbeginn am 25. Oktober 1945 Suizid. Derart in Misskredit geraten, boten sich die DAF und ihr Gesundheitsdienst

---

bewältigung vornehmlich innerhalb der akademischen Medizin siehe OEHLER-KLEIN/ROELCKE, Einführung (2007).

[727] NRW-Landesarchiv, NW-1100-BG 34-129 (Entnazifizierungsakte Baader): Persilscheine von Ernst Holstein vom 29.5.1947 und Otto Schulz vom 23.2.1947.

[728] Zit. aus ebd.: Persilschein von Otto Schulz vom 23.2.1947.

als Alleinschuldige für eine außer Kontrolle geratene Leistungsmedizin geradezu an. Bemerkenswert ist dabei die Argumentationslinie von Schulz, der die DAF-Ärzte kurzerhand zu „*Pseudowissenschaftlern*" abqualifizierte. Der frühere Assistent Baaders präsentierte hier eine zentrale Argumentationsfigur der deutschen Ärzteschaft im Umgang mit der eigenen NS-Vergangenheit. Reflexhaft wurden die Medizinverbrechen bzw. ärztlichen Verfehlungen einer kleinen Gruppe von angeblich randständigen „Pseudomedizinern" zugeschoben.[729] Diese Vorgehensweise stand einem kritischen Nachdenken über die eigene Rolle diametral entgegen, dominierte jedoch jahrzehntelang, bis in die 1980er Jahre hinein die ärztliche Vergangenheitspolitik.

Zweifelsohne wurde das rigorose Ausschöpfen der menschlichen Arbeitskraft im Nationalsozialismus durch eine stark von den DAF-Medizinern beeinflusste Leistungsmedizin umgesetzt. Deren radikale und ideologisch aufgeladene betriebsmedizinische Umsetzung des NS-Leistungsgedankens war jedoch keineswegs ein Beweis für deren Pseudowissenschaftlichkeit. Ganz im Gegenteil, sorgten doch DAF-Ärzte wie Bartels, Hebestreit oder Bockhacker bis weit in den Zweiten Weltkrieg hinein für eine hocheffiziente, an zeitgenössisch aktuellen wissenschaftlichen Fragestellungen orientierte Leistungssteigerung in den Betrieben. Ihre leistungsmedizinischen Leitlinien entwickelten sie zudem nicht im luftleeren Raum, sondern sie konnten dabei auf Potentiale rekurrieren, die die Entwicklung der Arbeitsmedizin bereits in der Weimarer Republik beeinflusst hatten.[730] Zwar vollzog sich die radikale Manifestation leistungsmedizinischer Ideen sowie der damit zusammenhängende Aufstieg

---

[729] MITSCHERLICH/MIELKE (1949), Wissenschaft ohne Menschlichkeit, S. v-vii, enthält das „Vorwort" der Arbeitsgemeinschaft der Westdeutschen Ärztekammern, worin – gegen den Tenor der folgenden Dokumentation der Autoren – betont wird, dass „*nur ein verschwindend geringer Teil der Standesangehörigen die Gebote der Menschlichkeit und der ärztlichen Sitte verletzt hat. Diese wenigen Personen waren entweder SS-Ärzte und hohe Staatsbeamte oder Sanitätsoffiziere, die dem Diktat der politischen Führung mehr gehorchten als dem ärztlichen Gewissen und dem Ethos des Berufes und der Wissenschaft. [...] Die Masse der deutschen Ärzte hat unter der Diktatur des Nationalsozialismus ihre Pflichten getreu den Forderungen des Hippokratischen Eides erfüllt, von den Vorgängen nicht gewußt und mit ihnen nicht im Zusammenhange gestanden.*" Selbst Alexander Mitscherlich und Fred Mielke gingen in ihrer ansonsten überaus scharfsinnigen Dokumentation des Nürnberger Kriegsverbrecherprozesses von lediglich etwa 350 Ärzten aus, die in Medizinverbrechern involviert waren; allerdings meinten sie mit dieser Zahl nur die unmittelbar an Medizinverbrechen Beteiligten (die sie um mindestens eine Zehnerpotenz zu niedrig schätzten), vgl. LEVEN, „Diese gelassene Verleugnung von Schuld" (2002), S. 20; PETER, Nürnberger Ärzteprozeß (1994), S. 253f.

[730] Vgl. SCHOTTDORF, Arbeits- und Leistungsmedizin (1995).

der Leistungsmedizin zu einem eigenen Paradigma erst unter den totalitären Bedingungen des Nationalsozialismus, gleichwohl war ein strikt auf die Leistungsoptimierung des Arbeiters in den Betrieben fokussierter Ansatz bereits vor 1933 integraler – wenngleich kein eindeutig dominierender – Bestandteil von Arbeitsmedizin und Gewerbehygiene.[731]

Derartige kritische Überlegungen zur Entwicklung der eigenen Fachdisziplin waren von den Protagonisten der Arbeitsmedizin im Nachkriegsdeutschland nicht zu vernehmen, reklamierte man doch im Rückblick auf das „Dritte Reich" vielmehr eine Opferrolle für sich. Exemplarisch lässt sich diese Einstellung, ein gefühltes Opfer des NS-Regimes zu sein, auch an Ernst Wilhelm Baader nachvollziehen. Er nahm für sich in Anspruch, darüber gibt seine Spruchkammerakte Aufschluss, in den Jahren 1933 bis 1945 durchweg eine *„antinazistische Haltung"* an den Tag gelegt zu haben, wodurch er Repressalien des NS-Regimes auf sich gezogen habe. Neben der DAF hätten ihm insbesondere Geheime Staatspolizei (Gestapo) und SS das Leben schwer gemacht. Hierbei konnte er auch auf Thoma verweisen, der in seinem Persilschein für die Besatzungszeit in Belgien einen imaginären Konflikt in Versorgungsfragen der KZ-Häftlinge in Breendonk zwischen der Wehrmacht und ihren Militärärzten auf der einen und der SS auf der anderen Seite konstruierte.[732] Thoma berichtet zwar von einer Auseinandersetzung, die es nachweislich nicht gab, doch erreichten derartige Behauptungen in der Nachkriegszeit einen hohen Plausibilitätsgrad, da es die Wehrmacht jahrzehntelang geschickt verstand, sich als Gegenspieler der SS und ihrer Verbrechen im Zweiten Weltkrieg darzustellen.

An der schuldhaften Beteiligung der SS gab es bereits unmittelbar nach dem Ende des Zweiten Weltkrieges keinen Zweifel, und sie wurde daraufhin auch folgerichtig im Nürnberger Prozess gegen die Hauptkriegsverbrecher 1946 als „verbrecherische Organisation" eingestuft.[733] Diese Konzentration auf den Unrechtscharakter der SS hatte auch zur Folge, dass Institutionen wie die Wehrmacht von jeglicher schuldhafter Beteiligung an der NS-Vernichtungspolitik ablenken konnten. Um seine Selbstsicht als Leidtragender des NS-Regimes zu unterstreichen, machte sich Baader in seiner Spruchkammerakte das bis weit in die westdeutsche Nachkriegsgesellschaft hinein vorherrschende Zerrbild einer allge-

---

[731] Zu den latent-radikalen Potentialen der modernen Medizin vgl. ROELCKE, Medizin im Nationalsozialismus (2012).
[732] Vgl. NRW-Landesarchiv, NW-1100-BG 34-129 (Entnazifizierungsakte Baader): Persilschein von Ernst Thoma vom 6.2.1947.
[733] Zum SS-Staat nach wie vor grundlegend BUCHHEIM et. al., Anatomie des SS-Staates (1999) sowie SCHULTE, Die SS (2009); zu den Nürnberger Prozessen jetzt PRIEMEL/STILLER, NMT. Nürnberger Militärtribunale (2013).

genwärtigen Gestapo zunutze.[734] Dabei konzentrierte er sich nicht nur auf die vermeintlichen Geschehnisse in Belgien, sondern er unterstellte der Gestapo darüber hinaus (bzw. ließ es durch Holstein unterstellen), sie hätte seine Telefongespräche überwacht.[735] Vergleichbare Aussagen finden sich häufig in den Entnazifizierungsakten; sie bedienten zum einen das Klischee eines durch die Gestapo gelenkten NS-Überwachungsstaates und ließen sich zum anderen unmöglich nachprüfen.[736] In Anbetracht dessen, dass zu keiner Zeit mehr als 800 Gestapo-Mitarbeiter für die Kontrolle der Millionenstadt Berlin verantwortlich waren, erscheint es indes sehr unwahrscheinlich, dass diese sich ausgerechnet mit der Überwachung des Parteigenossen Ernst Wilhelm Baader befassten.[737]

In der Entnazifizierungsakte Baaders lässt sich eine einheitliche Vorgehensweise ausmachen. Baader und mit ihm sein früherer militärischer Vorgesetzter Thoma betonten die vermeintliche Dichotomie von Wehrmacht und SS in Fragen der Besatzungs- und Verfolgungspolitik in Belgien und kultivierten den Mythos einer allmächtigen Gestapo. Dies entsprach allgemein der arbeitsmedizinischen Exkulpationsstrategie, die den Gesundheitsdienst der DAF zum alleinigen Schuldigen für sämtliche leistungsmedizinischen Verfehlungen machte. Mit dieser einseitigen Schuldzuweisung in Richtung DAF und SS einher ging eine Selbststilisierung als Opfer. Zu einer weiteren Manifestierung seiner Opferrolle haben bei Baader mit Sicherheit die Ereignisse und Erlebnisse zum Kriegsende und in der unmittelbaren Nachkriegszeit beigetragen, verlor er doch innerhalb kürzester Zeit seine Privatwohnung sowie sein Universitätsinstitut durch Luftangriffe, um nach Kriegsniederlage und -gefangenschaft auch noch als Universitätsdozent entlassen zu werden.

---

[734] Der Mythos einer allwissenden Gestapo wird – ohne dass dabei deren Verbrechen verharmlost oder gar beschönigt werden – eindrucksvoll widerlegt in: PAUL/MALLMANN Die Gestapo (1995).

[735] Vgl. NRW-Landesarchiv, NW-1100-BG 34-129 (Entnazifizierungsakte Baader): Persilschein von Ernst Holstein vom 29.5.1947.

[736] Dass der NS zwar zweifelsohne ein Unrechts- aber eben kein Überwachungsstaat war, legt Carsten Schreiber in seiner regionalen Studie über den SD anschaulich dar. Vgl. SCHREIBER, Elite im Verborgenen (2008).

[737] Angaben zum Personalbestand der Berliner Staatspolizei finden sich im Landesarchiv Berlin, Bestand C Rep 375-01-20/Nr. 274. Laut den Angaben dieser Akte gab es im September 1939 697 und gegen Kriegsende (Januar 1945) 787 Stapo-Mitarbeiter. Siehe hierzu auch MOORHOUSE, Berlin at war (2010), S. 224.

Den für ihn sicher sehr schmerzhaften Weggang aus Berlin mag er dabei als eine Art Vertreibung empfunden haben.[738]

Nach der 1947 erfolgreich überstandenen Entnazifizierung suchte Ernst Wilhelm Baader hartnäckig und letztlich auch erfolgreich, wieder an beruflich erfolgreiche Zeiten anzuknüpfen. Nachdem mit der Übernahme der Leitung des Krankenhauses in Hamm seine Existenzgrundlage gesichert war, gelang es ihm, auch seine universitäre Laufbahn fortzusetzen.

Baader als Honorarprofessor an der Universität Münster

Ernst Wilhelm Baader wurde am 12. Oktober 1951 zum Honorarprofessor der Medizinischen Fakultät der Universität Münster ernannt und erhielt einen Lehrauftrag für die Pathologie und Klinik der Berufskrankheiten, dem er die nächsten zehn Jahre nachkommen sollte.[739] Innerhalb der Fakultät trat er Mitte 1954 erstmals vernehmbar in Erscheinung. Baader hatte gerade die Überarbeitung der geplanten 4. Auflage seines Buches über *„Gewerbekrankheiten. Klinische Grundlagen der 40 entschädigungspflichtigen Berufskrankheiten"* abgeschlossen und das Manuskript seinem Münchener Verlag Urban & Schwarzenberg zugesandt.[740] Um Kosten zu sparen, verlagerte der Verlag die Drucklegung des Manuskripts allerdings kurzerhand – und ohne darüber mit dem Autor Rücksprache zu halten – in die sowjetische Besatzungszone, die seit 1949 als DDR figurierte. Als Baader davon erfuhr, protestierte er entschieden gegen diese eigenmächtige Vorgehensweise des Verlages, da er befürchtete, sein Werk würde durch die sowjetische Zensur politisch deformiert. Doch der Verlag ließ sich durch die Intervention Baaders nicht beirren. Als Baader schließlich einige Zeit später die Korrekturfahnen erhielt, sah er seine Ahnung, einem unfreiwilligen politischen Lektorat zu unterliegen, bestätigt.

Am 2. Juni 1954 unterrichtete Baader den Dekan der Münsteraner Medizinischen Fakultät, den Humangenetiker Otmar Freiherr von Verschuer (1896-1969),[741] von seinen Verlagsproblemen und bat ihn um Hil-

---

[738] Vgl. HOLSTEIN, Baader und die Arbeitsmedizin (1998), S. 17.
[739] Vgl. UAM, Bestand 10/Nr. 645: Ernennung Baaders zum Honorarprofessor der Universität Münster durch den NRW-Kultusminister am 12.10.1951.
[740] Vgl. UAM, Bestand 52/253.
[741] Otmar Freiherr von Verschuer zählte im Nationalsozialismus zu den einflussreichsten Erbforschern. Ab 1942 war er Direktor des KWI für Anthropologie, menschliche Erblehre und Eugenik. Bei seinen Zwillingsforschungen wurde er von seinem früheren Assistenten, dem KZ-Arzt Josef Mengele (1911-1979), unterstützt. Dieser sandte Verschuer Augenpaare von in Auschwitz ermordeten

fe.[742] Zur Illustration legte er seinem Schreiben eine *„durch den sowjetisch-kommunistischen Zensor"* korrigierte Seite bei.[743] Anhand dieses Dokumentes wird deutlich, um was es ihm konkret ging. So schrieb Baader in seinem Manuskript beispielsweise von dem Zusammenbruch des Deutschen Reiches und seiner vorläufigen Aufteilung, woraufhin ihm das „vorläufig" gestrichen wurde. An mehreren Stellen ist bei Baader vom *„sowjetisch besetzten Mitteldeutschland"* die Rede, was *„von der Hand des Zensors"* in ein schlichtes *„DDR"* umgewandelt wurde.[744] Baader teilte Verschuer seine Befürchtung mit, dass durch die unerwünschte Korrektur der Eindruck entstehe, er würde *„die vorläufige Aufteilung Deutschlands als definitiv hinstelle[n] (...)"*.[745] Dabei ging es Baader jedoch nicht nur um sich selbst, er sorgte sich bei dieser Angelegenheit gleich um die Reputation der gesamten westdeutschen Professorenschaft:

> *„Da ich als Autor des Buches und als Direktor eines westdeutschen Krankenhauses und als Honorarprofessor einer westdeutschen Universität firmiere, würde aus einem derartig veränderten Text ein propagandistischer Rückschluss auf die Einstellung der Hochschullehrer der Bundesrepublik möglich sein. Ich empfinde es auch als eine Art Hochverrat, wenn ich entgegen der klaren Politik der Bundesrepublik, welche immer betont, daß die Teilung Deutschlands nicht definitiv sein kann und ein Friedensvertrag noch fehle, derartige Geschichtsklitterung im sowjetischen Sinne zulasse."*[746]

Zweifelsohne waren Baaders Bedenken gegen externe politisch motivierte Eingriffe in seine Publikation nachvollziehbar. Doch lässt sich hier eine für Baader typische Reaktionsweise erkennen, indem er ungefragt mit starken Worten („Hochverrat") eine politisch-ideologische Grundsatzerklärung abgab, in der er sich vehement zu den politischen Zielvorstellungen der Regierung – diesmal zu denen der Bundesrepublik – bekannte.

Verschuer teilte die Bedenken Baaders und sicherte ihm seine Unterstützung zu. Da es sich auch nach seinem Dafürhalten *„um eine äußerst schwierige Angelegenheit von grundsätzlicher Bedeutung handelt"*, bat er seinen Kollegen von der juristischen Fakultät, ein Gutachten anfer-

---

Zwillingen zu. Siehe hierzu im Detail SCHMUHL, Grenzüberschreitungen (2005). Zu Verschuers Nachkriegskarriere siehe WEISS, After the Fall (2010).

[742] UAM, 52/253: Schreiben Baaders an Verschuer vom 2.6.1954.
[743] Zit. n. ebd.
[744] Zit. aus der dem Schreiben an Verschuer beigefügten Korrekturseite, das sich ebd. befindet.
[745] Zit. n. ebd.
[746] Zit. n. ebd.

tigen zu lassen.[747] Die kurze Zeit später angefertigte juristische Expertise des Münsteraner Rechtsanwaltes Dr. Hallermann, eines Experten auf dem Gebiet des Urheber- und Verlagsrechtes, gab Baader erwartungsgemäß in allen Punkten Recht.[748] Ein Blick in die noch 1954 beim Verlag Urban & Schwarzenberg erschienene 4. Auflage der „Gewerbekrankheiten" (Titelblatt siehe oben, Abb. 14, S. 114) zeigt jedoch, dass Baader schließlich einlenkte. So erfährt der Leser auf S. 11 von dem Zusammenbruch und der Aufteilung des Deutschen Reiches; dass diese nur vorläufig sei, wird nicht erwähnt. Und auch vom „sowjetisch besetzen Mitteldeutschland" war nun keine Rede mehr, sondern von der DDR.[749] Seinem gegenüber Verschuer geäußerten flammenden antikommunistischen und bundesrepublikanischen Appell ließ er zumindest in dieser Angelegenheit keine weiteren Taten folgen.

Der universitären Nachkriegslaufbahn E.W. Baaders waren enge Grenzen gesetzt. Sein Ansinnen, in Münster eine Universitätsklinik für Berufskrankheiten sowie einen Lehrstuhl für Arbeitsmedizin zu errichten (und diesen dann auch selbst einzunehmen), wurde vom damaligen Dekan der Medizinischen Fakultät, dem Psychiater Friedrich Mauz (1900-1979), höflich aber bestimmt abgelehnt.[750] Mauz teilte Baader am 21. Dezember 1956 mit, die Fakultät sei zwar der Ansicht,

> „dass die Probleme der Arbeitsmedizin und der Berufskrankheiten ein wichtiges Aufgabengebiet sind. (...) Ihre Vorlesungen über Arbeitsmedizin (...) und ihr arbeitsmedizinisches Seminar sind ein wertvoller und wichtiger Beitrag zu diesem Zweig der ärztlichen Ausbildung, für den Ihnen die Fakultät aufrichtig dankbar ist. Zu der von Ihnen vorgeschlagenen Einrichtung eines selbständigen klinischen Institutes für Arbeitsmedizin mit einer etwa 20 Betten umfassenden Beobachtungsstation hat sich die Fakultät nicht entschließen können. Die Arbeitsmedizin ist ein Gebiet, das praktisch in alle Einzeldisziplinen einer medizinischen Fakultät hineingreift und eine Sammlung ganz heterogener Fächer darstellt, die deshalb besser aus den einzelnen Kliniken und Instituten entwickelt und gefördert werden."[751]

---

[747] Zit. n. ebd.: Brief von Verschuer an Baader vom 18.6.1954.
[748] UAM, 52/253: Hallermann an den Dekan der juristischen Fakultät Münster, Horst Jecht, am 12.7.1954.
[749] BAADER, Gewerbekrankheiten (1954), S. 11.
[750] Zu Mauz, der im „Dritten Reich" als Gutachter an der „Euthanasie"-Aktion T4 mitgewirkt hatte, siehe SILBERZAHN-JANDT/SCHMUHL, Friedrich Mauz (2012) sowie demnächst RAUH, Der Psychiater Friedrich Mauz (2013).
[751] Zit. aus UAM, Bestand 52/253: Schreiben von Mauz an Baader vom 21.12.1956.

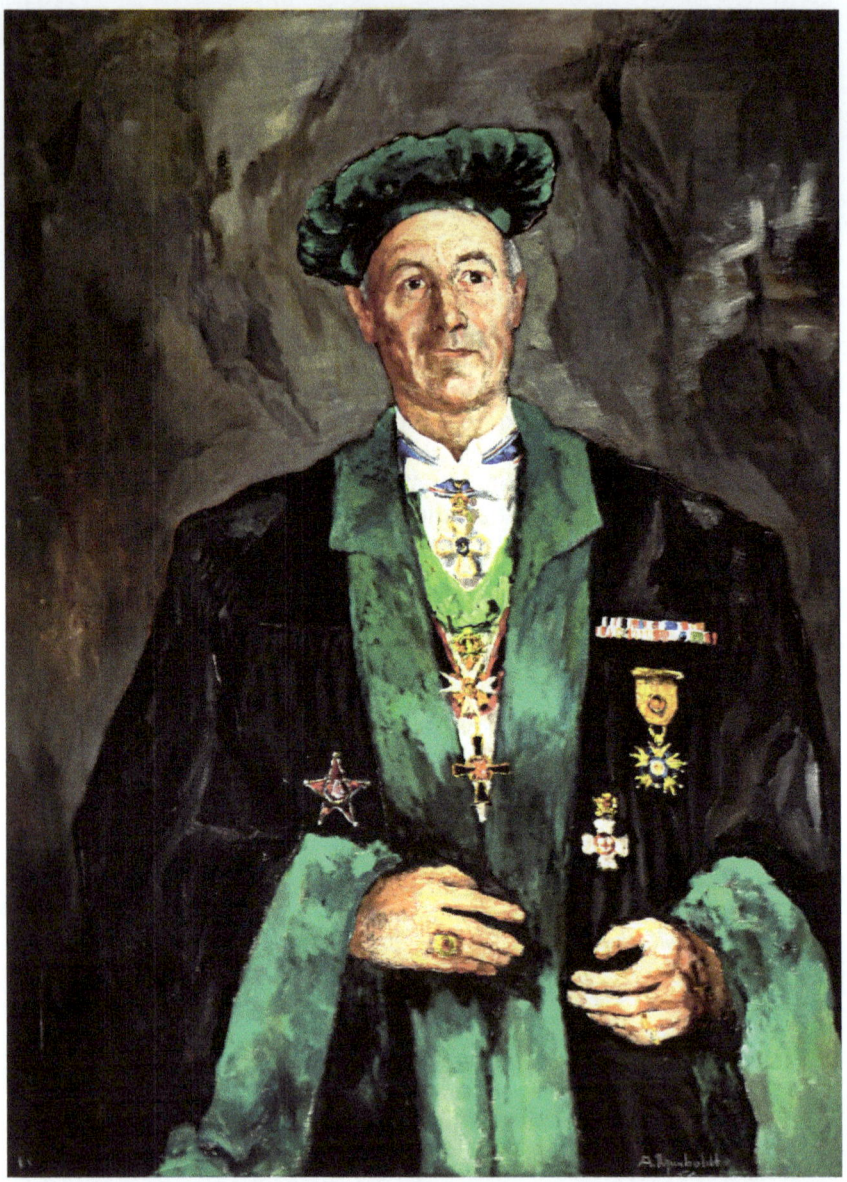

Abb. 25: Ernst Wilhelm Baader, im Talar der Medizinischen Fakultät Münster, 1956, Gemälde von A. Rheinboldt, jetzt Homburg/Saar

Beiläufig lässt sich feststellen, dass Baader in Münster mit Verschuer und Mauz Hochschullehrern in verantwortlicher Position begegnete, die während des „Dritten Reiches" maßgebliche Stützen der NS-Medizin gewesen waren; die allgemeine Kontinuität der (Täter-)Karrieren von der NS-Zeit in die Bundesrepublik lässt sich hieran paradigmatisch erkennen. Bezüglich Baader mutet es fast wie ein Treppenwitz an, dass seine Universitätskarriere einmal mehr gehemmt wurde, und Funktionsträger derselben Art wie diejenigen der NS-Zeit darüber bestimmten.

Dass Baaders Ansinnen, ihm eine reguläre universitäre Position zu verschaffen, umstandslos zurückgewiesen wurde, überrascht nicht, sollte es doch noch weitere neun Jahre dauern, bis 1965 mit Helmut Valentin (1919-2008) in Erlangen der erste Lehrstuhl für Arbeitsmedizin besetzt wurde.[752] Die Zeit für ein Ordinariat für Arbeitsmedizin war Mitte der 1950er Jahre noch nicht gekommen. Baader scheint innerhalb der Münsteraner Fakultät nie etwas anderes als eine Außenseiterrolle eingenommen zu haben. Nur kurze Zeit nach dem Scheitern seiner Initiative, einen Lehrstuhl für Arbeitsmedizin zu installieren, wollte er die Fakultät dazu bewegen, ihn zum Ehrendoktor vorzuschlagen.[753]

Dieser neuerliche und ebenfalls fehlgeschlagene Versuch, sich zu exponieren, mag seinem Ansehen innerhalb der Medizinischen Fakultät nicht eben zuträglich gewesen sein. Baader wurde die Aussichtslosigkeit einer weiteren akademischen Karriere wohl auch mit der Zeit bewusst, denn er hielt sich, nachdem ihm sowohl das Ordinariat als auch die Ehrendoktorwürde verwehrt worden war, innerhalb der Fakultät merklich zurück. In einer traditionellen Ordinarien-Fakultät hatte Baader als Honorarprofessor mit Lehrauftrag naturgemäß überhaupt keinen Stand. Es überrascht daher nicht, dass ab den frühen 1950er Jahren Baaders universitäre Personalakte nur noch über seine rastlose Reisetätigkeit Auskunft gibt.

---

[752] LETZEL, 50 Jahre Deutsche Gesellschaft für Arbeitsmedizin und Umweltmedizin (2012), S. 63; zur Errichtung des ersten Ordinariats dieses Faches in Erlangen vgl. WITTERN-STERZEL, Aus der Geschichte der Medizinischen Fakultät (1993), S. 403f.; zu Valentin jetzt auch ELSNER, Konstitution und Krankheit (2011).

[753] NRW-Landesarchiv, NW O – 5112: Schreiben des Kurators der Universität Münster an den Regierungsrat im Kultusministerium Roland vom 25.7.1962; die Ehrendoktorwürde der Universität Riga führte Baader, wie erwähnt, seit 1938.

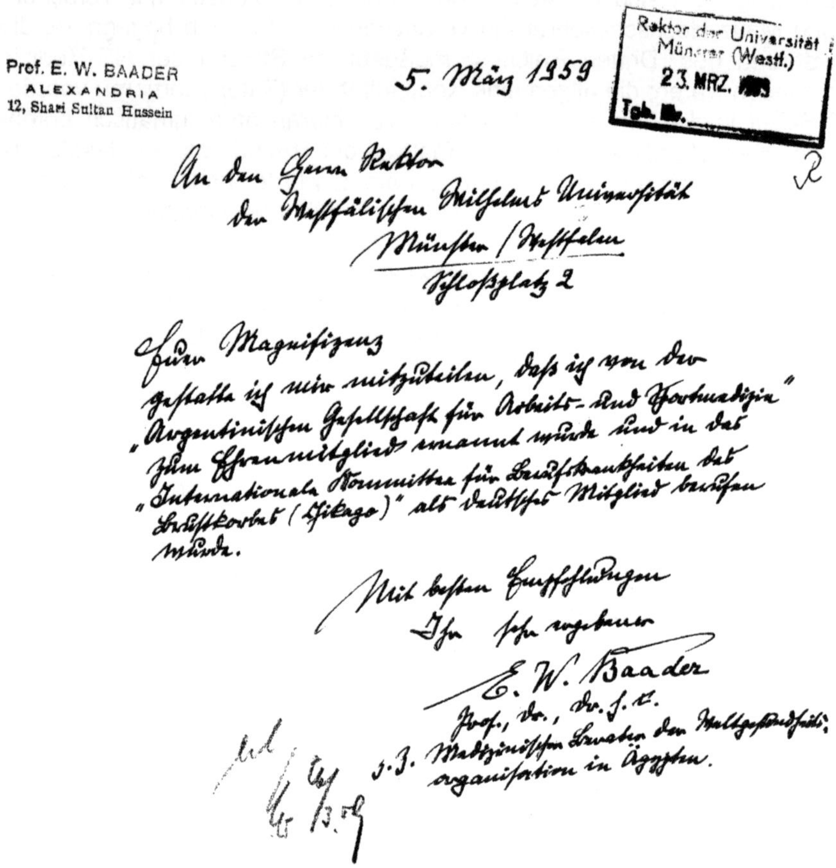
Prof. E. W. BAADER
ALEXANDRIA
12, Shari Sultan Hussein

5. März 1959

Rektor der Universität
Münster (Westf.)
23. MRZ.
Tgb. Nr.

An den Herrn Rektor
der Westfälischen Wilhelms Universität
Münster / Westfalen
Schloßplatz 2

Euer Magnifizenz
gestatte ich mir mitzuteilen, daß ich von der „Argentinischen Gesellschaft für Arbeits- und Sportmedizin“ zum Ehrenmitglied ernannt wurde und in das „Internationale Kommittee für Brustkrankheiten des Brustkorbes (Chikago)“ als deutsches Mitglied berufen wurde.

Mit besten Empfehlungen
Ihr sehr ergebener
E.W. Baader
Prof., Dr., Dr. h.c.
z.Z. Medizinischer Berater der Weltgesundheitsorganisation in Ägypten.

Abb. 26 E.W. Baader, Brief an den Rektor der Universität Münster, 5. März 1959, aus Alexandria/Ägypten

„5. März 1959, An den Herrn Rektor der Westfälischen Wilhelms Universität Münster, Westfalen, Schloßplatz 2. Euer Magnifizenz gestatte ich mir mitzuteilen, daß ich von der ´Argentinischen Gesellschaft für Arbeits- und Sportmedizin´ zum Ehrenmitglied ernannt wurde und in das ´Internationale Komitee für Brustkrankheiten des Brustkkorbs (Chikago)´ als deutsches Mitglied berufen wurde. Mit besten Empfehlungen, Ihr sehr ergebener E.W. Baader, Prof., Dr., Dr. h.c., z.Z. Medizinischer Berater der Weltgesundheitsorganisation in Ägypten.“

Beinahe pausenlos setzte er das Rektorat davon in Kenntnis, gerade im Ausland in arbeitsmedizinischer Mission unterwegs zu sein oder unmittelbar vor einem weiteren Auslandsaufenthalt in Sachen Arbeitsmedizin zu stehen.[754]

Auf dem Gipfelpunkt – Baader als arbeitsmedizinischer Entwicklungshelfer

Ernst Wilhelm Baader war es in der unmittelbaren Nachkriegszeit schnell gelungen, beruflich wieder Fuß zu fassen, doch befriedigte der Mitte der 1950er Jahre erreichte Status nicht seinen Ehrgeiz, da ihn weder sein Posten als Krankenhausdirektor in der westfälischen Kleinstadt Hamm noch seine akademische Tätigkeit als Honorarprofessor ausfüllten. Zwar halfen ihm die Titel des Krankenhausdirektors und Universitätsdozenten dabei, sich in der scientific community wieder zu etablieren; bei genauerem Hinsehen erweisen sich die beiden Berufsbezeichnungen allerdings eher als Hüllen. Dass die Stellung eines Honorarprofessors wenig prestigeträchtig war, wurde bereits erwähnt. Außerdem monierte die Ruhrknappschaft als Träger des Krankenhauses in Hamm die häufige Abwesenheit Baaders und unterstellte ihm wohl nicht zu Unrecht, er würde aufgrund seiner vielfältigen auswärtigen Termine seine Pflichten als Krankenhausdirektor und Chefarzt vernachlässigen.[755] Dies hatte zur Folge, dass Baader 1955 im Unfrieden aus dem Krankenhausdienst ausschied.[756]

Heinrich Petry, sein Assistent in Hamm, nannte die Dinge rückschauend 1985 recht deutlich beim Namen: Baader sei durch sein Verhalten an der Kritik seiner Amtsführung *„nicht ganz schuldlos"* gewesen und habe alle diesbezüglichen Einwendungen als *„kleinkariert und unbegründet"* zurückgewiesen; Petry ergänzte wenig schmeichelhaft: *„in dieser Sache duldete sein Stolz keine Nachgiebigkeit."*[757] Diese Verwerfungen mündeten in ein Arbeitsgerichtsverfahren, das für den 63jährigen Baader 1955 zum Ende seiner Tätigkeit an der Klinik in Hamm führte.

---

[754] Einige Male ließ er dem Rektor Reiseberichte zukommen, vgl. beispielweise einen Bericht Baaders vom 9.1.1961, in dem er den Rektor von einer Vortragreise berichtete, die ihn über Indien, Australien, Neuseeland nach Indonesien führte. Der Bericht findet sich in: UAM 52/253.

[755] Vgl. NRW-Landesarchiv, NW O – 5112: Schreiben des Ministerialrats Vogel vom 6.8.1962.

[756] Stadtarchiv Hamm, Personensammlung Ernst Wilhelm Baader: Bericht des „Westfälischen Anzeigers" vom 14.5.1962.

[757] PETRY, E.W. Baader in Hamm (1985), S. 113.

Nunmehr beruflich frei wandte sich Baader dem Feld zu, auf dem er bereits in den Jahrzehnten zuvor geglänzt hatte. Eine treffende Tätigkeitsbeschreibung für Baader wäre „arbeitsmedizinischer Entwicklungshelfer", engagierte er sich doch in der letzten Dekade seines Berufslebens intensiv für Wiederaufbau, Weiterentwicklung und insbesondere für die internationalen Kontakte seiner Fachrichtung.

Die deutsche Arbeitsmedizin befand sich in der unmittelbaren Nachkriegszeit in einer prekären Situation und drohte, in der Bedeutungslosigkeit zu versinken.[758] Der in der Weimarer Republik initiierte Aufschwung war durch die leistungsmedizinische Ausrichtung des Faches im „Dritten Reich" desavouiert worden. Zudem waren innovative und international anerkannte Kapazitäten wie Teleky, Chajes, Meyer-Brodnitz wegen ihrer jüdischen Herkunft aus Deutschland vertrieben worden.

Dem Bedeutungsverlust des Fachs entsprach auf der Seite der Arbeitnehmer ein erheblicher Vertrauensverlust, erinnerten sich diese doch mit Schrecken an die „verhassten Gesundschreiber" im Betrieb. Eine Etablierung des Fachs als universitäre Disziplin war in den frühen 1950er Jahren nunmehr in weite Ferne gerückt. Darüber hinaus litt die Arbeitsmedizin unter der Isolation, in die sich die deutsche Medizin in den Jahren 1933 bis 1945 hineinmanövriert hatte. International betrachtet sah sich deutsche Medizin nach Kriegsende in der Position eines Außenseiters und insbesondere durch die publik gewordenen NS-Medizinverbrechen nachhaltig diskreditiert. Aus diesem Grunde war es für die deutsche Ärzteschaft von großem Interesse, sich aus der im „Dritten Reich" selbst auferlegten Isolation zu befreien und wieder mit ausländischen Kollegen Kontakt aufzunehmen. Ging es auf der wissenschaftlichen Ebene darum, individuelle oder institutionelle Zusammenarbeit zu erreichen, so erstrebte die Standesvertretung der deutschen Ärzteschaft, die Arbeitsgemeinschaft der Westdeutschen Ärztekammern, Vorläufer der Bundesärztekammer, die Aufnahme in den seit 1946 bestehenden Weltärztebund (World Medical Association, WMA). Dies gelang 1950, indem man in Genf, dem Sitz der WMA, die Prozessdokumentation von Mitscherlich/Mielke vorlegte und sich außerdem verpflichtete, das Genfer Gelöbnis von 1948 als verbindliche Formel in die Berufsordnung der deutschen Ärztekammern aufzunehmen; daher fehlt in der deutschen Version dieses Textes im Schlusssatz die in der englischen und französischen Originalversion enthaltene Freiwilligkeit des Gelöbnisses.[759]

---

[758] Vgl. ELSNER, Konstitution und Krankheit (2011), S. 7.
[759] MITSCHERLICH/MIELKE, Wissenschaft ohne Menschlichkeit (1949); PETER, Der Nürnberger Ärzteprozeß (1994); die Originaltexte einander gegenübergestellt bei LEVEN, Geschichte der Medizin (2008), S. 109.

Eine Rückkehr in die internationale Wissenschaftsgemeinschaft stellte gerade für die Arbeitsmedizin ein zentrales Ziel dar, war sie doch als kleine und noch nicht etablierte Fachrichtung in hohem Maße von einem transnationalen Austausch abhängig.[760] Die arbeitsmedizinischen Protagonisten waren sich seit je her darüber im Klaren, dass eine Professionalisierung des Faches nur durch eine Teilnahme an der internationalen Entwicklung gewährleistet werden könne.[761] E.W. Baader nahm sich der Aufgabe, die Reputation seines Faches im In- und Ausland wieder herzustellen, energisch an. In den letzten Jahren seines Lebens hatte er seine Paraderolle gefunden: Er reüssierte als polyglotter Vertreter der deutschen Arbeitsmedizin, der für sein Fach permanent Öffentlichkeit herstellte.

Bei seinem Wiederaufstieg zu einem führenden Fachvertreter profitierte er auch davon, dass innerhalb der arbeitsmedizinischen Hierarchie ein Machtvakuum vorherrschte. Die Arbeits- und Leistungsmediziner der DAF, die während der NS-Zeit Diskurs und Praxis des Fachs beherrscht hatten, verschwanden mit Ende des Zweiten Weltkrieges vollkommen von der Bildfläche. Von der kleinen Gruppe der Gewerbeärzte wiederum, die während der Weimarer Republik die Entwicklung des Faches vorangetrieben hatte, waren zu dieser Zeit kaum wegweisende Impulse zu erwarten. Ihre Protagonisten waren – mehr noch als Baader – in die Jahre gekommen. Selbst der arbeitsmedizinische Veteran Franz Koelsch zog sich, wenn auch nur sehr langsam und ausgesprochen widerwillig, auf sein Altenteil zurück. Da sich Ludwig Telekys Rückkehrpläne nach Deutschland, wie bereits ausgeführt, zerschlagen hatten, kam auch er nicht für eine Führungsposition infrage. Die junge Garde der Gewerbemediziner schließlich bestand teilweise aus Baader-Schülern (Holstein, Symanski) und dachte nicht daran, diesem seinen Führungsanspruch streitig zu machen.

---

[760] Vgl. BAUER, E.W. Baader-Gedächtnisvorlesung (1998), S. 56.
[761] Dieser internationale Ansatz war bereits bei den arbeitsmedizinischen Pionieren Koelsch und Teleky stark ausgeprägt.

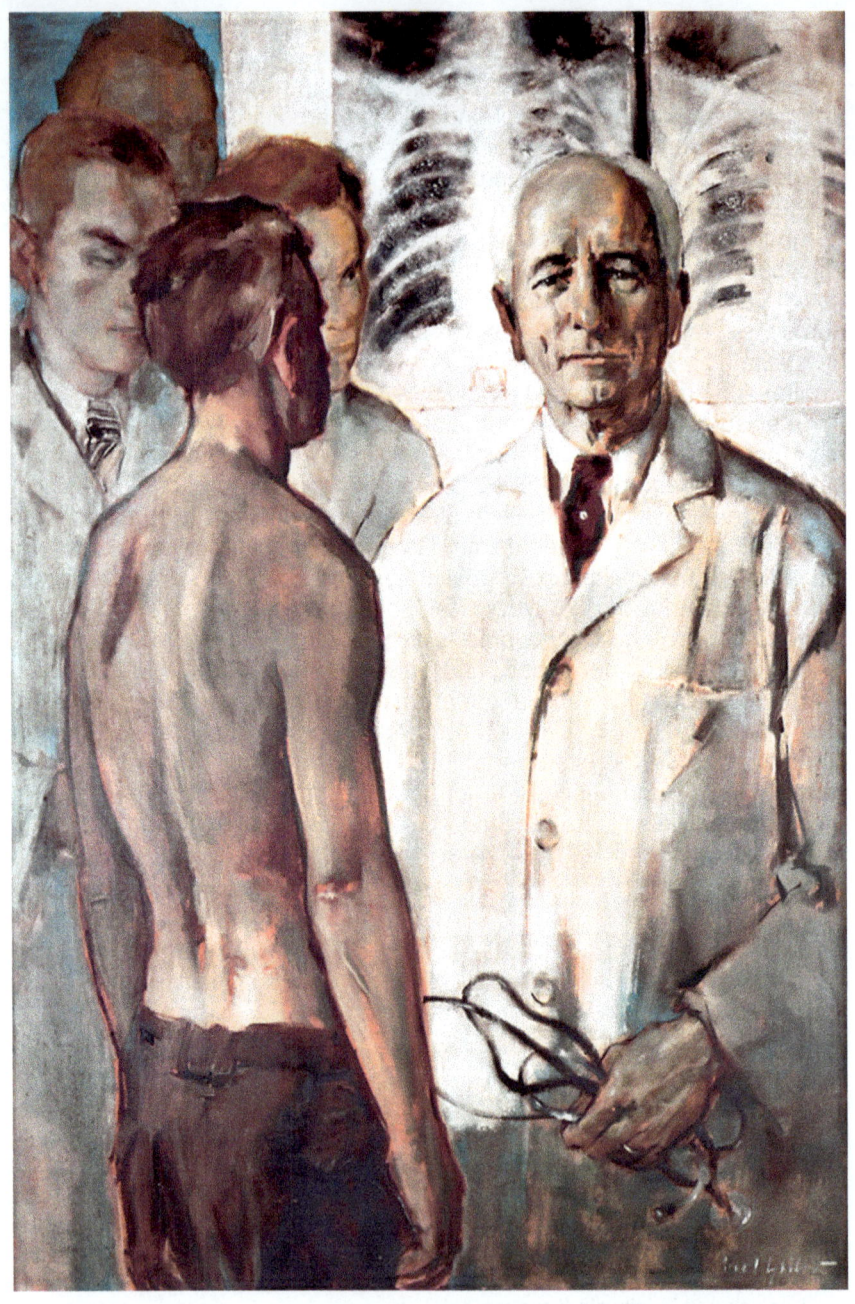

Abb. 27 Ernst Wilhelm Baader in Hamm, Gemälde von Bert Heller (1912-1970), Bundesanstalt für Arbeitsschutz und Arbeitsmedizin (BAuA), Berlin

Das Bild hing zum Zeitpunkt des 70. Geburtstags von Baader (1962) in der Empfangshalle des „Deutschen Zentralinstituts für Arbeitsmedizin" in Berlin-Lichtenberg (DDR), dem Ort, an dem Baader in den 1920er Jahren die erste klinische Abteilung für Gewerbekrankheiten eingerichtet hatte [E. Holstein (1962), Professor E.W. Baader zum 70. Geburtstag, S. 121f.]. Ausgeführt wurde das Bild von Bert Heller (1912-1970), dem „gefragtesten Porträtisten bes. der künstlerisch-intellektuellen Prominenz der DDR" [Artikel Heller, Bert, in: Allgemeines Künstlerlexikon Bd. 71 (2011), S. 343-345, hier S. 343], unter den von Heller Dargestellten finden sich Helene Weigel und Bert Brecht. Heller hatte die Kunstgewerbeschule in Aachen besucht und zunächst Werbe- und Kinoplakate gemalt; 1940 Mitglied der NSDAP, ging er nach dem Krieg nach (Ost-)Berlin, wurde SED-Mitglied und Professor an der Hochschule für bildende und angewandte Kunst in Berlin-Weißensee; er erhielt 1951 und 1964 den Nationalpreis der DDR. Holstein, ehemaliger Mitarbeiter Baaders und maßgeblicher Arbeitsmediziner der DDR sandte zu einem nicht näher bezeichneten Zeitpunkt Heller nach Hamm, wo er Baader „im Kreis seiner Assistenten Dr. Zeyer, Dr. Petry und Dr. Niedling antraf bei der Untersuchung eines staublungenkranken Bergmannes, dessen Röntgenbilder im Hintergrund zu sehen sind." [Holstein, ebd. S. 122]. Da Baader 1955 aus dem Klinikdienst ausschied, ergibt sich, sofern die Szene authentisch ist, als terminus ante quem für die Entstehung des Gemäldes das Jahr 1955. Für die Authentizität der Szene spricht außer der zitierten Angabe von Holstein auch, dass nach kunsthistorischer Einschätzung zumindest der Kopf Baaders nach dem lebenden Modell gezeichnet wurde [freundlicher Hinweis von PD Dr. Thomas Flum, Universität Freiburg, 15. März 2013]. Von Heller ist bekannt, dass er in den Westen reiste, so z.B. 1955 nach Paris.

Symbolhaft für die Persönlichkeit Baaders ist das Gemälde, das ihn in seinen späten Berufsjahren in Hamm zeigt; das auf Initiative seines früheren Mitarbeiters Ernst Holstein entstandene, von dem DDR-Maler Bert Heller (1912-1970) ausgeführte, qualitätvolle und kunsthistorisch interessante Bild, zeigt den selbstbewussten, im Wortsinne der Welt zugewandten Arbeitsmediziner, der er immer sein wollte (siehe Abbildung 27).

„*So kann E.W. Baader mit seinem Lebenswerk und der reichen Anerkennung, die dasselbe gefunden hat, zufrieden sein.*"[762] – Als Ernst Holstein, Baaders früherer Mitarbeiter, zum 70. Geburtstag seines Lehrers Baader im Jahr 1962 dessen Leistungen und Verdienste resümierte, war dieser Schlusssatz geradezu zwingend. In der Tat erschien Baader in der Darstellung durch Holstein als einer „*der Pioniere der deutschen Arbeitsmedizin und zugleich eine ihrer profiliertesten Persönlichkeiten.*"[763] In tatsächlich gesamtdeutschen Geist sah der DDR-Mediziner Holstein, dass das Wirken seines früheren Chefs Baader „*dem Wohle aller Werktätigen zugute kommt.*"[764]

Baader war bis zu seinem Tod als rastloser arbeitsmedizinischer Handlungseisender unterwegs. Er hielt auf allen Kontinenten Vorträge über Berufserkrankungen, wurde mit zahllosen Ehrungen überhäuft und war Mitglied in nahezu allen bedeutenden internationalen Fachgesellschaften der Arbeitsmedizin.[765] Seine Verdienste für die Integration der deutschen Arbeitsmedizin in die internationale scientific community waren erheblich; aus den zeitgenössischen Quellen wird auch offenkundig, wie sehr Baader bei seinen unzähligen Reisen die Ehrerbietung genoss, die man ihn im Ausland entgegenbrachte. E.W. Baader, dies ist eine weitere Konstante seiner beruflichen Vita, erfreute sich seit je her in der Fremde höherer Wertschätzung als in der Heimat. Denn auch wenn er in seinen letzten Lebensjahren noch den Rang des führenden Arbeitsmediziner Deutschlands, dem er immer zugestrebt hatte, erlangen sollte, so blieb er gleichwohl Repräsentant einer vergleichsweise kleinen Fachrichtung, während man ihn bei seinen Auslandsvisiten in Südamerika, Nordafrika, Südasien oder Neuseeland im Range eines Staatsgastes hofierte. Bei der Ankunft von einer Delegation von Honoratioren begrüßt, mit dem Chauffeur ins Hotel gebracht und am nächsten Tage wieder abgeholt, um zu einer Tagung, zu einem Vortrag oder einer Fabrikbesichtigung zu gelangen – so stellten sich die Auslandsaufenthalte Baaders für gewöhnlich dar.

---

[762] HOLSTEIN, E.W. Baader zum 70. Geburtstag (1962), S. 123.
[763] Ebd. S. 122.
[764] Ebd. S. 123.
[765] Siehe hierzu auch UAM, Bestand 5/289.

Beredtes Zeugnis darüber geben die Briefe, die er während seiner diversen Auslandsaufenthalte an seine Frau Ilse Baader schrieb.[766] Am 16. November 1961 ließ er seiner Ehefrau einen Reisebericht aus Katmandu/Nepal zukommen, verfasst im Krönungshotel „beim Blick auf die Eisriesen Gaurishankar und Annapurna":

> „Heute früh wurde ich auch vom Innenminister im Regierungspalast (...) empfangen. (...) Dieses Riesenschloss mit grossem Park und herrlichen Zedern, Pappeln und mir unbekannten Prachtbäumen soll zu den grössten Gebäuden Asiens gehören. Schon das Gewirr der Gänge, Treppen und Innenhöfe unter einer Eskorte von Wegweisern, Aufpassern und Anmeldern zu durchschreiten war interessant. Exzellenz empfing mich mit einer zartgrünen Kappe, schwärmte vom Rhein und Heidelberg und war sehr liebenswürdig."[767]

Als nächstes stand ein Treffen mit dem ständigen Vertreter des Dalai Lama in Katmandu, dem Chinai Lama, auf dem Programm, das er seiner Ehefrau in den schillerndsten Farben beschrieb. Mit „einem der wenigen Personenautos" ging es dann wieder zurück ins Hotel. Zufrieden schloss er seinen Brief mit der Bemerkung, „alle Nepaleser sind so sehr freundlich zu mir (...) dass ich kleine Unbequemlichkeiten gern vergesse und von dem einmaligen Erlebnis Nepal sehr begeistert bin".[768] Am nächsten Morgen empfing er in seinem Hotelzimmer die Abschiedsbesuche der nepalesischen Autoritäten:

> „Der Sekretär des Ärztebundes von Nepal (...) erschien mit einer anmutigen Frauenärztin (rote Christsterne im Haar, golddurchwirkter Sari, rotes Kastenzeichen auf der Stirn), um seinem Bedauern Ausdruck zu geben, dass ich hier keinen Vortrag halten wollte."[769]

Bevor sich Baader auf dem Weg zum Flughafen machen musste, reichte die Zeit noch für eine kurze Stippvisite bei der einzigen Industriestätte Nepals:

> „Um 10 1/4 Uhr vormittags kamen gerade die Arbeiter und Arbeiterinnen in ihren schmuckhaften Trachten (sie mussten zuvor ihre Familien versorgen) und versammelten sich wie alltäglich vor der Büste König Mahendras, der mit Königskrone und Sonnenbrille skulptiert ist, um laut zu beten. Ich besuchte dann die kerami-

---

[766] Diese Korrespondenz befindet sich im Privatarchiv von Frau Dr. Ingrid Möllhoff-Mylius, der Nichte E.W. Baaders, und wurde uns von ihr dankenswerterweise zur Verfügung gestellt.
[767] Zit. n. ebd.: Schreiben E.W. Baaders an seine Frau Ilse vom 16.11.1961.
[768] Zit. n. ebd.
[769] Zit. n. ebd.: Brief von E.W. Baader an seine Ehefrau Ilse vom 17.11.1961.

sche, die Leder-, die Elektro-Abteilung, die Weberei, Schlosserei usw. (...) Eben war der Vertreter des Aussenministeriums und der Chef des Protokolls bei mir, um mir einen guten Flug zu wünschen."[770]

Neben einer ungebrochenen Neugierde und einem zähen Arbeitsethos war diese respektvolle Behandlung, die ihm im Ausland widerfuhr, mit Sicherheit auch ein Grund, warum Baader trotz zunehmend schlechteren Gesundheitszustands bis kurz vor seinem Tod seine Reisetätigkeit fortsetzte.[771] Die Reiseberichte an seine Frau weisen ihn zudem als einen kulturell interessierten und weltoffenen Bildungsbürger aus, der eine tolerante Haltung gegenüber den Gepflogenheiten der einzelnen Länder einnahm. Seine in durchweg freundlichem Ton gehaltenen Briefe aus dem Ausland enthalten keinerlei überhebliche, arrogante oder gar rassistische Formulierungen.

Die Rolle als transnational denkender Wissenschaftsorganisator war Baader wie auf den Leib geschneidert. Kontakte zu knüpfen und zu pflegen, das Fach Arbeitsmedizin im In- und Ausland zu repräsentieren, neue Strömungen der Fachrichtung aufzunehmen und zu kanalisieren – hierin lagen wohl seine größten Stärken. Dabei kamen ihm auch einige seiner Charaktereigenschaften zugute, denn Baader konnte durchaus sehr einnehmend sein und verstand es, sein Gegenüber für seine Ideen zu begeistern. Helmut Johannes Bauer erinnerte sich, dass Baader *„ein sorgfältiger Sammler von Fakten, Vorgängen, Menschen [war] – er hatte die Fähigkeit wie kaum ein zweiter, Menschen, die ihn interessierten und auf die er Wert legte – bei der Stange zu halten".*[772] Darüber hinaus scheint er – so zumindest die übereinstimmenden Erinnerungen seiner Schüler Holstein und Bauer – auch eine sehr charmante, warmherzige und liebenswürdige Art gehabt zu haben, die er freilich gelegentlich auch zu verstecken wusste.[773] Diese positiven Eigenschaften stellten gewissermaßen die charakterliche Kehrseite des ansonsten oftmals herrischen und streitlustigen Arbeitsmediziners dar.

Der Beitrag, den Ernst Wilhelm Baader in den ersten Nachkriegsjahren zur Professionalisierung und Institutionalisierung der deutschen Arbeitsmedizin leistete, ist sehr hoch einzuschätzen. Insbesondere sein starkes Engagement für eine Reintegration seines Faches in die interna-

---

[770] Zit. n. ebd.
[771] H. J. Bauer bemerkte hierzu, Baader sei *„in den Sielen gestorben: bei erkannter Infarktgefahr hielt er es doch nicht für vertretbar, einen Vortrag abzusagen; er verstarb wenige Tage danach am Herzinfarkt";* zit. n. BAUER, E.W. Baader-Gedächtnisvorlesung (1998), S. 54.
[772] Zit. n. BAUER, Arbeitsmedizin und Neurologie (1998), S. 85.
[773] Vgl. ebd., S. 84 sowie HOLSTEIN, Baader und die Arbeitsmedizin (1998), S. 17 f.

tionale arbeitsmedizinische Gemeinschaft war für die Fortentwicklung der deutschen Arbeitsmedizin essentiell. Baader erwies sich bei dem so wichtigen Unterfangen, das Fach nach Kriegsende aus der selbstverschuldeten Isolation wieder herauszuführen, als Idealbesetzung. Sein Engagement als internationaler Netzwerker und Repräsentant der deutschen Arbeitsmedizin brachte ihm zuletzt auch im Inland vielfältige Anerkennung ein und sorgte dafür, dass Baader in den letzten Jahren seines Lebens doch noch zu einem dominierenden Fachvertreter aufstieg.[774] Sein später Aufstieg wäre beinahe noch durch die Verleihung des höchsten bundesrepublikanischen Ordens gekrönt worden.

Baader und die Verleihung des Bundesverdienstkreuzes

Anfang Februar 1962 und damit nur wenige Monate vor Ernst Wilhelm Baaders 70. Geburtstag wandte sich der Bochumer Gewerbemedizinalrat O. Brinkmann mit einem bemerkenswerten Vorschlag an den persönlichen Referenten des nordrheinwestfälischen Ministerpräsidenten Franz Meyers (1908-2002):

„Sehr verehrter Herr Minsterialrat Rombach!

Hiermit unterbreite ich Ihnen die Bitte für einen Antrag auf Verleihung des Großes (sic!) Bundesverdienstkreuzes mit Stern an Herrn Prof. Dr. Dr. h.c. E.W. Baader."[775]

Die Gründe, die für eine Verleihung der höchsten bundesrepublikanischen Auszeichnung an Baader sprachen, legte Brinkmann im weiteren Verlauf seines Schreibens auf mehreren Seiten ausführlich dar. Seine abschließende Quintessenz lautete:

So ist Prof. Baader zu einem der bekanntesten deutschen Wissenschaftler in der Welt geworden. Seinem Wirken und seiner Persönlichkeit ist es zu danken, wenn heute die deutsche Arbeitsmedizin, die in einem Industrieland wie Deutschland ständig an Bedeutung gewinnt, einen allseits geachteten und maßgebenden Einfluß erlangt hat. Für diese Erfolge seines Lebenswerkes gebührt dem Jubilar auch der Dank und die Anerkennung seines Vaterlandes, das in ihm einen besonders würdigen Repräsentanten der deutschen Medizin und Helfer der berufskranken Arbeiter ehren würde.

---

[774] Vgl. BAUER, E.W. Baader-Gedächtnisvorlesung (1998), S. 54.
[775] Zit. aus NRW-Landesarchiv, NW O – 5112: Schreiben Brinkmanns an Rombach vom 2.2.1962.

Gemessen an seinen bisherigen Ehrungen und Einschätzungen in der Welt, würde wohl die Verleihung des Großen Bundesverdienstkreuzes mit Stern (...) angemessen sein. Diese Verleihung wird daher warm befürwortet."[776]

Hans Wolfgang Rombach reichte das Schreiben Brinkmanns zu einer Vorprüfung an das dafür zuständige Innenministerium weiter. Nachdem die dortige Medizinalabteilung eine Ehrung *„wegen des hohen wissenschaftlichen Rufes, den Prof. Dr. Baader in Deutschland und in der ganzen Welt genießt und im Hinblick auf die große Bedeutung seiner ärztlichen und wissenschaftlichen Tätigkeit für die Gewerbemedizin"* befürwortete, stellte das Innenministerium weitere Erkundigungen über ihn an.[777] Baader wiederum schien – wahrscheinlich vom Gewerbemedizinalrat Brinkmann – in das Unterfangen eingeweiht zu sein, lancierte er doch zahlreiche auswärtige Glückwunschadressen zu seinem 70. Geburtstag an die über seine Ehrung beratenden Gremien.[778]

Nachdem die erbetenen Stellungnahmen der Ruhrknappschaft (Baaders Arbeitgeber in Hamm) und der Ärztekammer Westfalen-Lippe kaum Aussagekraft hatten, bat die Innenbehörde das Kultusministerium um Unterstützung.[779] Die daraufhin eingeholten Beurteilungen zweier Münsteraner Fakultätskollegen, des Kardiologen Werner H. Hauss (1907-1997) sowie des Hygienikers Heinrich Reploh (1906-1976) über Baader flossen mit in die politische Entscheidungsfindung ein;[780] sie sind jedoch auch darüber hinaus von Interesse, weil sie einmal mehr Baaders zentrale berufliche und persönliche Eigenschaften betonten. Die beiden Ordinarien äußerten sich zunächst zum Wissenschaftler Baader:

„Ein sehr aktiver Wissenschaftler von außerordentlichem Fleiß und breiter Ausstrahlung. Fraglos führend in seinem Spezialgebiet, das jedoch seinem Arbeitseifer eine zu schmale Basis bietet, und von hohem Ansehen im Ausland."[781]

---

[776] Zit. n. ebd.
[777] Zit. n. ebd.: Schreiben des Leiters der Medizinalabteilung im NRW-Innenministerium, Dr. Karl an Rombach vom 1.3.1962.
[778] Vgl. ebd.: In einem Brief an das NRW-Innenministerium vom 4.6.1962 legte der Regierungspräsident in Arnsberg an Baader adressierte Glückwunschschreiben von internationalen Arbeitsmedizinern sowie den Botschaftern aus Island und Italien bei.
[779] Vgl. ebd.: Schreiben des Ministerialrates Vogel aus dem Innenministerium an den Regierungsdirektor Vogtmann aus dem Kultusministerium vom 16.7.1962.
[780] Vgl. ebd. das Schreiben des Kurators der Universität Münster an den Regierungsrat im Kultusministerium Roland vom 25.7.1962.
[781] Zit. n. ebd.: Schreiben Vogels an den NRW-Ministerpräsidenten vom 6.8.1962.

Nach dieser positiven Bewertung seiner wissenschaftlichen Fähigkeiten kamen die beiden Professoren noch auf die persönlichen Eigenschaften Baaders zu sprechen:

> „*Reist auffallend viel herum, läßt sich gern feiern, ist sehr auf Ehrungen bedacht. Schiebt sich mit einer gewissen Brutalität bei jeder sich bietenden Gelegenheit in den Vordergrund und ist deshalb auf wissenschaftlichen Kongressen in gewisser Weise gefürchtet; es gelingt jedoch nicht, ihn fernzuhalten. Er ist sehr von sich überzeugt, in der wissenschaftlichen Auseinandersetzung mit Kollegen sehr aggressiv und zu sehr ‚gerade heraus'. Deshalb wird er auch in Kollegenkreisen vielfach für arrogant gehalten und dementsprechend weniger geschätzt.*"[782]

Die Ausführungen der beiden Mediziner über die Charaktereigenschaften Baaders ergeben das bekannte Bild eines immerzu in den Mittelpunkt strebenden, streitbaren bzw. streitsuchenden Multitalents ohne Fähigkeit zur Selbstkritik, einer Person, die sich innerhalb der Ärzteschaft geringer Beliebtheit erfreute. Während die Kritik an diesen Wesenszügen über Jahrzehnte und mehrere politische Systeme hinweg stets gleich lautete, änderte sich, auch darüber geben die Einschätzungen von Hauss und Reploh Aufschluss, das Bild von seiner wissenschaftlichen Eignung. Der Wissenschaftler Baader gewann in der westdeutschen Nachkriegszeit deutlich an Renommee und die vorher latent geäußerten Zweifel an seinen Fähigkeiten verstummten. Sein Werk über die klinischen Grundlagen der meldepflichtigen Berufskrankheiten, dessen 4. Auflage für heftigen Unbill Baaders gegenüber seinen Verlag gesorgt hatte, sowie das von ihm herausgegebene fünfbändige „*Handbuch der gesamten Arbeitsmedizin*" galten fortan als arbeitsmedizinische Standardwerke und wurden auch über Deutschland hinaus breit rezipiert.[783]

Sein Handbuch stellte wohl auch die Publikation dar, in der Baader sich am deutlichsten über die von ihm erwünschte programmatische Entwicklung seiner Fachrichtung äußerte. Hierbei trat er – erwartungsgemäß, da es seit je her seiner wissenschaftlichen Herangehensweise entsprach – für eine stark klinisch und kasuistisch orientierte Ausrichtung der Arbeitsmedizin ein.[784] Baader vertrat Zeit seines Berufslebens die Auffassung, „*daß nur der ein guter Arbeitsmediziner sein kann, der auch ein guter Kliniker ist*".[785] Dabei insistierte er stets auf einer exakten Pati-

---

[782] Zit. n. ebd.
[783] Vgl. ebd.: Vorschlagsbegründung für die Verleihung des Bundesverdienstkreuzes an Baader vom 6.8.1962.
[784] Vgl. MILLES, Entwicklungen und Aufgabenstellungen (2002), S. 46.
[785] Zit. n. HOLSTEIN, E.W. Baader zum 70. Geburtstag (1962), S. 123.

entenanamnese sowie einer detaillierten Untersuchung der Krankheitssymptome.[786] Darüber hinaus maß Baader auch zu Beginn der 1960er Jahre noch „Rasse und Konstitution" bei der Entstehung von Berufserkrankungen eine entscheidende Bedeutung bei.[787] Damit blieb er den bereits in der Weimarer Republik entwickelten und weit verbreiteten Vorstellungen verhaftet, was sich auch in der Wortwahl niederschlug. Den konstitutionellen Aspekt führte er in seinem Handbuch am Beispiel der Lungentuberkulose aus:

> „Auffällig hoch ist bekanntlich die Zahl der Tuberkulosefälle unter den Schneidern, Uhrmachern, Schriftsetzern. Man schloß daraus, dass die Lungentuberkulose eine speziell durch diese Berufe erworbene Krankheit sei. Erst allmählich lernte man erkennen, daß es sich bei ihnen um körperliche Leichtberufe handelt, die ein Sammelbecken körperlicher Schwächlinge darstellten. (...) Also nicht der Beruf des Schneiders, Uhrmachers usw. als solcher, sondern die oft instinktive Wahl dieser Leichtberufe seitens der körperlichen Kümmerlinge ist es, welche die Anhäufung von Tuberkulose in der Statistik dieser Berufe erklärt."[788]

Baaders neu gewonnener exzellenter wissenschaftlicher Leumund war es auch, der den zuständigen Referenten aus dem Innenministerium, Ministerialrat Vogel dazu bewog, für eine Verleihung des Bundesverdienstkreuzes an Baader zu votieren. Den Ausschlag gaben „die außerordentliche Bedeutung des Lebenswerkes des Vorgeschlagenen" und seine „überragenden wissenschaftlichen Leistungen".[789] Vogel hielt

> „deshalb die Verleihung des Großen Verdienstkreuzes – allerdings ohne Stern wie angeregt – an den Vorgeschlagenen für durchaus berechtigt, auch wenn unterstellt werden müßte, daß diese sichtbare Auszeichnung im Kreise der Kollegen (...) keine uneingeschränkte Anerkennung finden wird."[790]

Noch am gleichen Tag verfasste das Innenministerium eine offizielle Vorschlagsliste, auf der einzig der Name Ernst Wilhelm Baader stand, und sandte diese dem Ministerpräsidenten bzw. seiner Staatskanzlei zur weiteren Bearbeitung zu.[791] An dieser Stelle hätten die Dinge nun ihren bürokratischen Lauf nehmen können und Baader wäre wohl auch zeitnah über die bevorstehende Verleihung informiert worden. Allerdings

---

[786] Vgl. BAUER, E.W. Baader-Gedächtnisvorlesung (1998), S. 54.
[787] Vgl. BAADER, Einführung (1961), S. 3.
[788] Zit. n. ebd., S. 1.
[789] NRW-Landesarchiv, NW O-5112: Schreiben Vogels vom 6.8.1962.
[790] Zit. n. ebd.
[791] NRW-Landesarchiv, NW O-5112: Schreiben des Innenministeriums an den Ministerpräsidenten vom 6.8.1962

vergaß das Innenministerium bei seiner Nominierungsliste die Unterschrift eines mitverantwortlichen Referenten beizufügen und beging somit einen folgenschweren Formfehler.[792] Denn bis das fehlende Dokument nachgereicht werden konnte, vergingen über fünf Wochen. Erst Anfang Oktober 1962 wurde der „Vorgang Baader" in der Staatskanzlei abschließend behandelt und Bundespräsident Heinrich Lübke (1894-1972) offiziell eine Verleihung des Bundesverdienstkreuzes an Ernst Wilhelm Baader vorgeschlagen. Als das Bundespräsidialamt schließlich am 30. Oktober 1962 in die Ehrung Baaders einwilligte, rang dieser nach zwei kurz nacheinander erlittenen Herzinfarkten bereits mit dem Tod.[793] Den Gepflogenheiten entsprechend sollte der Orden Baader durch den zuständigen Regierungspräsidenten überreicht werden. Das Arnsberger Regierungspräsidium kam jedoch mit seinem Ansinnen zu spät. Als es sich am 2. November 1962 um Kontaktaufnahme mit Baader bemühte, erfuhr es, dass dieser einen Tag zuvor, am 1. November 1962 verstorben war.[794]

In Anbetracht der in der vorliegenden Studie zutage beförderten Befunde über die Rolle Baaders während der NS-Zeit ließe sich sicher trefflich darüber streiten, ob seine Ehrung mit der höchsten Auszeichnung, die die Bundesrepublik zu vergeben hat, zwingend erforderlich gewesen wäre. Die Tatsache, dass im gesamtem Prozedere um die Verleihung des Bundesverdienstkreuzes von den maßgeblichen Instanzen Baaders NS-Vergangenheit nicht einmal ansatzweise hinterfragt wurde, verwundert allerdings nicht, standen doch die frühen 1960er Jahre in Westdeutschland noch ganz im Zeichen gesellschaftspolitischer Schlussstrichbestrebungen.[795] Sieht man jedoch einmal von diesen Erwägungen ab, so entbehrt es nicht einer gewissen persönlichen Tragik, dass Baader, der sich Zeit seines beruflichen Lebens nach fachlicher, politischer und auch gesellschaftlicher Reputation und Anerkennung gesehnt hatte, einen Tag vor der geplanten Benachrichtigung, das Bundesverdienstkreuz zu erhalten, verstarb.

Baaders Vermächtnis wiederum sollte dafür sorgen, dass sein Name weit über seinen Tod und seit nunmehr einem halben Jahrhundert untrennbar mit der Geschichte und Entwicklung der Arbeitsmedizin, insbesondere seiner Fachgesellschaft verbunden ist. Baader war die treiben-

---

[792] NRW-Landesarchiv, NW O-5112: Korrespondenz zwischen Innenministerium und Ministerpräsident vom 10.9.1962 sowie 12.9.1962
[793] Vgl. HOLSTEIN, Baader und die Arbeitsmedizin (1998), S. 18.
[794] NRW-Landesarchiv, NW O – 5112: Handschriftliche Notiz vom 2.11.1962 auf einem Schreiben des NRW-Innenministers an den Regierungspräsidenten in Arnsberg.
[795] Siehe hierzu die grundlegende Studie von FREI, Vergangenheitspolitik (1996).

de Kraft, die auf die Gründung einer „Deutschen Gesellschaft für Arbeitsmedizin" hinwirkte; am 3. Februar 1962 fand daher in Hamm, seinem letzten Wirkungsort, eine vorbereitende Sitzung statt; die Eintragung in das Vereinsregister erfolgte am 16. Februar 1962.[796] Baader wurde Gründungspräsident dieser Fachgesellschaft, die seit 1992 „Deutsche Gesellschaft für Arbeitsmedizin und Umweltmedizin" (DGAUM) heißt. Der kinderlose E.W. Baader hatte testamentarisch verfügt, aus seinem und seiner Ehefrau Ilse Baaders Nachlass eine Stiftung zur Förderung arbeitsmedizinischer Projekte zu errichten. Nach dem Tod von Ilse Baader wurde dieser Stifterwille 1968 umgesetzt.[797] Aus den Stiftungsgeldern wurden, neben der erwähnten Forschungsförderung, weiterhin ein E.W. Baader-Preis und seit 1968 eine zu Ehren Baaders während der wissenschaftlichen Jahrestagungen der DGAUM gehaltene „E.W. Baader-Gedächtnisvorlesung" finanziert.[798] 2011 beschloss die DGAUM unter den eingangs geschilderten Umständen, im Hinblick auf die bislang ausstehende historische Bearbeitung der NS-Vergangenheit Baaders den Baader-Preis und die Baader-Vorlesungen einstweilen auszusetzen und eine Studie über seine Rolle im Nationalsozialismus in Auftrag zu geben.[799]

Die Ergebnisse der Studie über „Ernst Wilhelm Baader und die Arbeitsmedizin im Nationalsozialismus" werden abschließend noch einmal zusammengefasst.

---

[796] LETZEL, 50 Jahre Deutsche Gesellschaft für Arbeitsmedizin und Umweltmedizin (2012), S. 52.
[797] http://stiftungen.stifterverband.info/t007_baader/index.html (Zugriff am 16. Januar 2013).
[798] Die Vorlesungen von 1968-1998 sind zusammengefasst in: VALENTIN/ZERLETT, E.W. Baader Gedächtnisvorlesungen (1998).
[799] Siehe hierzu DREXLER/LETZEL/LEVEN, Arbeitsmedizin in der Zeit des Nationalsozialismus (2011); dort wurde das Forschungsprojekt zu E.W. Baader angekündigt, das mit der nun vorgelegten Buchpublikation und dem zusammenfassenden Zeitschriftenaufsatz RAUH/LEVEN, Das Projekt „Ernst Wilhelm Baader" (2013) abgeschlossen ist.

8. Ernst Wilhelm Baader und die Arbeitsmedizin im Nationalsozialismus: Ein Resümee

Wie lässt sich nun basierend auf den vorgelegten Quellenbefunden der Werdegang E.W. Baaders in Jahren 1933 bis 1945 beurteilen? Aus den herangezogenen Archivquellen geht eindeutig hervor, dass Baader im „Dritten Reich" – entgegen seinem eigenen Selbstverständnis nach 1945 – keineswegs eine „antinazistische Haltung" an den Tag legte. Insbesondere in den Anfangsjahren war Baader sichtlich begeistert von den Möglichkeiten, die der neue Staat ihm offerierte. Sein Parteieintritt als unmittelbare Reaktion auf die NS-Machtübernahme und die Vehemenz, mit der er für den neuen Staat eintrat, sind ein Lehrstück für die sich in atemberaubender Geschwindigkeit vollziehende (mentale) Gleichschaltung der deutschen Ärzteschaft. Baader avancierte in dieser Zeit zu einem ärztlichen Propagandisten, der keine Gelegenheit zum Schulterschluss mit den neuen Machthabern ausließ. Seiner Euphorie zuträglich war sicherlich der berufliche Aufstieg, den Baader in den Jahren 1933/34 verzeichnete. Die Fehde mit seinem arbeitsmedizinischen Kontrahenten Friedrich Bartels zeigte zudem, wie brachial und skrupellos er bei seinem Karrierestreben vorging.

Neben rein karrieristischen Motiven waren es wohl vor allem die sozialpolitischen Verheißungen, die ihn an der NS-Programmatik ansprachen. Augenscheinlich ist, dass Baader bei seinen frühen Solidaritätsadressen in Richtung NS-Staat in erster Linie die sozialen Verbesserungen rühmte, derer sich das Regime annehmen wollte. Ob es das Versprechen war, sich stärker für die „Opfer der Arbeit" einzusetzen oder die vermeintliche Absicht, den jugendlichen Arbeitsschutz auszubauen – es war die sozialpolitische Agenda eines sich als Gefälligkeitsdiktatur gerierenden Regimes, mit der sich Baader identifizieren konnte.[800] Das sich dahinter von Beginn an ein „völkischer Wohlfahrtsstaat" verbarg, der alle rassisch und erblich vermeintlich Minderwertigen aus der Volksgemeinschaft ausschloss, schien Baader zumindest in Kauf genommen zu haben. Allerdings war der staatlich sanktionierte Antisemitismus kaum Triebfeder für Baaders Hinwendung zum Nationalsozialismus. Sein kollegiales Verhalten Ludwig Teleky gegenüber lässt sogar den Schluss zu, dass er in Einzelfällen die Ausschaltung der Juden aus dem deutschen Gesundheitswesen bedauerte. Dies hinderte ihn freilich nicht daran, auch in rassenpolitischer Hinsicht seine Regimetreue zu dokumentieren.

---

[800] Siehe hierzu im Detail: ALY, Hitlers Volksstaat (2005).

Allerdings hat man bei diesen Verlautbarungen Baaders den Eindruck, dass er hierbei demonstrativ angepasstes Verhalten an den Tag legte, ohne dass man hieraus sicher auf eine innere Überzeugung rückschließen könnte.[801] Wie weit sein Opportunismus dabei reichte, zeigte der vulgärrassistische Ausfall gegen die Juden in seinem Beitrag über den frühneuzeitlichen Arzt Bernardino Ramazzini.

Baader war weder Ideologe noch Visionär, sondern ein ehrgeiziger Pragmatiker, Netzwerker und Entwicklungshelfer der Arbeitsmedizin. E.W. Baader war der Repräsentant einer sich klinisch-wissenschaftlich verstehenden, kasuistisch orientierten Arbeitsmedizin. Trotz seiner Befürwortung von (völkischem) Sozialstaat und Sozialversicherung lässt sich bei ihm – anders als bei Koelsch und vor allem Teleky – kein explizit sozialmedizinischer Ansatz ausmachen. Baader war ein überzeugter Kliniker, der in den 1920er Jahren als Internist in Lichtenberg auf die vielen Fälle von Berufserkrankungen aufmerksam wurde. Das schloss ein sozialpolitisches Engagement im Sinne einer Verbesserung der Arbeitsbedingungen von Lohnempfängern nicht aus, eine ganzheitliche sozialmedizinische Theorie bzw. Konzeption entwarf er jedoch nicht. Einzig in seinem Alterswerk, dem von ihm herausgegebenen *Handbuch der gesamten Arbeitsmedizin*, ließ er eine arbeitsmedizinisch-klinische Programmatik aufscheinen. Mit diesem Buch erwarb sich Baader, an dessen wissenschaftlicher Expertise es über Jahrzehnte hinweg latente Zweifel gegeben hatte, an seinem (beruflichen) Lebensabend doch noch anhaltende wissenschaftliche Meriten. Wenn Baader auch kein sozialmedizinischer Vordenker war, so war er ebenso wenig ein Arbeitsmediziner, der sich im „Dritten Reich" vorbehaltlos mit dem NS-Leistungsfanatismus identifizierte. Insbesondere der forcierten Ausbeutung der jugendlichen Arbeitskraft stand er, darauf weisen seine Verlautbarungen als HJ-Arzt hin, durchaus skeptisch gegenüber. Einer Leistungsmedizin, wie sie den Gesundheitsexperten der DAF vorschwebte, stand Baader sicherlich fern. Einzig bei der Prämisse, konsequent gegen vermeintliche Simulanten vorzugehen, erwies sich Baaders Haltung als mit den Vorgaben der NS-Leistungsideologie kongruent.

Zwar ist im Rückblick weniger die ideologische Nähe des Arbeitsmediziners Baader zu den NS-Zielvorstellungen frappierend, sondern die Verve, mit der er sich von Beginn an öffentlich für den NS-Staat einsetzte. Wenn Baader punktuell divergierende Standpunkte vertrat, so lässt sich daraus keineswegs eine grundsätzliche Distanz dem NS-Regime

---

[801] Dem Sozialpsychologen Harald Welzer zufolge handelten auch im „Dritten Reich" die Menschen in erster Linie so, wie sie glaubten, dass es von ihnen erwartet werde, vgl. NEITZEL/WELZER, Soldaten (2012), S. 15.

gegenüber ableiten. Dieser Schluss würde am Wesen des Nationalsozialismus und an der mentalen Beschaffenheit des überwiegenden Teils der Funktionseliten im „Dritten Reich" vorbeiführen. Der Nationalsozialismus war eine nicht nur die Massen sondern auch die Eliten umgarnende Bewegung mit dem großen Integrator Adolf Hitler an der Spitze. Die Jahre von der NS-Machtübernahme bis zum Beginn des Zweiten Weltkrieges *„sind daher durch einen Prozess der Amalgamierung der Nationalsozialisten (...) mit den traditionellen Eliten gekennzeichnet".*[802] Die Funktionseliten aus Wirtschaft, Militär und Wissenschaft waren nur selten „alte Kämpfer" der NS-Bewegung gewesen, sondern schlossen sich mehrheitlich erst nach 1933 der NDSAP an. Ihre generelle Zustimmung zu den Zielen des NS-Staates war dabei keineswegs gleichbedeutend mit einer völligen Übereinstimmung in allen ideologischen Einzelfragen.[803] Dieser partielle Dissens ließ sie gleichwohl lange Zeit nicht daran zweifeln, dass es sich beim Nationalsozialismus um eine außerordentlich erfolgreiche Bewegung handelte, die in vielen Bereichen für nachhaltige Verbesserungen gesorgt und ihnen überdies exzellente Berufsperspektiven eröffnet hatte.

In diesem Sinne erscheint Baaders Rolle in den Jahren 1933 bis 1945 nur auf den ersten Blick widersprüchlich. Und aus diesem Grunde wäre es auch nicht adäquat, Baader lediglich als einen nationalsozialistischen Mitläufer und Opportunisten zu bezeichnen, bei dem sich zudem noch eine innere Distanz zu den NS-Zielvorstellungen ausmachen ließe. Opportunistisch war zwar die Art und Weise, wie er sich dem NS-Regime anbiederte. Doch greifen diese Kategorisierung und der damit verbundene Erklärungsansatz für den weiteren Werdegang Baaders zu kurz. Baader wollte im „Dritten Reich" keineswegs nur mitlaufen, sein Ziel war es vielmehr, eigeninitiativ voranzuschreiten. Dass Baader im Nationalsozialismus keine (noch) steilere Karriere machte, lag nicht an seinem fehlenden Willen, sich aus freien Stücken dem Regime anzupreisen, Konzessionen einzugehen und die an ihn gestellten Aufgaben durchzuführen. Ganz im Gegenteil, schreckte Baader doch in dieser Hinsicht vor nichts bzw. kaum etwas zurück. Das recht abrupte Ende seines beruflichen Aufstieges im „Dritten Reich" war vielmehr darauf zurück zu führen, dass er mit seiner Persönlichkeit und seinem wissenschaftlichen Werk vom NS-Staat und dessen Repräsentanten nicht sehr geschätzt wurde. Zugespitzt lässt sich dieser Befund folgendermaßen ausdrücken: Nicht Baader distanzierte sich vom Nationalsozialismus, es waren das Regime

---

[802] Zit. n. ebd. HERBERT, Wer waren die Nationalsozialisten? (2004), S. 35.
[803] Zu den integrativen Fähigkeiten des NS siehe ebd., S. 33 f.

und seine Protagonisten in Medizin und Wissenschaft, die sich von ihm abwandten. Baaders politische Zuverlässigkeit wurde während der NS-Zeit zu keiner Zeit kritisch hinterfragt; latente Zweifel gab es jedoch an seiner wissenschaftlichen Expertise, die, nachdem bei der Personalpolitik des Reichserziehungsministeriums ab Mitte der 1930er Jahre wieder verstärkt fachliche Standards berücksichtigt wurden, seinen weiteren Aufstieg im NS-Wissenschaftsbetrieb verhinderten. Als Arbeitsmediziner wiederum setzte er im „Dritten Reich", auch darüber gab die „Bartels-Affäre" Aufschluss, eindeutig auf die falschen Verbündeten und verlor dadurch den Zugriff auf die stark vom DAF-Amt für Volksgesundheit geprägte weitere Entwicklung der Fachrichtung. Doch auch wenn die universitäre Karriere ins Stocken geriet und der Arbeitsmediziner Baader zusehends an Einfluss verlor, so versank er doch – anders etwa als sein zeitweiliger Kontrahent Bartels – nicht in der Bedeutungslosigkeit. Sein wenn auch kleines Universitätsinstitut blieb eine gefragte Begutachtungs- und Forschungsinstitution. Seine guten Kontakte zum Reichsarbeitsministerium hatten weiterhin Bestand, versorgte es doch Baaders Institut regelmäßig mit Projektmitteln. Eine weitere Anlaufstelle, die ihm bei der Realisierung von Forschungsvorhaben behilflich gewesen ist, war der Reichsforschungsrat.

Ob die vom Universitätsinstitut für Berufskrankheiten 1944 durchgeführten ernährungswissenschaftlichen Versuche an Zwangsarbeitern auch vom Reichsforschungsrat finanziert wurden, konnte im Rahmen der durchgeführten Recherchen nicht sicher rekonstruiert werden. Doch unabhängig von der Tatsache, welcher Geldgeber die Versuchsreihe an den sowjetischen Zwangsarbeitern finanzierte, machte sich Ernst Wilhelm Baader durch die Tatsache, dass die Menschenversuche unter der Adresse seines Forschungsinstituts firmierten und unter seinem Namen in der Fachpresse publiziert wurden, einer eklatanten medizinethischen Grenzüberschreitung schuldig. Der Befund einer wissentlichen Beteiligung Baaders an einem Medizinverbrechen wiegt sicherlich schwer. An der vom Institut für Berufskrankheiten durchgeführten Versuchsreihe wird einmal mehr deutlich, wie faszinierend die Offerte des NS-Staates auf die Wissenschaftler wirkte, unbürokratisch und ohne ethische Rücksichtnahmen Humanexperimente durchzuführen. Die „Richtlinien" von 1931, die derartige Experimente eigentlich verboten, waren während der NS-Zeit in Kraft, auch wenn sie ständig missachtet wurden. Baader hatte wie andere Klinikdirektoren seiner Zeit diese „Richtlinien" 1931 seinen Mitarbeitern gegen Unterschrift zur Kenntnis bringen müssen. Festzuhalten ist, dass er und viele andere deutsche Mediziner in den Kriegsjahren bei ethisch unzulässigen Humanversuchen keinerlei Unrechtsbewusstsein zeigten.

Wenn E.W. Baader kurz nach Beginn des Zweiten Weltkrieges die militärärztliche Laufbahn einschlug, war dies keineswegs gleichbedeutend mit einer Art Flucht vor den Nationalsozialisten, sondern lag eher darin begründet, dass sich seine Karriere zu diesem Zeitpunkt in einer Sackgasse befand. Die während des Westfeldzuges an seinen Dekan gesandten Briefe, in denen er freimütig von einem Massaker an farbigen französischen Soldaten, jüdischen Enteignungen und einem geplanten Schauprozess gegen Herschel Grünspan berichtete, weisen auf die Übernahme einer spezifischen nationalsozialistischen Moral hin und zeugen davon, wie weit Baaders „Nationalsozialisierung" bereits fortgeschritten war.[804]

Als Militärmediziner legte Baader dieselben Verhaltensmuster an den Tag wie bereits im Zivilbereich. Es begegnet einem ein extrem ehrgeiziger und dienstbeflissener Arzt, der jedoch auch auf dem militärischen Sektor die gegen seine ärztlich-wissenschaftlichen Fähigkeiten gehegten Zweifel nie ganz zerstreuen konnte. Auch als Beratender Internist stand für Baader die Enttarnung von (vermeintlichen) Simulanten im Vordergrund seines ärztlichen Interesses. Dieser selbstgewählte Tätigkeitsschwerpunkt legt nahe, dass er die individuellen Interessen seiner Patienten den militärischen Zielvorgaben unterordnete. Befehlsgehorsam legte er auch bei den Diskussionen um die Verpflegung der Häftlinge des Konzentrationslagers Breendonk an den Tag. Baader gehörte zu einer Gruppe von Militärärzten, die auf Befehl des leitenden Sanitätsoffiziers Pläne entwarfen, um die Versorgungssituation der KZ-Häftlingen zu verbessern. Doch spiegelt dies nur die eine Seite wider; die andere ist, dass Baader durch den ständigen Kontakt mit den halbverhungerten und fast zu Tode gefolterten KZ-Insassen in den Lazaretten seines Tätigkeitsbereiches sowie durch seine im Auftrag des Sanitätsoffiziers durchgeführten Besichtigungen des KZ Breendonk einen detaillierten Einblick in die NS-Rassen- und Vernichtungspolitik bekam. Spätestens an dieser Stelle musste Baader klar geworden sein, welchem Unrechtsregime er diente.

---

[804] Der Begriff bei NEITZEL/WELZER, Soldaten (2012), S. 50.

Quellen und Literatur

Archivalien

Bundesarchiv Berlin (BAB):

NS 18: Reichspropagandaleiter der NSDAP

NS 22: Reichsorganisationsleiter

R 26-III: Reichsforschungsrat

R 36: Deutscher Gemeindetag

R 43-I und II: Reichskanzlei

R 70-Belgien: Polizeidienststellen in Belgien

R 86: Reichsgesundheitsamt

R 89: Reichsversicherungsamt

R 401: Vorläufiger Reichswirtschaftsrat

R 3901: Reichsarbeitsministerium

Berlin Document Center (BDC):

Reichserziehungsministerium

Oberstes Parteigericht der NSDAP

NSDAP-Zentralkartei

NSDAP-Ortskartei

Bundesarchiv-Militärarchiv Freiburg (BA-MA):

RH 12-23: Heeressanitätsinspektion

RW 36: Militärbefehlshaber Belgien-Nordfrankreich

Bundesarchiv Koblenz:

B 149: Bundesministerium für Arbeit und Sozialordnung

N 1430: Nachlass Johannes Krohn

Bundesarchiv Ludwigsburg (BAL):

B 162: Zentrale Stelle der Landesjustizverwaltungen zur Aufklärung nationalsozialistischer Verbrechen

Landesarchiv Berlin (LAB)

C Rep. 118: Medizinische Berufsakten

C Rep. 375-01-08: Entnazifizierungsakte Paul Rössing I

C Rep. 375-01-13: Entnazifizierungsakte Paul Rössing II

C Rep 375-01-20: Ministerium für Staatssicherheit der DDR, Abteilung IX/11, NS-Sondersammlung

A Rep. 044-08: Bezirksamt Neukölln

A Rep. 003-03: Magistrat der Stadt Berlin, Deputation für das Gesundheitswesen/Hauptgesundheitsamt

Geheimes Staatsarchiv Preußischer Kulturbesitz, Berlin

I. HA Rep. 76 Va Sekt. 2 Tit. IV: Preußisches Kultusministerium

Archiv der Humboldt-Universität zu Berlin (HU-Archiv)

UK B/002: Personalakte Ernst Wilhelm Baader

N 965/UK: Universitätsinstitut für Berufskrankheiten

Med. Fak. 278: Medizinische Fakultät

Archiv der Freien Universität Berlin

Bestand Rektorat

Universitätsarchiv Münster (UAM)

Bestand 5: Personalakten des Rektorats

Bestand 10: Personalakten der Zentralen Universitätsverwaltung

Bestand 52: Personalakten der Medizinischen Fakultät

NRW-Landesarchiv, Abteilung Rheinland in Düsseldorf (NRW-Landesarchiv)
NW-1100-BG 34-129: Entnazifizierungsakte Ernst Wilhelm Baader
NW O-5112: Verleihungsvorschlag Bundesverdienstkreuz an Baader

Zentralbibliothek Zürich (ZBZ):
Nachlass Heinrich Zangger

Stadtarchiv Hamm
Personensammlung Ernst Wilhelm Baader

Privatarchiv Frau Dr. Ingrid Möllhoff-Mylius (Wiesloch)
Korrespondenz Ernst Wilhelm Baader und Ilse Baader

Ernst Holstein-Archiv der Bundesanstalt für Arbeitsschutz und Arbeitsmedizin (BAuA):
Ordner Medizinische Zeitgeschichte
Ordner Akademie

Gedruckte Quellen
Aerztliche Sachverständigen-Zeitung 39 (1933)
Bericht über die 4. Arbeitstagung der Beratenden Ärzte vom 16.-18. Mai im SS-Lazarett in Hohenlychen
Chronik der Friedrich-Wilhelms-Universität zu Berlin
Reichsgesetzblatt
Reichsgesundheitsblatt

Literatur

ADELSBERGER, L. (2001), Auschwitz. Ein Tatsachenbericht. Neu herausgegeben, ergänzt und mit einem Anhang versehen v. E. SEIDLER. Bonn.

ALLERT, T. (2010), Der deutsche Gruß. Geschichte einer unheilvollen Geste. Stuttgart.

ALY, G. (2005), Hitlers Volksstaat. Raub, Rassenkrieg und nationaler Sozialismus. Frankfurt am Main.

ALY, G. (2011), Warum die Deutschen? Warum die Juden? Gleichheit, Neid und Rassenhass, 1800 - 1933. Frankfurt am Main.

AMERY, J. (1966), Jenseits von Schuld und Sühne. Bewältigungsversuche eines Überwältigten, München.

ANNAS, G.J./GRODIN, M.A. (1992), The Nazi Doctors and the Nuremberg Code. Human Rights in Human Experimentation, New York/Oxford.

ANTHUBER, C./BECKMANN, M./DIETL, J./DROSS, F./FROBENIUS, W. (Hg.) (2012), Herausforderungen. 100 Jahre Bayerische Gesellschaft für Geburtshilfe und Frauenheilkunde. Stuttgart/New York.

APTROOT, M./GRUSCHKA, R. (2010), Jiddisch. Geschichte und Kultur einer Weltsprache. München.

ARIAS, I. (2000), Die ersten Ärztinnen in Wien. Ärztliche Karrieren von Frauen zwischen 1900 und 1938, in: BOLOGNESE-LEUCHTENMÜLLER, B./HORN, S. (Hg.), Töchter des Hippokrates. 100 Jahre akademische Ärztinnen in Österreich, Wien, S. 55-78.

ASH, M.G. (1995), Verordnete Umbrüche – Konstruierte Kontinuitäten. Zur Entnazifizierung von Wissenschaftlern und Wissenschaften nach 1945, in: Zeitschrift für Geschichtswissenschaften 43, S. 903-923.

AYASS, W. (1995), „Asoziale" im Nationalsozialismus, Stuttgart.

BAADER, E.W. (1918), Die Arsentherapie der Syphilis bis zur Salvarsanära, Diss. med., Berlin.

BAADER, E.W. (1927), Tätigkeitsbericht der Abteilung für Gewerbekrankheiten des Kaiserin-Auguste-Viktoria-Krankenhauses in Berlin-Lichtenberg, in: Zentralblatt für Gewerbehygiene 14, S. 385-393.

BAADER, E.W. (1930), „Gewerbemedizin – ein neues Pflichtprogramm des Deutschen Arztes", in: Hefte zur Unfallheilkunde, Beiheft 4, S. 11-121.

BAADER, E.W. (1933), Bernardino Ramazzini (1633-1714), in: Medizinische Klinik 29, S. 1633.

BAADER, E.W. (1934), Ernst Rodenwaldt. „Vom Seelenkonflikt des Mischlings", in: Aerztliche Sachverständigen-Zeitung 40, 339-340.

BAADER, E.W. (1934), Erwin Liek. Der Arzt und seine Sendung, in: Ärztliche Sachverständigen-Zeitung 40, S. 144.

BAADER, E.W. (1934), Entlarvung von Simulanten gewerblicher Krankheiten, in: Sozialmedizin, Gewerbehygiene, Unfall- und Gerichtsmedizin 9, S. 43-56.

BAADER, E.W. (1935), Schutz den Jungarbeitern vor gewerblichen Schädigungen, in: Das Junge Deutschland 29, S. 57-61.

BAADER, E.W. (1937), Berufskrebs, in: ADAM, C./AULER, H. (Hg.), Neuere Ergebnisse auf dem Gebiet der Krebskrankheiten, Leipzig, S. 104-128.

BAADER, E.W./SYMANSKI, H. (1937), Die Simulation innerer Krankheiten, in: MAYR, J. (Hg.), Handbuch der Artefakte, morphologische und funktionelle Simulation und Dissimulation, Jena 1937, S. 193-236.

BAADER, E.W. (1944), An unsere Leser!, in: Ärztliche Sachverständigen-Zeitung 50, S. 24.

BAADER, E.W. (1952), Ludwig Teleky 80 Jahre alt, in: Klinische Wochenschrift 30, S. 816.

BAADER, E.W. (1954), Gewerbekrankheiten. Klinische Grundlagen der 40 meldepflichtigen Berufskrankheiten, 4. Aufl. München/Berlin. (5. Aufl. unter dem Titel: Klinische Grundlagen der sechsundvierzig meldepflichtigen Berufskrankheiten [1960]).

BAADER, E.W. (1957), Ludwig Teleky 85 Jahre alt, in: Archiv für Gewerbepathologie 15, S. 539-541.

BAADER, E.W. (1961), Einführung in die Beziehungen zwischen Beruf und Erkrankung, in: BAADER (Hg.), Handbuch der gesamten Arbeitsmedizin, Band 2/Teil 1, S. 1-14.

BAADER, E.W. (Hg.) (1961-1963): Handbuch der gesamten Arbeitsmedizin, Bände I-V, Berlin/München/Wien.

BAADER, G./SCHULTZ U. (Hg.), Medizin und Nationalsozialismus. Tabuisierte Vergangenheit, ungebrochene Tradition?, Berlin 1980.

BARTELS, F. (1927), Schicksal, in: Mitteilungen für deutsche Wirtschafts- und Sozialpolitik 1 (1927).

BARTELS, F. (1939), Leistungsanlage, Leistungsbereitschaft und Leistungsbeanspruchung. In: Die Gesundheitsführung des deutschen Volkes 1, S. 1-8.

BAUMANN, U./KOCH, M. (2008), „Was damals Recht war ...". Soldaten und Zivilisten vor Gerichten der Wehrmacht. Berlin-Brandenburg.

BAUER, H. J. (1998), E.W. Baader-Gedächtnisvorlesung anläßlich des 10jährigen Bestehens der E.W. Baader-Stiftung, in: VALENTIN, H./ZERLETT, G. (Hg.), E.W. Baader Gedächtnisvorlesungen, S. 54-56.

BAUER, H.J. (1998), Arbeitsmedizin und Neurologie, in: VALENTIN, H./ZERLETT, G. (Hg.), E.W. Baader Gedächtnisvorlesungen, S. 84-90

BECK, H. (1991), Leistung und Volksgemeinschaft. Der Sportarzt und Sozialhygieniker Hans Hoske (1900-1970), Husum.

BEDDIES, T. (2008): „Du hast die Pflicht, gesund zu sein". Der Gesundheitsdienst der Hitler-Jugend 1933-1945, Habilitationsschrift, Berlin.

BELLMANN, J. (2012), Dora Teleky. Ein frühes Mitglied der Deutschen Gesellschaft für Urologie, in: Aktuelle Urologie 43, S. 31-33.

BENN, G. (1950), Doppelleben, Wiesbaden.

BENZ, W. (2004), Okkupation und Repression. Zur deutschen Besatzungsherrschaft in den Benelux-Ländern, in: BENZ, W./DISTEL, B. (Hg.), Terror im Westen. Nationalsozialistische Lager in den Niederlanden, Belgien und Luxemburg 1940-1945, Berlin, S. 9-24.

BENZ, W. (2009), Einleitung: Die NSDAP und ihre Mitglieder, in: BENZ, W., Wie wurde man Parteigenosse? Die NSDAP und ihre Mitglieder, Frankfurt am Main, S. 7-17.

BERGER, G. (1998), Die Beratenden Psychiater des deutschen Heeres 1939 bis 1945, Frankfurt am Main.

BEZIRKSAMT LICHTENBERG (Hg.) (1997), Fabrikstadt Lichtenberg. Bergauf – bergab im Berliner Osten, Berlin.

BLEKER, J./JACHERTZ, N. (Hg.) (1993), Medizin im "Dritten Reich", 2. Auflage, Köln.

BOCKHACKER, W. (1941), Die Arbeits- und Leistungsmedizin, Stuttgart.

BOCKHACKER, W. (1941), Der Aufbau und die Aufgaben des Amtes für Volksgesundheit, Stuttgart.

BODE, S. (2004), Die vergessene Generation. Die Kriegskinder brechen ihr Schweigen, Stuttgart.

BÖLL, H. (2001), Briefe aus dem Zweiten Weltkrieg 1939-1945, Köln.

BOURDIEU, P. (2000), Die biographische Illusion, in: HOERNING, E. M. (Hg.), Biographische Sozialisation, Stuttgart, S. 51-60.

BRÄUTIGAM, H. (2003), Zwangsarbeit in Berlin 1938-1945, in: ARBEITSKREIS BERLINER REGIONALMUSEEN (Hg.), Zwangsarbeit in Berlin 1938-1945, Berlin, S. 17-61.

BREMBERGER, B. (2012), „Patient ist Polin. Anamnese nicht zu erheben". Zur medizinischen Versorgung polnischer Zwangsarbeiter im Raum Berlin ab 1940, in: CAUMANNS, U./DROSS, F./MAGOWSKA, A. (Hg.), Medizin und Krieg in historischer Perspektive, Frankfurt am Main, S. 160-170.

BRUNS, F. (2009), Medizinethik im Nationalsozialismus. Entwicklungen und Protagonisten in Berlin (1939-1945), Stuttgart.

BUCHHEIM, Ch. (1986), Die besetzten Länder im Dienste der deutschen Kriegswirtschaft. Ein Bericht der Forschungsstelle für Wehrwirtschaft, in: Vierteljahreshefte für Zeitgeschichte 34, S. 117-145.

BUCHHEIM, H./BROSZAT, M./JACOBSEN, H.-A./KRAUSNICK, H. (1999), Anatomie des SS-Staates, 7. Auflage, München.

BUDDRUS, M. (2003), Totale Erziehung für den totalen Krieg. Hitlerjugend und nationalsozialistische Jugendpolitik, 2 Bände, München.

BUDDRUS, M./FRITZLAR, S. (2007), Die Professoren der Universität

Rostock im Dritten Reich. Ein biographisches Lexikon, München.

COCKS, G.C. (2012), The State of Health. Illness in Nazi Germany. Oxford.

CONZE, E./FREI, N./HAYES, P. /ZIMMERMANN, M. (2010), Das Amt und die Vergangenheit. Deutsche Diplomaten im Dritten Reich und in der Bundesrepublik, München.

CURRELL, S./COGDELL, Ch. (2006), Popular Eugenics. National Efficiency and American Mass Culture in the 1930s. Ohio.

DAHL, M. (2002), „deren Lebenserhaltung für die Nation keinen Vorteil bedeutet." Behinderte Kinder als Versuchsobjekte und die Entwicklung der Tuberkulose-Schutzimpfung, in: Medizinhistorisches Journal 37, S. 57-90.

DEHLI, M. (2007), Leben als Konflikt. Zur Biographie Alexander Mitscherlichs. Göttingen.

DELACOR, R. M. (2003), Weltanschauungskrieg im Westen. Zur Rolle der Wehrmacht bei Geiselexekutionen im besetzten Frankreich 1941/42, in: Militärgeschichtliche Zeitschrift 62, S. 71-99.

DENCKS, G. (1935), Fünfundzwanzig Jahre Krankenhaus Berlin-Neukölln, in: Zeitschrift für das gesamte Krankenhauswesen 31, S. 9-13.

DÖSCHER, H.-J. (1988), „Reichskristallnacht". Die Novemberpogrome 1938, Frankfurt am Main.

DROSS, F. (2012), „Von den Juden, die nicht mehr in der Gesellschaft sein dürfen ...". „Gleichschaltung" und „Arisierung" am Beispiel der BGGF, in: ANTHUBER et al. (Hg.), Herausforderungen, S. 95-114.

DREXLER, H./LETZEL, S./LEVEN, K.-H. (2011), Die deutsche Arbeitsmedizin in der Zeit des Nationalsozialismus, in: Arbeitsmedizin, Sozialmedizin, Umweltmedizin 46, S. 401.

EBBINGHAUS, A./DÖRNER, K. (Hg.) (2001), Vernichten und Heilen. Der Nürnberger Ärzteprozeß und seine Folgen. Berlin.

ECKART, W.U. (1991), Bernadino Ramazzini (1633-1714), in: ENGELHARDT, D. v./ HARTMANN, F. (Hg.), Klassiker der Medizin. Bd. 1, S. 173-189; 388-392, München.

ECKART, W. U. (1998), Generalarzt Ernst Rodenwaldt; in: UEBERSCHÄR, G. R. (Hg.), Hitlers militärische Elite. Von den Anfängen des Regimes bis Kriegsbeginn, Bd. 1, Darmstadt, Seite 210-222.

ECKART, W.U. (2012), Medizin in der NS-Diktatur. Ideologie, Praxis, Folgen. Köln 2012.

EICHHOLTZ, D. (1991), Die „Krautaktion". Ruhrindustrie, Ernährungswissenschaft und Zwangsarbeit, in: HERBERT, U. (Hg.), Europa und der „Reichseinsatz", S. 270-294.

EITZ, Th./STÖTZEL, G. (2007/2009), Wörterbuch der „Vergangenheitsbewältigung". Die NS-Vergangenheit im öffentlichen Sprachgebrauch, 2 Bände, Hildesheim.

ELIAS, N. (1978), Über den Prozess der Zivilisation. Soziogenetische und psychogenetische Untersuchungen, Bd. 1, 6. Auflage, Frankfurt am Main.

ELKELES, B. (1996), Der moralische Diskurs über das medizinische Menschenexperiment im 19. Jahrhundert, Stuttgart.

ELSNER, Gine (2000), Bemerkungen zu E.W.Baader, in: Zentralblatt für Arbeitsmedizin 50, S. 422-425.

ELSNER, Gine (2011), Schattenseiten einer Arztkarriere. Ernst Wilhelm Baader (1892 - 1962). Gewerbehygieniker und Gerichtsmediziner. Hamburg.

ELSNER, G. (2011), Konstitution und Krankheit. Der Arbeitsmediziner Helmut Valentin (1919-2008) und die Erlanger Schule. Hamburg.

ELSNER, G./STUBY, G. (2012), Wehrmachtsmedizin & Militärjustiz. Sachverständige im Zweiten Weltkrieg: Beratende Ärzte und Gutachter für die Kriegsgerichte der Wehrmacht, Hamburg.

ELSNER, G./STEINECKE, V. (2013), „Ja, daran hing sein Herz…". Der Gewerbehygieniker und engagierte Gewerkschafter Franz Karl Meyer-Brodnitz (1897–1943), Hamburg.

ENGELBRECHT,J. (1992), Autobiographien, Memoiren. In: RUSINEK, B.-A. / ACKERMANN,V. / ENGELBRECHT, J. (Hg.), Einführung in die Interpretation historischer Quellen. Schwerpunkt: Neuzeit. Paderborn, S. 61-79.

EULNER, H.-H. (1970), Die Entwicklung der medizinischen Spezialfächer an den Universitäten des deutschen Sprachgebietes, Stuttgart.

FALTER, J. (1991), Hitlers Wähler, München.

FALTER, J. (1998), Die „Märzgefallenen" von 1933. Neue Forschungsergebnisse zum sozialen Wandel innerhalb der NSDAP-Mitgliedschaft während der Machtergreifung, in: Geschichte und Gesellschaft 24, S. 595-616.

FISCHER, T./LORENZ, M.N. (Hg.) (2007), Lexikon der „Vergangenheitsbewältigung" in Deutschland. Debatten und Diskursgeschichte des Nationalsozialismus nach 1945. Bielefeld.

FISCHER-HUPE, K. (2001), Victor Klemperers LTI. Notizbuch eines Philologen. Ein Kommentar. Hildesheim.

FLACHOWSKY, S. (2008), Von der Notgemeinschaft zum Reichsforschungsrat. Wissenschaftspolitik im Kontext von Autarkie, Aufrüstung und Krieg, Stuttgart.

FREI, N. (1991), Norbert Frei, Einleitung, in: FREI, N. (Hg.), Medizin und Gesundheitspolitik in der NS-Zeit, München, S. 7-35.

FREI, N. (1996), Vergangenheitspolitik. Die Anfänge der Bundesrepublik und die NS-Vergangenheit, München.

FREI, N. (Hg.) (2002), Karrieren im Zwielicht. Hitlers Eliten nach 1945, 2. Auflage, München.

FREI, N. (2009), 1945 und wir. Das Dritte Reich im Bewußtsein der Deutschen, München.

FREIMÜLLER, T. (2002), Mediziner. Operation Volkskörper, in: FREI, N. (Hg.), Hitlers Eliten, S. 13-68.

FREIMÜLLER, T. (2007), Alexander Mitscherlich. Gesellschaftsdiagnosen und Psychoanalyse nach Hitler. Göttingen.

FREWER, A./SIEDBURGER, G. (Hg.) (2004), Medizin und Zwangsarbeit im Nationalsozialismus. Einsatz und Behandlung von „Ausländern" im Gesundheitswesen, Frankfurt am Main.

FREWER, A./BREMBERGER, B./SIEDBURGER, G. (Hg.) (2009), Der „Ausländereinsatz" im Gesundheitswesen (1939-1945). Historische und ethische Probleme der NS-Medizin, Stuttgart.

FRIEDLÄNDER, S. (2008), Das Dritte Reich und die Juden. Gesamtausgabe, München.

FROBENIUS, W. (2012), BGGF-Ehrenmitglieder und das „Dritte Reich", in: ANTHUBER et al. (Hg.), Herausforderungen, S. 115-137.

GALLUS, A. (2005), Biographik und Zeitgeschichte, in: Aus Politik und Zeitgeschichte 1-2, S. 40-46.

GEERTZ, C. (1983), Dichte Beschreibung. Beiträge zum Verstehen kultureller Systeme, Frankfurt am Main.

GESSLER B. (2000), Eugen Fischer (1874–1967). Leben und Werk des Freiburger Anatomen, Anthropologen und Rassenhygienikers bis 1927, Frankfurt am Main.

GESTRICH, A. (1988), Einleitung: Sozialhistorische Biographieforschung, in: GESTRICH, A./KNOCH, P./MERKEL, H. (Hg.), Biographie sozialgeschichtlich. Sieben Beiträge, Göttingen, S. 5-28.

GEYER, M. H. (1989), Soziale Sicherheit und wirtschaftlicher Fortschritt. Überlegungen zum Verhältnis von Arbeitsideologie und Sozialpolitik im „Dritten Reich", in: Geschichte und Gesellschaft 15, S. 382-406.

GLASENAPP, H.v.(1964), Meine Lebensreise. Menschen, Länder und Dinge, die ich sah. Wiesbaden.

GRAESSNER, S. (1980), Neue soziale Kontrolltechniken durch Arbeits- und Leistungsmedizin, in: BAADER/SCHULTZ (Hg.), Medizin und Nationalsozialismus, S. 145-151.

GRAESSNER, S. (1990), Leistungsmedizin während des Nationalsozialismus, Berlin.

GRADMANN, Ch. (1998), Leben in der Medizin. Zur Aktualität von Biographie und Prosopographie in der Medizingeschichte, in: PAUL, N./SCHLICH, T. (Hg.), Medizingeschichte. Aufgaben, Probleme, Perspektiven, Frankfurt am Main/New York, S. 243-265.

GROSS, R. (2010), Anständig geblieben. Nationalsozialistische Moral, Frankfurt am Main.

GRÜTTNER, M. (2004), Biographisches Lexikon zur nationalsozialistischen Wissenschaftspolitik, Heidelberg 2004.

GRÜTTNER, M. (2007), Hochschulpolitik zwischen Gau und Reich, in: JOHN, J./ Möller, H./ SCHAARSCHMIDT, T. (Hg.), Die NS-Gaue. Regionale Mittelinstanzen im zentralistischen „Führerstaat", München, 177–193.

HAASE, N. (1995) Von „ons Jongen", „Malgré-nous" und anderen. Das Schicksal der ausländischen Zwangsrekrutierten im Zweiten Weltkrieg, in: HAASE, N./PAUL, G. (Hg.), Die anderen Soldaten. Wehrkraftzersetzung und Fahnenflucht im Zweiten Weltkrieg, Frankfurt am Main, S. 157-173.

HACHTMANN, R. (Hg.) (2006), Ein Koloß auf tönernen Füßen Das Gutachten des Wirtschaftsprüfers Karl Eicke über die Deutsche Arbeitsfront vom 31. Juli 1936, München.

HACHTMANN, R. (2010), Franz Seldte, in: Neue Deutsche Biographie, herausgegeben von der Historischen Kommission bei der Bayerischen Akademie der Wissenschaften, Bd. 24, Berlin, S. 215-216.

HACHTMANN, R. (2010), Ein Kind der Ruhrindustrie? Die Geschichte des Kaiser-Wilhelm-Institutes für Arbeitsphysiologie von 1913 bis 1945, in: Westfälische Forschungen 60, S. 73-154.

HACHTMANN, R. (2012), Das Wirtschaftsimperium der Deutschen Arbeitsfront 1933-1945, Göttingen.

HAFEMANN, H. (2009), Kurt Nuck (1892-1970) und die Entwicklung der Verwaltungsstelle im Aufsichtsbezirk VII Hannover zum Niedersächsischen Landesinstitut für Arbeitsmedizin und Gewerbehygiene, Diss. med., Hannover.

HAHN, S. (1995), „Der Lübecker Totentanz." Zur rechtlichen und ethischen Problematik der Katastrophe bei der Erprobung der Tuberkuloseimpfung 1930 in Deutschland, in: Medizinhistorisches Journal 30, S. 61-79.

HANCOCK, E. (2008), Ernst Röhm. Hitler's SA Chief of Staff, Basingstoke.

HEER, H./NAUMANN, K. (Hg.) (1995), Vernichtungskrieg. Verbrechen der Wehrmacht 1941-1944, Hamburg.

HEIDELBERGER-LEONHARD, I. (2004), Jean Améry. Revolte in der Resignation, Stuttgart.

HEINEMANN, I. (2003), „Rasse, Siedlung, deutsches Blut". Das Rasse- und Siedlungshauptamt der SS und die rassenpolitische Neuordnung Europas, Göttingen.

HERBERT, U. (1991), Einleitung, in: HERBERT, U. (Hg.), Europa und der „Reichseinsatz". Ausländische Zivilarbeiter, Kriegsgefangene und KZ-Häftlinge in Deutschland 1938-1945, Essen, S. 7-25.

HERBERT, U. (1996) Best. Biographische Studien über Radikalismus, Weltanschauung und Vernunft 1903-1989. Bonn (Taschenbuchausgabe 2001).

HERBERT, U. (1998), NS-Eliten in der Bundesrepublik, in: LOTH, W./ RUSINEK, B.A. (Hg.), Verwandlungspolitik. NS-Eliten in der westdeutschen Nachkriegsgesellschaft, Frankfurt am Main, S. 93-115.

HERBERT, U. (1999), Fremdarbeiter. Politik und Praxis des „Ausländer-Einsatzes" in der Kriegswirtschaft des Dritten Reiches, 2. Auflage, Bonn.

HERBERT, U. (2004), Wer waren die Nationalsozialisten? Typologien des politischen Verhaltens im NS-Staat, in: HIRSCHFELD, G./JERSAK, T. (Hg.), Karrieren im Nationalsozialismus, S. 17-44.

HIEN, W. (2011), Public-Health-Praxis braucht Berufsethik. Plädoyer aus historischer Perspektive, in: Zeitschrift für medizinische Ethik 57, S. 173-184.

HINZ-WESSELS, A. (2008), Das Robert-Koch-Institut im Nationalsozialismus, Berlin.

HIRSCHFELD, G./JERSAK, T. (Hg.) (2004), Karrieren im Nationalsozialismus. Funktionseliten zwischen Mitwirkung und Distanz, Frankfurt am Main.

HÖFLER-WAAG, M. (1994), Die Arbeits- und Leistungsmedizin im Nationalsozialismus von 1939-1945, Husum.

HÖHNE, H. (1984), Mordsache Röhm. Hitlers Durchbruch zur Alleinherrschaft 1933-1934, Hamburg.

HOFER, H.-G.(2004), Nervenschwäche und Krieg. Modernitätskritik und Krisenbewältigung in der österreichischen Psychiatrie (1880-1920). Wien u.a.

HOFMANN, C. (2004), Geschichte der arbeitsmedizinischen Praxis, Landsberg am Lech.

HOHMANN, J.S. (1984), Berufskrankheiten in der Unfallversicherung, Köln.

HOLSTEIN, E. (1962), Prof. Dr. med. Dr. med. h.c. E.W. Baader zum 70. Geburtstag, in: Archiv für Gewerbepathologie 19, S. 121-130.

HOLSTEIN, E. (1998), Baader und die Arbeitsmedizin, in: VALENTIN, H./ ZERLETT, G. (Hg.), E.W. Baader Gedächtnis-Vorlesungen, S.13-18.

HOYER, T. (2008), Im Getümmel der Welt. Alexander Mitscherlich – Ein Porträt, Göttingen.

HUBENSTORF, M. (2005), Sozialhygiene, Staatsmedizin, Public Health – Konzeptwandel oder deutscher Sonderweg?, in: SCHAGEN, U./ SCHLEIERMACHER, S. (Hg.), 100 Jahre Sozialhygiene, Sozialmedizin und Public Health, Berlin, S. 1-27

HUERKAMP, C. (1985), Der Aufstieg der Ärzte im 19. Jahrhundert. Vom gelehrten Stand zum professionellen Experten. Das Beispiel Preußen, Göttingen.

HÜRTER, J. (2007), Hitlers Heerführer. Die deutschen Oberbefehlshaber im Krieg gegen die Sowjetunion 1941/42, 2. Auflage, München.

JACHERTZ, N. (2013), Gine Elsner. Als „68erin" nach wie vor aktiv. Deutsches Ärzteblatt 110, S. A 24-25.

JAMES, H. (2003), Die Deutsche Bank im Dritten Reich, München.

JAHNKE, K.-H./BUDDRUS, M., Deutsche Jugend 1933-1945. Eine Dokumentation, Hamburg.

JANSSEN, K.-H./KLEINE-BROCKHOFF, T./SONTHEIMER, M.: Nazis for sale, in: Die Zeit vom 1.4.1988, Dossier, S. 17.

JEKS, M. (1994), Erwin Liek. Weltanschauung und standespolitische Einstellung im Spiegel seiner Schriften, Frankfurt am Main.

JONCA, K. (1990), Die Radikalisierung des Antisemitismus. Der Fall Herschel Grynszpan und die „Reichskristallnacht" in: BRACHER, K. D./ FUNKE, M./SCHWARZ, H.-P. (Hg.), Deutschland zwischen Krieg und Frieden. Beiträge zur Politik und Kultur im 20. Jahrhundert, Bonn, S. 43-55.

JONES, J.H. (1981), Bad Blood. The Tuskegee Syphilis Experiment, New York.

JORDAN, S. (Hg.) (2002), Lexikon Geschichtswissenschaft. Hundert Grundbegriffe. Stuttgart.

JÜNGER, E. (1932), Der Arbeiter. Herrschaft und Gestalt, Hamburg.

JÜTTE, R./ECKART, W.U./SCHMUHL, H.-W./SÜSS, W. (2011), Medizin und Nationalsozialismus. Bilanz und Perspektiven der Forschung. Göttingen.

JUNGINGER, H. (2011), Die Verwissenschaftlichung der „Judenfrage" im Nationalsozialismus. Darmstadt.

KÄSTNER, I. (1989), Der Mißbrauch des Leistungsgedankens in der Medizin unter der faschistischen Diktatur und die Folgen für die Sozialpolitik, in: THOM, A./ CAREGORODCEV, G.I. (Hg.), Medizin unterm Hakenkreuz, Berlin, S. 183-204.

KÄSTNER, I. (2007), Der Leipziger Arzt Paul Carly Seyfarth (1890–1950) als Retter sowjetischer Kriegsgefangener im Zweiten Weltkrieg, in: HEXELSCHNEIDER, E./ LIEBRECHT, A. (Hg.): Leipzig und Russland. Streiflichter aus Vergangenheit und Gegenwart. Rosa-Luxemburg-Stiftung Sachsen, Leipzig, S. 73–76.

KÄSTNER, I./DECKER, N. (1997), Der Leipziger Arzt Paul Carly Seyfarth (1890–1950) und die Rot-Kreuz-Expedition nach Rußland in den 20er Jahren, in: NTM. Zeitschrift für Geschichte der Wissenschaften, Technik und Medizin 5, S. 43–54.

KARBE, K.-H. (1975), Arbeitsschutz und Arbeitsmedizin in der Sowjetunion im Spiegel der Darstellungen sowjetischer Sozial- und Arbeitsmediziner in Deutschland während der 20er Jahre, in: Zeitschrift für die Gesamte Hygiene und ihre Grenzgebiete 21, S. 629-636.

KARBE, K.-H. (1989), Entstehung und Ausbau des faschistischen Betriebsarztsystems und dessen Funktion bei der Ausbeutung der deutschen Arbeiter und ausländischen Zwangsarbeitern, in: THOM, A./ CAREGORODCEV, I. (Hg.), Medizin unterm Hakenkreuz, Berlin, S. 205-250.

KARBE, K.-H. (1991), Das faschistische Betriebsarztsystem als Werkzeug rücksichtsloser Kriegsführung an der „inneren Front", in: FAHRENBACH, S./THOM, A. (Hg.), Der Arzt als Gesundheitsführer. Ärztliches Wirken zwischen Ressourcenerschließung und humanitärer Hilfe im 2. Weltkrieg, Frankfurt am Main, S. 85-92.

KARBE, K.-H. (1996), Der gewerbeärztliche Dienst 1933-1945, in: 1999. Zeitschrift für Sozialgeschichte des 20. und 21. Jahrhunderts 4, S. 86-104.

KATER, M.H. (1985), Doctor Leonardo Conti and His Nemesis. The Failure of Centralized Medicine in the Third Reich, in: Central European History 17, S. 299-325.

KATER, M.H. (1990), Die Medizin im nationalsozialistischen Deutschland und Erwin Liek, in: Geschichte und Gesellschaft 16, S. 440-463.

KATER, M.H. (2000), Ärzte als Hitlers Helfer, Hamburg/Wien.

KATER, M.H. (2001), Die soziale Lage der Ärzte im NS-Staat, in: EBBINGHAUS/DÖRNER (Hg.), Vernichten und Heilen, S. 51-67.

KATER, M.H. (2005), Hitler-Jugend, Darmstadt.

KERSHAW, I. (2002), Der Hitler-Mythos. Führerkult und Volksmeinung, München.

KIESEL, H. (2007), Ernst Jünger. Die Biographie, München.

KLEE, E. (1997), Auschwitz, die NS-Medizin und ihre Opfer, Frankfurt am Main.

KLEE, E. (2001), Deutsche Medizin im Dritten Reich. Karrieren vor und nach 1945. Frankfurt am Main.

KLEE, E. (2007), Das Personenlexikon zum Dritten Reich – Wer war was vor und nach 1945?, Frankfurt am Main.

KLEIN, Ch. (Hg.) (2002), Handbuch Biographie. Methoden, Traditionen, Theorien. Stuttgart.

KLEMPERER, V. (1947), LTI. Notizbuch eines Philologen. Neuausgabe Leipzig 1996.

KLEMPERER, V. (1995), Ich will Zeugnis ablegen bis zum letzten. Tagebücher 1933-1941. 1942-1945. Hg. v. W. NOWOJSKI/H. KLEMPERER. 2 Bde. Berlin.

KLÖNNE, A. (1982), Jugend im Dritten Reich. Die Hitler-Jugend und ihre Gegner. Dokumente und Analysen, Düsseldorf.

KNÖDLER, Ulrich (1991), Von der Reform zum Raubbau. Arbeitsmedizin, Leistungsmedizin, Kontrollmedizin, in: FREI, N. (Hg.), Medizin und Gesundheitspolitik in der NS-Zeit, München, S. 113-136.

KOCHAN, F./PIEKARSKI, C. (2000), E.W. Baader. Editorial, in: Zentralblatt für Arbeitsmedizin 50, S. 398-403.

KOELSCH, F. (1911), Entwicklung, Wege und Züge des gewerbeärztlichen Dienstes, in: Archiv für Soziale Hygiene 7.

KOELSCH, F. (1912), Bernardo Ramazzini. Der Vater der Gewerbehygiene, Stuttgart.

KOELSCH, F. (1919), Porzellanindustrie und Tuberkulose, Leipzig.

KOELSCH, F. (1952), An Dr. Ludwig Teleky zum 80. Geburtstag, in: Zentralblatt für Arbeitsmedizin und Arbeitsschutz 2 (1952), S. 127f.

KÖNIG, W. (2009), Kontrollierte Arbeit = optimale Arbeit? Frederick Winslow Taylors Programmschrift der Rationalisierungsbewegung, in: Studies in Contemporary History/Zeithistorische Forschungen 6, S. 315-319.

KRÜGER, W. (1982), Entnazifiziert! zur Praxis der politischen Säuberung in Nordrhein-Westfalen.

KUBATZKI R. (2001), Zwangsarbeiter- und Kriegsgefangenenlager. Standorte und Topographie in Berlin und im brandenburgischen Umland 1939-1945. Eine Dokumentation, Berlin.

KÜHL, St. (1997), Die Internationale der Rassisten. Aufstieg und Niedergang der internationalen Bewegung für Eugenik und Rassenhygiene im 20. Jahrhundert, Frankfurt/New York.

KÜMMEL, W.F. (1994), Im Dienst „nationalpolitischer Erziehung"? Die Medizingeschichte im Dritten Reich, in: MEINEL, Ch./VOSWINCKEL, P. (Hg.), Medizin, Naturwissenschaft, Technik und Nationalsozialismus. Kontinuitäten und Diskontinuitäten. Stuttgart, S. 295-319.

KUPPLICH, Y. (1996), Funktion und Leistungen der Beratenden Internisten im Heeressanitätsdienst der deutschen Wehrmacht 1939-1945, Diss. Med. Leipzig.

LABISCH, A. (1984), Zur Sozialgeschichte der Arbeitsmedizin in der Bundesrepublik Deutschland, in: MÜLLER, R./MILLES, D. (Hg.), Beiträge zur Geschichte, S. 27-45.

LABISCH, A./TENNSTEDT, F. (1985), Der Weg zum „Gesetz über die Vereinheitlichung des Gesundheitswesens" vom 3. Juli 1934. Entwicklungslinien und – Momente des staatlichen und kommunalen Gesundheitswesens in Deutschland, 2 Bde., Düsseldorf.

LABISCH, A. (1997), Heilkunde als Erhaltungslehre, Heilkunde als Vernichtungslehre. Gedanken zur Medizin im Nationalsozialismus in: ESCH; M.G./GRIESE, K./SPARING, F./WOELK, W. (Hg.), Die Medizinische Akademie Düsseldorf im Nationalsozialismus. Düsseldorf, S. 28-54.

LABISCH, A. (2003), Juristisches Urteilen – historisches Urteilen. Die Medizin im Nationalsozialismus und die Medizinische Akademie Düsseldorf nach 1945 - ein Versuch, in: WOELK et. al. (Hg.), Nach der Diktatur, S. 425-453.

LANG, J. v. (1991), Der Hitlerjunge. Baldur von Schirach, der Mann, der Deutschlands Jugend erzog, München.

LANGE, I. (1976), Entnazifizierung in Nordrhein-Westfalen. Richtlinien, Anweisungen, Organisation, Siegburg.

LAUF, U. (2007), Die Reform der Knappschaftsversicherung im Dritten Reich, in: MIQUEL, M. v. (Hg.), Sozialversicherung in Diktatur und Demokratie. Begleitband zur Wanderausstellung der Arbeitsgemeinschaft „Erinnerung und Verantwortung" der Sozialversicherungsträger in NRW, S. 224-245.

LAUSCHKE, K. (2012), Das Max-Planck-Institut für Arbeitsphysiologie und die Gewerkschaften, in: PLESSER, T./THAMER, H.-U. (Hg.), Arbeit, Leistung und Ernährung, S. 469-504.

LEDERER, S. (1995), Subjected to Science. Human Experimentation in America before the Second World War, Baltimore.

LETZEL, S. (2012), 50 Jahre Deutsche Gesellschaft für Arbeitsmedizin und Umweltmedizin (DGAUM) – Historischer Überblick, in: Arbeitsmedizin, Sozialmedizin, Umweltmedizin 47, S. 52-65.

LEIBFRIED, St./LUDWIG, M. (Hg.) (1987), Georg W. Loewenstein. Weimarer gesundheitspolitische Reformen und ihre Zerstörung, Erinnerungen eines leitenden Medizinalbeamten, Bremen.

LEVEN, K.-H. (1990), Quellen zur Geschichte des Sanitätswesens der deutschen Wehrmacht im Bundesarchiv-Militärarchiv Freiburg, in: GUTH, E. (Hg.), Sanitätswesen im Zweiten Weltkrieg, Herford, Bonn, S. 25-33.

LEVEN, K.-H. (1990), Fleckfieber beim deutschen Heer während des Krieges gegen die Sowjetunion (1941-1945), in: GUTH, E. (Hg.), Sanitätswesen im Zweiten Weltkrieg, Herford, Bonn, S. 127-165.

LEVEN, K.-H. (1997), Der Hippokratische Eid im 20. Jahrhundert, in: TOELLNER, R./WIESING, U. (Hg.), Geschichte und Ethik in der Medizin. Von den Schwierigkeiten einer Kooperation, Stuttgart, Jena u.a., S. 111-129.

LEVEN, K.-H.: (1997) Die Geschichte der Infektionskrankheiten. Von der Antike bis ins 20. Jahrhundert. Landsberg/Lech.

LEVEN, K.-H. (2002), Syphilis und Menschenversuche um 1900, in: WOLFF, H.H./WELZEL, J./ ENGELHARDT, D. v. (Hg.), Ethik in der Dermato-Venerologie. Lübeck, S. 53-69.

LEVEN, K.-H. (2002), „Diese gelassene Verleugnung von Schuld" – die Medizin und ihre nationalsozialistische Vergangenheit. In: GRÜN, B./HOFER, H.-G./LEVEN, K.-H. (Hg.), Medizin und Nationalsozialismus. Die Freiburger Medizinische Fakultät und das Klinikum in der Weimarer Republik und im „Dritten Reich", Frankfurt am Main, S. 15-33.

LEVEN, K.-H. (2008), Geschichte der Medizin. Von der Antike bis zur Gegenwart. München 2008.

LEVEN, K.-H./RAUH, Ph. (2012), Ernst Wilhelm Baader (1892-1962) und die Arbeitsmedizin im Nationalsozialismus, in: Arbeitsmedizin, Sozialmedizin, Umweltmedizin 47, S. 72-75.

LIEB, P. (2007), Konventioneller Krieg oder NS-Weltanschauungskrieg? Kriegführung und Partisanenbekämpfung in Frankreich 1943/44, München.

LIEK, E. (1927), Die Schäden der sozialen Versicherungen und Wege zur Besserung, München.

LIFTON, R.J. (1988), Ärzte im Dritten Reich. Stuttgart.

LÖSCH, N.C. (1997), Rasse als Konstrukt. Leben und Werk Eugen Fischers, Frankfurt am Main.

LOEWENBERG, P. (1987), The Kristallnacht as a public Degradation Ritual, in: Leo Baeck Institute Year Book 32, S. 309-323.

LOEWENSTEIN, G. (1989), Lebenserinnerungen, in: ÄRZTEKAMMER BERLIN (Hg.), Der Wert des Menschen, Berlin, S. 36-49.

LOFTI, G. (2000), KZ der Gestapo. Arbeitserziehungslager im Dritten Reich, Stuttgart/München.

LONGERICH, P. (2008), Heinrich Himmler – Biografie, München.

LÜDTKE, A. (2003), „Fehlgreifen in der Wahl der Mittel". Optionen im Alltag militärischen Handelns, in: Mittelweg 36. Zeitschrift des Hamburger Instituts für Sozialforschung 12, S. 61-75.

MAITRA, R. (2001), „... wer imstande und gewillt ist, dem Staate mit Höchstleistungen zu dienen!". Hans Reiter und der Wandel des Gesundheitskonzeption im Spiegel der Lehr- und Handbücher der Hygiene zwischen 1920 und 1960, Husum.

MALLMANN, K.-M./ANGRICK, A. (2009), Die Mörder sind unter uns. Gestapo-Bedienstete in den Nachfolgegesellschaften des Dritten Reiches, in: MALLMANN, K.-M./ANGRICK, A. (Hg.), Die Gestapo nach 1945. Karrieren, Konflikte, Konstruktionen, Darmstadt, S. 7-53.

MANN, E. (2001), Zehn Millionen Kinder. Die Erziehung der Jugend im Dritten Reich, 3. Auflage, Hamburg. (Original 1938)

MANN, K. (1952), Der Wendepunkt, Darmstadt.

MAYER-v. GÖTZ, I. (2008), Terror im Zentrum der Macht. Die frühen Konzentrationslager in Berlin 1933/34-1936, Berlin.

MECKEL, M. (2004), Unter zweifacher Hoheit. Das Auffanglager Breendonk zwischen Militärverwaltung und SD, in: BENZ/DISTEL (Hg.),Terror im Westen, S. 25-38.

MEINEN, I. (2009), Die Shoah in Belgien, Darmstadt.

MESSERSCHMIDT, M. (1969), Die Wehrmacht im NS-Staat. Zeit der Indoktrination, Hamburg.

MESSERSCHMIDT, M. (1995), Manfred Messerschmidt, Vorwärtsverteidigung. Die „Denkschrift der Generale" für den Nürnberger Gerichtshof, in: HEER/NAUMANN (Hg.), Vernichtungskrieg, S. 531-550.

MEYER, A. (2000), Die deutsche Besatzung in Frankreich 1940-1944.

Widerstandsbekämpfung und Judenverfolgung, Darmstadt.

MILLES, D. (1984), 75 Jahre Landesgewerbeärzte in Deutschland. Franz Koelsch und die Probleme einer Institution zwischen Gewerbeaufsicht und öffentlicher Gesundheitspflege, in: MÜLLER/MILLES (Hg.), Beiträge zur Geschichte der Arbeiterkrankheiten, S. 580-602.

MILLES, D. (1985), Prävention und Gutachtermedizin. Zur Geschichte der Sozialversicherung, in: MÜLLER (Hg.), Arbeitsmedizin in sozialer Verantwortung, S. 625-632.

MILLES, D. (1985), Chancen und Blockaden. Der Aufschwung gewerbehygienischer Anstrengungen und die Herausprägung des Berufskrankheitenkonzeptes in der Weimarer Republik, in: MILLES/MÜLLER (Hg.), (1985), Berufsarbeit und Krankheit. Gewerbehygienische, historische, juristische sozialepidemiologische Studien zu einem verdrängten sozialen Problem zwischen Arbeitnehmerschutz und Sozialversicherung, Frankfurt/M., New York, S. 84-109.

MILLES, D. (1985), Tendenzen und Konsequenzen. Arbeit und Krankheit unter dem Einfluß nationalsozialistischer Sozialpolitik, in: MILLES/MÜLLER (Hg.), Berufsarbeit und Krankheit, S. 111-126.

MILLES, D./MÜLLER, R. (1986), Der Beitrag der Landesgewerbeärzte zur Entwicklung der Arbeitsmedizin, in: Arbeitsmedizin, Sozialmedizin, Präventivmedizin 21, S. 116-120.

MILLES, D./SCHMACKE, N. (Hg.) (1999), Ludwig Teleky und die Westdeutsche Sozialhygienische Akademie. Arbeiten für eine soziale Medizin (1903-1939), Düsseldorf.

MILLES, D. (2002), Entwicklungslinien und Aufgabenstellung in der Geschichte der Arbeitsmedizin, in: JUNG, D./THOMANN, K.-D. (Hg.), Berufskrankheitenrecht. Beiträge zur Geschichte und Gegenwart der Berufskrankheiten und des Berufskrankheitenrechts, Stuttgart, S. 45-97.

MILLES, D./MÜLLER, R. (2002), Auftrag und Begrenzung der Gewerbehygiene, in: STÖCKEL, S./ WALTER, U. (Hg.), Prävention im 20. Jahrhundert. Historische Grundlagen und aktuelle Entwicklungen in Deutschland, München, S. 39-51.

MIQUEL, M. v. (Hg.) (2007), Sozialversicherung in Diktatur und Demokratie. Begleitband zur Wanderausstellung der Arbeitsgemeinschaft „Erinnerung und Verantwortung" der Sozialversicherungsträger in NRW.

MIQUEL, M. v. (2007), Sozialversicherung in Diktatur und Demokratie. Eine Einführung in das Ausstellungs- und Dokumentationsprojekt, in: MIQUEL, M.v. (Hg.), Sozialversicherung, S. 15-29.

MITSCHERLICH, A./MIELKE, F. (1947), Das Diktat der Menschenverachtung. Eine Dokumentation, Heidelberg.

MITSCHERLICH, A./MIELKE, F. (Hg.) (1949), Wissenschaft ohne Menschlichkeit. Medizinische und eugenische Irrwege unter Diktatur, Bürokratie und Krieg. Mit einem Vorwort der Arbeitsgemeinschaft Westdeutscher Ärztekammern, Heidelberg (gekürzte Neuauflage 1960 unter dem Titel Medizin ohne Menschlichkeit, Frankfurt/M.).

MOOREHOUSE, R. (2010), Berlin at war, London.

MORRIS-REICH, A. (2011), Assimilation. In: Enzyklopädie Jüdischer Geschichte und Kultur, Bd. 1, S. 171-176.

MOSER, G. (1991), Der Arzt im Kampf gegen „Begehrlichkeit und Rentensucht", in: Jahrbuch für kritische Medizin 16, S. 161-183.

MÜLLER, R. (Hg.) (1985), Arbeitsmedizin in sozialer Verantwortung. Studien zur Epidemiologie und Bewältigung der industriellen Pathologie, Bremen.

MÜLLER, R./MILLES, D. (Hg.) (1984), Beiträge zur Geschichte der Arbeiterkrankheiten und der Arbeitsmedizin in Deutschland, Bremerhaven.

NEITZEL, S./WELZER, H. (2012), Soldaten. Protokolle vom Kämpfen, Töten und Sterben, Frankfurt am Main.

NEUMANN, A. (2005), „Arzttum ist immer Kämpfertum. Die Heeressanitätsinspektion und das Amt „Chef des Wehrmachtssanitätswesens" im Zweiten Weltkrieg (1939-1945), Düsseldorf.

NEUMANN, A. (2006), Ernährungsphysiologische Humanexperimente in der deutschen Militärmedizin 1939, in: ECKART, W.U./ NEUMANN, A. (Hg.), Medizin im Zweiten Weltkrieg. Militärmedizinische Praxis und medizinische Wissenschaft im „Totalen Krieg", Paderborn, S. 151-170.

NEUMANN, A. (2012), Das Kaiser-Wilhelm-Institut für Arbeitsphysiologie und der Kampf gegen die Ermüdung, in: PLESSER/THAMER (Hg.), Arbeit, Leistung und Ernährung, S. 171-196.

NEUNER, S. (2008), Politik und Psychiatrie. Die staatliche Versorgung psychisch Kriegsbeschädigter nach dem Ersten Weltkrieg in Deutschland, 1920-1939, Diss. phil., München.

NIETHAMMER, L. (1972), Entnazifizierung in Bayern. Säuberung und Rehabilitierung unter amerikanischer Besatzung, Frankfurt am Main.

NOLZEN, A. (2000), Parteigerichtsbarkeit und Parteiausschlüsse in der NSDAP 1921-1945, in: Zeitschrift für Geschichtswissenschaft 48, S. 965-989.

OEHM, H. (2003), Technokratische Effizienz. Organisation, Errichtung, Ausstattung und Betrieb des Neuköllner Friedhoflagers, in: SCHUPPAN, E. (Hg.), Sklave in euren Händen. Zwangsarbeit in Kirche und Diakonie Berlin-Brandenburg, Berlin, S. 95-152.

OEHLER-KLEIN, S./ROELCKE, V. (2007), Einführung. Das vergangenheitspolitische Handeln der medizinischen Eliten nach 1945, in: OEHLER-KLEIN, S./ROELCKE, V. (Hg.), Vergangenheitspolitik in der universitären Medizin nach 1945. Institutionelle und individuelle Strategien im Umgang mit dem Nationalsozialismus, Stuttgart, S. 9-17.

ÖSTERREICHISCHE GESELLSCHAFT FÜR ARBEITSMEDIZIN (Hg.) (2013), Industriegesellschaft, Gesundheit und medizinischer Fortschritt. Einsichten und Erfahrungen des Arbeits- und Sozialmediziners Ludwig Teleky. Bearbeitet v. D. MILLES, Wien.

PAGENSTECHER, C. (2004), Zwangsarbeit und Arbeitserziehungslager im Nationalsozialismus, in: BERLINER GESCHICHTSWERKSTATT (Hg.), Arbeitserziehungslager Fehrbellin. Zwangsarbeiterinnen im Straflager der Gestapo, Berlin/Potsdam, S. 9-19.

PAGENSTECHER, C. (2009), Lagerlisten und Erinnerungsberichte. Neue Quellen zur Topografie und ärztlichen Betreuung der Berliner Zwangsarbeiterlager, in FREWER/ BREMBERGER/SIEDBURGER (Hg.), Der „Ausländereinsatz", S. 91-107.

PANKOKE, E./SACHSSE, C. (1992), Armutsdiskussion und Wohlfahrtsforschung. Zum deutschen Weg in die Industrielle Moderne, in: LEIBFRIED, S./PETER, W. (Hg.), Armut im modernen Wohlfahrtsstaat, Opladen, S. 149-173.

PATEL, K.K: (2003), Soldaten der Arbeit. Arbeitsdienste in Deutschland und den USA 1933-1945. Göttingen.

PAUL, G./MALLMANN, K.-M. (Hg.) (1995), Die Gestapo - Mythos und Realität, Darmstadt.

PEHLE, W. H. (Hg.) (1988), Der Judenpogrom 1938. Von der „Reichskristallnacht" zum Völkermord, Frankfurt am Main.

PETER, J. (1994), Der Nürnberger Ärzteprozeß. Im Spiegel seiner Aufarbeitung anhand der drei Dokumentensammlungen von Alexander Mitscherlich und Fred Mielke. Münster, Hamburg.

PETER, J. (2004), Der Einbruch der Rassenhygiene in die Medizin. Auswirkung rassenhygienischen Denkens auf Denkkollektive und medizinische Fachgebiete von 1918 bis 1934, Frankfurt am Main.

PETRY, H. (1985), E.W. Baader in Hamm, in: Arbeitsmedizin, Sozialmedizin, Präventivmedizin 20, S. 111-113.

PEUKERT, D. (1982), Volksgenossen und Gemeinschaftsfremde. Anpassung, Ausmerze und Aufbegehren unter dem Nationalsozialismus, Köln.

PIEKARSKI, C. (2001), Bericht des Präsidenten, Mitgliederversammlung am 26.4.2001, 41. Jahrestagung der Deutschen Gesellschaft für Arbeitsmedizin und Umweltmedizin vom 25.-28.4.2001 in Erlangen, hektografiertes Manuskript (8 S.).

PLESSER, T./THAMER, H.-U. (Hg.) (2012), Arbeit, Leistung und Ernährung. Vom Kaiser-Wilhelm-Institut für Arbeitsphysiologie in Berlin zum Max-Planck-Institut für molekulare Physiologie und Leibnitz Institut für

Arbeitsforschung in Dortmund, Stuttgart.

POHL, D. (2009), Die Herrschaft der Wehrmacht. Deutsche Militärbesatzung und einheimische Bevölkerung in der Sowjetunion 1941 bis 1944, 2. Auflage, München.

PRIEMEL, K.C./STILLER, A. (Hg.) (2013), NMT. Die Nürnberger Militärtribunale zwischen Geschichte, Gerechtigkeit und Rechtschöpfung, Hamburg.

PROCTOR, R. (1989), Racial Hygiene. Medicine under the Nazis, London.

PROCTOR, R. (2002), Blitzkrieg gegen den Krebs, Stuttgart.

PROSS, C. (1993), Die „Machtergreifung" am Krankenhaus, in: BLEKER/JACHERTZ (Hg.), Medizin im „Dritten Reich", S. 97-108.

QUINKERT, B./RAUH, Ph./WINKLER, U. (2010), Einleitung, in: QUINKERT/RAUH/WINKLER (Hg.), Krieg und Psychiatrie 1914-1950 (= Beiträge zur Geschichte des Nationalsozialismus 26), Göttingen, S. 9-28.

RABINBACH, A. (2001), Motor Mensch. Kraft, Ermüdung und die Ursprünge der Moderne, Wien.

RAEHLMANN, I. (2005), Arbeitswissenschaft im Nationalsozialismus. Eine wissenschaftssoziologische Analyse, Wiesbaden.

RAPHAEL, L. (2001), Radikales Ordnungsdenken und die Organisation totalitärer Herrschaft. Weltanschauungseliten und Humanwissenschaftler im NS-Regime. Geschichte und Gesellschaft 27, S. 5-40.

RAPHAEL, L. (1996), Die Verwissenschaftlichung des Sozialen als methodische und konzeptionelle Herausforderung für eine Sozialgeschichte im 20. Jahrhundert, in: Geschichte und Gesellschaft 22, S. 165-193.

RATHENAU, W. (1897), Höre, Israel! In: Die Zukunft 5, S. 454-462, zitiert nach: SCHULTE, Ch. (Hg.) (1993), Deutschtum und Judentum. Ein Disput unter Juden aus Deutschland, Stuttgart, S. 28-39.

RAUH, Ph. (2011), Victory for the „Most Enduring Hearts". The Treatment of Physically Exhausted Soldiers in the German Army (1914-1918), in: HOFER, H.-G., PRÜLL/C.-R./ECKART, W.U. (Hg.), War, trauma and medicine in Germany and Central Europe (1914-1939), Freiburg, S. 160-182.

RAUH, Ph. (2013), Der Psychiater Friedrich Mauz (1900–1979). Eine Hochschulkarriere im 20. Jahrhundert, in: FERDINAND, U./KRÖNER, H.-P./ MAMALI, I. (Hg.), Medizinische Fakultäten in der deutschen Hochschullandschaft 1925-1950, Heidelberg (im Druck).

RAUH, Ph./LEVEN, K.-H. (2013), Das Projekt „Ernst Wilhelm Baader (1892-1962) und die Arbeitsmedizin im Nationalsozialismus" – Ergebnisse und Perspektiven. Arbeitsmedizin, Sozialmedizin, Umweltmedizin 48 (im Druck).

REEG, K-P. (1988), Friedrich Georg Christian Bartels (1892-1968). Ein Beitrag zur Entwicklung der Leistungsmedizin im Nationalsozialismus, Husum.

REEG, K.-P. (1993), Deine Ehre ist die Leistung. Auslese und Ausmerze durch Arbeits- und Leistungsmedizin im Nationalsozialismus, in BLEKER/JACHERTZ, (Hg.), Medizin im „Dritten Reich", S. 191-200.

REICH-RANICKI, M. (2001), Mein Leben, Stuttgart.

REITER, H. (1936), Kommende Erziehung. Gedanken eines Arztes, in: Nationalsozialistisches Bildungswesen 1, S. 6-16.

RIEDESSER, P (1990), Ethische Dimensionen und psychologische Gegebenheiten der militärischen Arbeit im Zweiten Weltkrieg, in: GUTH, E. (Hg.), Sanitätswesen im Zweiten Weltkrieg, Herford/Bonn, S. 209-223.

RISAK, E. (1944), Aus dem Aufgabenkreis des Betriebsarztes, Stuttgart.

RITTER, G. A. (1998), Soziale Frage und Sozialpolitik in Deutschland seit Beginn des 19. Jahrhunderts, Opladen.

ROELCKE, V. (2000), Psychiatrische Wissenschaft im Kontext nationalsozialistischer Politik und „Euthanasie". Zur Rolle Ernst Rüdins und der Deutschen Forschungsgesellschaft für Psychiatrie/Kaiser-Wilhelm-Institut für Psychiatrie, in: KAUFMANN, D. (Hg.), Geschichte der Kaiser-Wilhelm-Gesellschaft im Nationalsozialismus. Bestandsaufnahme und Perspektiven der Forschung. Göttingen, S. 112–150.

ROELCKE, V. (2010), Deutscher Sonderweg? Die eugenische Bewegung in europäischer Perspektive bis in die 1930er Jahre, in: ROTZOLL, M./ HOHENDORF, G./FUCHS, P./ RICHTER, P./MUNDT, C./ECKART, W. U. (Hg.), Die nationalsozialistische „Euthanasie"-Aktion T4 und ihre Opfer. Geschichte und ethische Konsequenzen für die Gegenwart. Paderborn u.a., S. 47-55.

ROELCKE, V. (2012), Medizin im Nationalsozialismus – radikale Manifestation latenter Potentiale moderner Gesellschaften? Historische Kenntnisse, aktuelle Implikationen, in: FANGERAU, H./POLANSKI, I. (Hg.), Medizin im Spiegel ihrer Geschichte, Theorie und Ethik. Schlüsselthemen. Stuttgart, S. 35-50.

RÖSSING, P. (1943), Paul Rössing, Behandlungserfolge bei Zahnfleischerkrankungen mit Nikotinsäureamid, in: Paradentium 15, S. 40.

RÖSSING, P. (1944), Die Beziehungen des Nicotinsäureamids zu Schleimhauterkrankungen im Bereich der Mundhöhle, in: Klinische Wochenschrift 23, S. 330-332.

ROIZEN, R. (1986), Herschel Grynszpan. The fate of a forgotten assassin, in: Holocaust and Genocide Studies 1, S. 217-228.

Roth, K.H. (1993), Intelligenz und Sozialpolitik im „Dritten Reich". Eine methodisch-historische Studie am Beispiel des Arbeitswissenschaftlichen Instituts der Deutschen Arbeitsfront, München.

ROTH, K.-H. (1998) Leistungsmedizin und Vernichtung, in: KAUPEN-HAAS, H./ROTHMALER, C. (Hg.), Strategien der Gesundheitsökonomie, Frankfurt am Main, S. 177-197.

ROTH, M. (2009), Herrenmenschen. Die deutschen Kreishauptleute im besetzten Polen. Karrierewege, Herrschaftspraxis und Nachgeschichte, Göttingen.

ROTHMAN, D.J. (1997), Der Nürnberger Kodex im Licht früherer Prinzipien und Praktiken im Bereich der Humanexeprimente, in: TRÖHLER, U./REITER-THEIL, S. (Hg.), Ethik und Medizin (1947-1997). Was leistet die Kodifizierung von Ethik? S. 75-88.

RÜTHER, M. (2001), Ärzte im Nationalsozialismus. Neue Forschungen und Erkenntnisse zur Mitgliedschaft in der NSDAP, in: Deutsches Ärzteblatt 98, S. A3264-A3265.

RUPNOW, D. (2011), Judenforschung im Dritten Reich. Wissenschaft zwischen Politik, Propaganda und Ideologie. Baden-Baden.

SACHSE, C. (2002), „Persilscheinkultur". Zum Umgang mit der NS-Vergangenheit in der Kaiser-Wilhelm/Max-Planck-Gesellschaft, in: WEISBROD, B. (Hg.), Akademische Vergangenheitspolitik. Beiträge zur Wissenschaftskultur der Nachkriegszeit, Göttingen, S. 217-246.

SACHSSE, Ch./TENNSTEDT, F. (1992), Der Wohlfahrtsstaat im Nationalsozialismus, Stuttgart, Berlin, Köln.

SALOMON, E. v. (1951), Der Fragebogen, Reinbek. Taschenbuchausg. 1962.

SARASIN, Ph./TANNER, J. (Hg.) (1998), Physiologie und industrielle Gesellschaft. Studien zur Verwissenschaftlichung des Körpers im 19. und 20. Jahrhundert, Frankfurt am Main.

SAUERTEIG, L. (2000), Ethische Richtlinien, Patientenrechte und ärztliches Verhalten bei der Arzneimittelerprobung (1892-1931), in: Medizinhistorisches Journal 35, S. 303-334.

SCHAGEN, U. (2007), Widerständiges Verhalten im Meer von Begeisterung, Opportunismus und Antisemitismus. Jahrbuch für Universitätsgeschichte 10, S. 223-247.

SCHECK, R. (2009), Hitlers afrikanische Opfer. Die Massaker der Wehrmacht an schwarzen französischen Soldaten, Berlin.

SCHIRACH, B. v. (1939), Vorwort, in: REICHSJUGENDFÜHRUNG (Hg.), Der Gesundheitsdienst der Hitler-Jugend. Ausbildungsvorschrift der Hitler-Jugend, Berlin, S. 3.

SCHLEIERMACHER, S./SCHAGEN, U. (2008), Medizinische Forschung als Pseudowissenschaft. Selbstreinigungsrituale der Medizin nach dem Ärzteprozess, in: LIPPHARDT, V./RUPNOW, D./THIEL, J./ WESSELY, C. (Hg.), Pseudowissenschaft. Konzeptionen von Nicht-Wissenschaftlichkeit in der Wissenschaftsgeschichte. Frankfurt am Main, S. 251-278.

SCHMALTZ, F. (2005), Kampfstoff-Forschung im Nationalsozialismus. Zur Kooperation von Kaiser-Wilhelm-Instituten, Militär und Industrie, Göttingen.

SCHMIDT, D. (2012), Zwischen Expertise und Propaganda. Max Rubner und die Kriegsernährung im Ersten Weltkrieg, in: PLESSNER/THAMER, (Hg.), Arbeit, Leistung und Ernährung, S. 237-262.

SCHMIDT, U. (2009), Hitlers Arzt Karl Brandt. Medizin und Macht im Dritten Reich, Berlin.

SCHMUHL, H.-W. (1990), Die Selbstverständlichkeit des Tötens. Psychiater im Nationalsozialismus, in: Geschichte und Gesellschaft 16, S. 411-439.

SCHMUHL, H.-W. (1992), Rassenhygiene, Nationalsozialismus, Euthanasie. Von der Verhütung zur Vernichtung „lebensunwerten Lebens" (1890–1945), 2. Auflage, Göttingen.

SCHMUHL, H.-W. (2003), Arbeitsmarktpolitik und Arbeitsverwaltung in Deutschland 1871 – 2002. Zwischen Fürsorge, Hoheit und Markt, Nürnberg.

SCHMUHL, H.-W. (2005), Grenzüberschreitungen. Das Kaiser-Wilhelm-Institut für Anthropologie, menschliche Erblehre und Eugenik 1927–1945, Göttingen.

SCHNEIDER, M. (1999), Unterm Hakenkreuz. Arbeiter und Arbeiterbewegung 1933 bis 1939, Bonn.

SCHÖTTLER, P. (2012), Szientismus. Zur Geschichte eines schwierigen Begriffs. In: NTM. Zeitschrift für Geschichte der Wissenschaften, Technik und Medizin 20, S. 245-269.

SCHOLTEN, J. (2002), Offiziere. Im Geiste unbesiegt, in: FREI (Hg.), Karrieren im Zwielicht, S. 131-180.

SCHOTTDORF, G. (1995), Arbeits- und Leistungsmedizin in der Weimarer Republik, Husum.

SCHREIBER, C. (2008), Elite im Verborgenen. Ideologie und regionale Herrschaftspraxis des Sicherheitsdienstes der SS und seines Netzwerkes am Beispiel Sachsens, München.

SCHULTE, J.E. (Hg.) (2009), Die SS, Himmler und Wewelsburg, Paderborn u.a.

SCHULZE, W. (2002), Autobiographie, in: JORDAN (Hg.), Lexikon Geschichtswissenschaft, S. 37-40.

SCHWAB, G. (1990), The Day The Holocaust began. The Odyssey of Herschel Grynszpan, New York.

SCHWARTZ, M. (1996), Sozialistische Eugenik. Eugenische Sozialtechnologien in Debatten und Politik der deutschen Sozialdemokratie 1890-1933, Bonn.

SEIDLER, E. (1991), Johann Peter Frank (1745-1821), in: ENGELHARDT, D.v./HARTMANN, F. (Hg.), Klassiker der Medizin. Bd. 1., München, S. 291-308.

SEIDLER, E. (2007), Jüdische Kinderärzte, 1933-1945. Entrechtet-geflohen-ermordet. Erweiterte Neuauflage, Basel.

SEIDLER, E./LEVEN, K.-H. (1991/2007), Die Medizinische Fakultät der Albert-Ludwigs-Universität Freiburg im Breisgau. Grundlagen und Entwicklungen. Freiburg.

SEYFARTH, C. (1935), Der „Ärzteknigge". Über den Umgang mit Kranken und über Pflichten, Kunst und Dienst der Krankenhausärzte. Leipzig.

SIEFERT, H. (2011), Bernadino Ramazzini (1633-1714) – ein moderner Arbeitsmediziner?, in: NIENHAUS, A./VOLANTE, G./SEIDLER, A. (Hg.), Arbeitsmedizin in sozialer Verantwortung. Festschrift für Prof. Dr. Gine Elsner. Hamburg, S. 12-19.

SILBERZAHN-JANDT, G./SCHMUHL, H.-W. (2012), Friedrich Mauz. T4-Gutachter und Militärpsychiater, in: Der Nervenarzt 3, S. 321–328.

SMELSER, R. (1989), Robert Ley. Hitlers Mann an der „Arbeitsfront". Eine Biographie, Paderborn.

SPOERER, M. (2001), Zwangsarbeit unterm Hakenkreuz. Ausländische Zivilarbeiter, Kriegsgefangene und Häftlinge im Deutschen Reich und besetzten Europa 1939-1945, München.

STENZEL, E. (Hg.) (2009), „Den Nazis eine schallende Ohrfeige versetzen". Zeitzeugen erinnern sich, Berlin.

STIER, E. (1922), Rentenversorgung bei nervösen und psychisch erkrankten Feldzugsteilnehmern, in: Handbuch der Ärztlichen Erfahrungen im Weltkriege 1914/1918 hrsg. v. SCHJERNING, Otto v., Band IV: Geistes- und Nervenkrankheiten, hrsg. v. BONHOEFFER, K., Erster Teil, Leipzig, S. 168-193.

STÜRZBECHER, M. (2003), Krankengeschichten von Ausländern. Ein Bestand im Landesarchiv, in: ARBEITSKREIS BERLINER REGIONALMUSEEN (Hg.), Zwangsarbeit in Berlin, S. 96-103.

SÜSS, W. (2003), Der Volkskörper im Krieg. Gesundheitspolitik, Gesundheitsverhältnisse und Krankenmord im nationalsozialistischen Deutschland 1939-1945, München.

SÜSS, W. (2011), Medizinische Praxis, in: JÜTTE, et al., Medizin und Nationalsozialismus, S. 179-255.

SYMANSKI, H. (1981), E.W. Baader und seine Zeit - Persönliche Erinnerungen, in: Bericht über die 21. Jahrestagung der Deutschen Gesellschaft für Arbeitsmedizin, Stuttgart, S. 489-494.

SZABÓ, A. (2000), Vertreibung, Rückkehr, Wiedergutmachung. Göttinger Hochschullehrer im Schatten des Nationalsozialismus. Göttingen 2000.

SZCZESNY, K.-D. (1984), Franz Xaver Koelsch (1876-1970). Stationen der Arbeitsmedizin in Deutschland, in: MÜLLER/MILLES (Hg.), Beiträge zur Geschichte der Arbeiterkrankheiten, S. 438-449.

TELEKY, L. (1903), „Hütet euch und eure Kinder vor der Lauge! Die Mahnung eines Arztes", in: Arbeiter Zeitung Wien Nr. 335 vom 23.12.1903, S. 6-7.

TELEKY, L. (1906), Ein Beitrag zur Kenntnis der Verbreitung der Phosphornekrose, in: Wiener Klinische Wochenschrift 19, S. 1063-1068.

TELEKY, L. Arbeit bzw. Beruf in ihrem Einfluß auf Krankheit und Sterblichkeit (1913), in: MOSSE, M./TUGENDREICH, G. (Hg.), Krankheit und Soziale Lage, München, S. 154-232.

TELEKY, L. (1914), Vorlesungen über Soziale Medizin, Jena.

TELEKY, L. (1952), [Briefliche Mitteilung. Antwort auf Glückwunsch F. KOELSCH zum 80. Geburtstag]. In: Zentralblatt für Arbeitsmedizin und Arbeitsschutz 2, S. 160.

TELEKY, L. (1955), Geschichtliches, Biographisches, Autobiographisches. Ärztliche Wochenschrift 10, S. 112-116. Wieder abgedruckt in: LESKY, E. (Hg.), Sozialmedizin. Entwicklung und Selbstverständnis, Darmstadt 1977, S. 355-370.

TEPPE, K. (1977), Zur Sozialpolitik des Dritten Reiches am Beispiel der Sozialversicherung, in: Archiv für Sozialgeschichte 17, S. 195-250.

TESSIN, G. (1975), Verbände und Truppen der Wehrmacht und Waffen-SS im Zweiten Weltkrieg 1939-1945, Band 11, Osnabrück.

THOMS, U. (2006), Einbruch, Aufbruch, Durchbruch? Ernährungsforschung in Deutschland vor und nach 1945, in: BRUCH, R. v./ GERHARDT, U./ PAWLICZEK, A. (Hg.), Kontinuitäten und Diskontinuitäten in der Wissenschaftsgeschichte im 19. Jahrhundert, Stuttgart, S. 111-130.

THOMS, U. (2006), „Ernährung ist so wichtig wie Munition". Die Verpflegung der deutschen Wehrmacht 1933-1945, in: ECKART, W. U. Eckart/NEUMANN, A. (Hg.), Medizin im Zweiten Weltkrieg. Militärmedizinische Praxis und medizinische Wissenschaft im „Totalen Krieg", Paderborn, S. 207-230.

THOMS, U. (2007), Vitaminfragen - kein Vitaminrummel? Die deutsche Vitaminforschung in der ersten Hälfte des 20. Jahrhunderts und ihr Verhältnis zur Öffentlichkeit, in: NIKOLOW, S./SCHIRRMACHER, A. (Hg.), Wissenschaft und Öffentlichkeit als Ressourcen füreinander. Studien zur Wissenschaftsgeschichte im 20. Jahrhundert, Bielefeld, S. 75-96.

TOMASZEWSKI, J. (2002), Auftakt zur Vernichtung. Die Vertreibung der polnischen Juden aus Deutschland 1938, Osnabrück.

ULLRICH, Ch. (2011), „Ich fühl' mich nicht als Mörder!" Die Integration von NS-Tätern in die Nachkriegsgesellschaft. Darmstadt.

URBAN, M. (2013), Kollektivschuld druch die Hintertür? Die Wahrnehmung der NMT in der westdeutschen Öffentlichkeit, 1946-1951, in: PRIEMEL/STILLER (Hg.), NMT, S. 684-718.

VALENTIN, H./ZERLETT, G. (Hg.) (1998), E.W. Baader Gedächtnis-Vorlesungen für Arbeitsmedizin 1968-1998. Gedanken, Meinungen und Tatsachen aus der Sicht eines Faches der Humanmedizin, Stuttgart.

VALENTIN, R. (1981), Die Krankenbataillone. Sonderformationen der deutschen Wehrmacht im Zweiten Weltkrieg, Düsseldorf.

VALENTIN, R. (1990), Die Sonderlazarette des Heeres, in: GUTH, E. (Hrsg.), Sanitätswesen im Zweiten Weltkrieg, Herford/Bonn, S. 167-182.

VOLKOV, S. (2012), Walther Rathenau. Ein jüdisches Leben in Deutschland 1867 bis 1922 München.

VOLLNHALS, C. (Hg.) (1991), Entnazifizierung. Politische Säuberung und Rehabilitierung in den vier Besatzungszonen 1945-1949, München.

VOSWINCKEL, P. (2002), Biographisches Lexikon der hervorragenden Ärzte der letzten fünfzig Jahre, von Isidor Fischer, Bd. 3, Hildesheim.

WAGNER, W. (2011), Der Volksgerichtshof im nationalsozialistischen Staat. Mit einem Forschungsbericht für die Jahre 1975 bis 2010 von Jürgen Zarusky, München.

WAIGAND, B. (2001), Antisemitismus auf Abruf. Das Deutsche Ärzteblatt und die jüdischen Mediziner, 1918-1933, Frankfurt am Main.

WEDER, H. (2000), Sozialhygiene und pragmatische Gesundheitspolitik in der Weimarer Republik am Beispiel des Sozial- und Gewerbehygienikers Benno Chajes (1880-1938), Husum.

WEIGEL, B. (2009), „Märzgefallene" und Aufnahmestopp. Eine Studie über den Opportunismus, in: BENZ, W. (Hg.), Wie wurde man Parteigenosse?, S. 91-109.

WEINDLING, P. (1989), Health, Race and German Politics between National Unification and Nazism, 1870-1945. Cambridge.

WEINDLING, P. (2000), Epidemics and Genocide in Eastern Europe. Oxford.

WEINDLING, P. (2001), Zur Vorgeschichte des Nürnberger Ärzteprozesses, in: EBBINGHAUS/DÖRNER (Hg.), Vernichten und Heilen, S. 26-47.

WEINDLING, P. (2003), Alexander Mitscherlich und die Deutsche Medizinische Kommission beim Nürnberger Ärzteprozess, in: WOELK et. al. (Hg.), Nach der Diktatur, S. 69-85.

WEINDLING, P. (2004), Nazi Medicine and the Nuremberg Trials. From Medical War Crimes to Informed Consent. Houndmills, Basingstoke, New York.

WEINDLING, P. (2012), „Sonstige Personenschäden" – die Entschädigungspraxis der Stiftung ´Erinnerung, Verantwortung und Zukunft´ in: GOSCHLER, C. et al. (Hg.), Die Entschädigung von NS-Zwangsarbeit am Anfang des 21. Jahrhunderts. Bd. 2, Göttingen, S. 197-225.

WEINDLING, P. (2013), Der Nürnberger Ärzteprozess. Entstehungsgeschichte, Verlauf, Nachwirkungen, in: PRIEMEL/STILLER (Hg.), NMT, S. 158-193.

WEINGART, P./KROLL, J./BAYERTZ, K. (1992), Rasse, Blut und Gene. Geschichte der Eugenik und Rassenhygiene in Deutschland. Frankfurt am Main.

WESTERMANN, S./ WIESING, U. (2011), Von der Prävention zur „olympiareifen" Belegschaft – Konfliktlinien und Argumentationsfiguren zur Genetik in der Arbeitsmedizin in historischer Perspektive in: Medizinhistorisches Journal 46, S. 51-82.

WEINREICH, M. (1946), Hitler's Professors. The Part of Scholarship in Germany's Crimes Against the Jewish People. Yiddisch Scientific Institute – YIVO. New York.

WEISS, S.F. (2010), After the Fall. Political Whitewashing, Professional Posturing, and personal Refashioning in the Postwar Career of Otmar Freiherr von Verschuer, in: Isis 101, S. 722–758.

WELZER, H./MOLLER, S. / TSCHUGNALL, K. (2002), „Opa war kein Nazi." Nationalsozialismus und Holocaust im Familiengedächtnis, Frankfurt am Main.

WELZER, H. (2005), Täter. Wie aus ganz normalen Menschen Massenmörder werden, Frankfurt am Main.

WENCKEBACH, K.F. (1916), Ueber die Herzkonstatierung im Kriege, in: Medizinische Klinik 12, S. 465-471.

WENZEL, M. (2009), Die NSDAP, ihre Gliederungen und angeschlossenen Verbände, in: BENZ, W. (Hg.), Wie wurde man Parteigenosse?, Frankfurt/M., S. 19-38.

WEVER, B. de (1996), Benelux-Staaten. Integration und Anpassung, in: Benz, W./ TEN CATE, J.H./OTTO, G. (Hg.), Anpassung –

Kollaboration – Widerstand. Kollektive Reaktionen auf die Okkupation, Berlin, S. 69-115.

WILDT, M. (2002), Generation des Unbedingten. Das Führungskorps des Reichssicherheitshauptamtes, Hamburg.

WILDT, M. (2008), Blick in den Spiegel. Überlegungen zur Täterforschung, in: Österreichische Zeitschrift für Geschichtswissenschaften 19, S. 13-37.

WILDT, M. (2011), Funktionswandel der nationalsozialistischen Konzentrationslager, in: Mittelweg 36 20, S. 76-86.

WILKEN, H. (2002), Zwischen Kommando und Kerker. Alexander von Falkenhausen – Deutscher Militärbefehlshaber in Brüssel 1940-1944, in: if – Zeitschrift für Innere Führung 2, S. 64-71.

WINTERBERG, Y./WINTERBERG, S. (2009), Kriegskinder. Erinnerungen einer Generation, Berlin.

WITTERN-STERZEL, R. (1993), Aus der Geschichte der Medizinischen Fakultät, in: KÖSSLER, H. (Hg.): 250 Jahre Friedrich-Alexander-Universität Erlangen-Nürnberg, Erlangen, S. 315-420.

WOELK, W./SPARING, F./BAYER, K./ESCH, M.G. (Hg.) (2003), Nach der Diktatur. Die Medizinische Akademie Düsseldorf nach 1945. Düsseldorf.

WOLTERS, C. (2011), Tuberkulose und Menschenversuche im Nationalsozialismus. Das Netzwerk hinter den Tbc-Experimenten im Konzentrationslager Sachsenhausen, Stuttgart.

WORTMANN, M. (1982), Baldur von Schirach. Hitlers Jugendführer, Köln.

WULF, A. (2001), Der Sozialmediziner Ludwig Teleky (1872-1957) und die Entwicklung der Gewerbehygiene zur Arbeitsmedizin, Frankfurt am Main.

WUTTKE-GRONEBERG, W. (1980), Medizin im Nationalsozialismus. Ein Arbeitsbuch, Tübingen.

Internet

http://fami.oszbueroverw.de/krankenhaus.pdf (Zugriff am 30. Januar 2013).

http://www.ev-kirchenkreis-neukoelln.de/1036068/alias.html?id=1036101 (Zugriff am 19. Januar 2013).

http://stiftungen.stifterverband.info/t007_baader/index.html (Zugriff am 16. Januar 2013).

http://www.zwangsarbeit-forschung.de/Lagerstandorte/Neukoelln/neukoelln.html (Zugriff am 18. Januar 2013).

http://hsozkult.geschichte.hu-berlin.de/tagungsberichte/id=4669 (Zugriff am 28. Februar 2013).

Schriftliche Auskünfte

GLOCK, K., Archiv der Firma Merck

RODEN, D., Gedenkstätte Fort Breendonk

MÖLLHOFF-MYLIUS, I., Nichte von E.W. Baader

Abbildungsnachweise

Abb. 1 Max Weinreich, „Hitler's Professors", 1946, Außentitel (privat)

Abb. 2 Franz Koelsch; Beilage zur Münchener Medizinischen Wochenschrift 1962, Blatt 684

Abb. 3 Ludwig Teleky, Erkennungskarte, Stadt Wien, März 1936 (Prof. Dr. Dietrich Milles, Bremen)

Abb. 4 Propagandaplakat „So wie wir kämpfen", deutsches Propagandaplakat von 1942, entworfen von Herbert Rothgängel (Ullsteinbild)

Abb. 5 Robert Ley, 1935 (Bildarchiv Preußischer Kulturbesitz)

Abb. 6 Propagandaplakat „Damals wie heute - Wir bleiben Kameraden", Aufruf der Deutschen Arbeitsfront nach Auflösung der Gewerkschaften am 2. Mai 1933 (Bildarchiv Preußischer Kulturbesitz)

Abb. 7 Ernst Wilhelm Baader (1892-1972), Aufnahme aus den 1950er Jahren (Privatarchiv Dr. I. Möllhof-Mylius)

Abb. 8 Kaiserin-Auguste-Viktoria-Krankenhaus, Aufnahme vermutlich aus den 1920er Jahren (Bundesanstalt für Arbeitsschutz und Arbeitsmedizin/BAuA Berlin).

Abb. 9 E.W. Baader im Kreis seiner Mitarbeiter, 1920er Jahre (Bundesanstalt für Arbeitsschutz und Arbeitsmedizin/BAuA Berlin).

Abb. 10 Ehrenurkunde für Heinrich Zangger, Zürich, 17. Okt. 1935 (Nachlass Heinrich Zangger/Zentralbibliothek Zürich,CH)

Abb. 11 Friedrich (Fritz) Bartels als Zeuge während des Nürnberger Ärzteprozesses, 1946/47 (http://commons.wikimedia.org/wiki/File: Zugriff 28. März 2013)

Abb. 12 Leonardo Conti (1900-1945) und Karl Brandt (1904-1948), Aufnahme im August 1942 (Bildarchiv Preußischer Kulturbesitz)

Abb. 13 Bernhardi Ramazzini, „Untersuchung von denen Kranckheiten der Künstler und Handwercker", Leipzig 1718, S. 307 (Universitätsbibliothek Erlangen)

Abb. 14 a/b: Baader, Gewerbekrankheiten, 4. Aufl. 1954, mit Widmung an das Ehepaar Teleky (Bibliothek des Instituts für Geschichte und Ethik der Medizin der Universität Erlangen-Nürnberg)

Abb. 15 Ludwig Teleky vor der Ludwig-Teleky-Straße in Hamm (Prof. Dietrich Milles, Bremen)

Abb. 16 Ludwig Teleky und Gisella Teleky, Mai 1952, New York (Prof. Dr. Dietrich Milles, Bremen)

Abb. 17 E.W. Baader als Beratender Internist, ca. 1942/43 (Privatarchiv Dr. I. Möllhof-Mylius)

Abb. 18 Fragebogen E.W. Baaders, 6. Dez. 1947, S. 12 (Landesarchiv NRW, Abt. Rheinland, Bestand NW-1100-BG 34-129)

Abb. 19 Das Konzentrationslager Breendonk, Aufnahme der Gedenkstätte

Abb. 20 Essen im Zwangsarbeiterlager in der Sickingenstraße Berlin-Moabit, 1942 (Bildarchiv Preußischer Kulturbesitz)

Abb. 21 Rössing, Klinische Wochenschrift 1944, S. 330

Abb. 22 „Richtlinien" 1931, Reichsgesundheitsblatt 6 (1931), S. 174

Abb. 23 Fragebogen Entnazifizierung, E.W. Baader, Dez. 1947 (Landesarchiv NRW, Abt. Rheinland, Bestand NW-1100-BG 34-129)

Abb. 24 Anlage zum Case Summary Bogen von E.W. Baader, 10. Dez. 1947 (Landesarchiv NRW, Abt. Rheinland, Bestand NW-1100-BG 34-129)

Abb. 25 Ernst Wilhelm Baader, im Talar der Medizinischen Fakultät Münster, 1956, Gemälde von A. Rheinboldt (Institut und Hochschulambulanz für Arbeitsmedizin, Umweltmedizin und Public Health/IAUP, Universitätsklinikum des SaarlandesHomburg/Saar, Direktor: Prof. Dr. Volker Hardt)

Abb. 26 E.W. Baader, Brief an den Rektor der Universität Münster, 5. März 1959, aus Alexandria/Ägypten (Universitätsarchiv Münster, Bestand 5-289)

Abb. 27 E.W. Baader in Hamm, Gemälde von Bert Heller (1912-1970), (Bundesanstalt für Arbeitsschutz und Arbeitsmedizin/BAuA Berlin).

Personenregister

Alexander, Leo 185
Améry, Jean 156, 157, 158
Atzler, Edgar................. 125, 126
Axmann, Arthur 126

Baader, Ilse 211, 218
Baader, Rudolf 69
Bartels, Friedrich .. 26, 28, 58, 59, 65, 93, 94, 95, 96, 97, 98, 196, 219, 222
Bauer, Martin.................. 65, 120
Bauer, Helmut Johannes. 98, 212
Benn, Gottfried 136
Bismarck, Otto von 31
Blum, August. 158, 160, 161, 162
Bockhacker, Werner ... 30, 59, 65, 196
Böll, Heinrich 147
Brandt, Karl 97
Brecht, Bert 209
Brinkmann, O. 213, 214

Chajes, Benno 79, 120, 206
Conti, Leonardo 55, 58, 66, 94, 96, 97, 98

Dencks, Gustav 77
Deussen, Erika 120
Dohmen, Arnold 177
Dschingis Khan 15

Ehrmann, Rudolf 78, 110

Fähndrich, Wilhelm......... 177, 178

Falkenhausen, Alexander von
.... 146, 147, 148
Fischer, Eugen 15, 113
Ford, Henry............................ 48
Frank, Johann Peter 36
Freisler, Roland 143

Glasenapp, Helmuth von 106
Gocht, Hermann 79
Goebbels, Josef.................... 141
Grimm, Friedrich................... 143
Grotjahn, Alfred 36
Grünspan, Herschel...... 140, 141, 142, 143, 144, 223
Gutzeit, Kurt.. 149, 150, 153, 177, 178

Handloser, Siegfried 167, 175
Hauss, Werner H. 214, 215
Hebestreit, Hermann 65, 196
Heilberg, Alfred 158
Heller, Bert..................... 209, 210
Heydrich, Reinhard 147
Hierl, Konstantin 51
Hiltner, Hermann 98, 99, 100, 102, 109, 125
Hippokrates 103
Hitler, Adolf 56, 57, 87, 88, 89, 95, 121, 122, 123, 138, 141, 144, 146, 172, 221
Himmler, Heinrich 54
Hoeflmayer, Ludwig 94
Holstein, Ernst 136, 138, 194, 195, 198, 207, 210, 212
Hoske, Hans 28, 65

Jakob, Reinhard 64
Jenner, Edward 36
Jünger, Ernst 53

Kaplun, Sergej 102
Klemperer, Victor.... 60, 120, 142, 190
Koelsch, Franz 28, 33, 34, 35, 36, 40, 42, 45, 46, 65, 74, 115, 207, 220
Krastel, Vertrauensarzt...... 63, 64
Kraut, Heinrich 180, 181
Krayer, Otto 108
Kreuz, Lothar 139, 144
Kröchling 159
Krohn, Johannes 79
Kudrenko, Wasyl T. 169

Landt, Erhard 101
Lehmann, Gunther 80
Ley, Robert.... 56, 59, 96, 97, 195
Liek, Erwin 130, 131
Loewenstein, Georg W. ... 70, 71, 73, 106, 111, 112
Lübke, Heinrich 217

Mann, Klaus 119, 136
Mauz, Friedrich 201
Meyer-Brodnitz, Franz Karl .. 109, 120, 206
Meyers, Franz 213
Mielke, Fred 17, 206
Milch, Erhard 64
Mitscherlich, Alexander 17, 18, 206

Neisser, Albert 182, 183

Nuck, Kurt 65

Paracelsus 103
Petry, Heinrich 205

Ramazzini, Bernardino . 102, 103, 105, 114, 220
Rath, Ernst vom.... 141, 142, 143, 144
Rathenau, Walther 118
Reeder, Eggert 147, 159
Reiter, Hans 128
Reploh, Heinrich 214, 215
Rheinboldt, A. 202
Rineckers, Franz von 182
Risak, Erwin 60
Rodenwaldt, Ernst 92
Röhm, Ernst 95
Rombach, Hans Wolfgang..... 214
Rosenthal, Werner 119
Rössing, Paul 165, 166, 167, 172, 173, 174, 175, 178, 179, 181, 182, 186, 187, 188, 189
Rubner, Max 41

Salomon, Ernst von 194
Sauerbruch, Ferdinand 75
Schirach, Baldur von 123
Schulten, Hans 160
Schulz, Otto ... 166, 194, 195, 196
Seldte, Franz 67
Seyfarth, Carly 186
Solmssen, Georg 107
Sternberger, Dolf 18
Symanski, Hans.... 76, 78, 84, 87, 131, 132, 163, 207

Taylor, Frederick W. 47, 48, 49

Teleky, Dora 37
Teleky, Hermann 36, 37
Teleky, Ludwig 26, 28, 29, 36, 37,
 38, 39, 40, 43, 45, 46, 74, 108,
 109, 110, 111, 112, 113, 114,
 115, 116, 117, 118, 119, 120,
 206, 207, 219, 220
Teleky-Koritschoner, Marie 37
Thoma, Ernst 154, 161, 162, 163,
 194, 197, 198

Valentin, Helmut 203
Verschuer, Otmar Freiherr von
 .... 199, 200, 201
Vigliani, Enrico C 94, 110, 111

Virchow, Rudolf 36
Vögler, Albert 180

Wagner, Gerhard .. 55, 58, 89, 90,
 93, 98
Weigel, Helene 209
Weinreich, Max 15, 16
Wenckebach, Karl Frederik 40

Zangger, Heinrich ... 29, 109, 110,
 111, 112
Zeiss, Heinz 125

Medizingeschichte im Kontext

Herausgegeben von Karl-Heinz Leven, Mariacarla Gadebusch Bondio,
Hans-Georg Hofer und Cay-Rüdiger Prüll

Die Reihe *Medizingeschichte im Kontext* veröffentlicht Studien, die Themen aus der Geschichte der Medizin und des Gesundheitswesens in wissenschafts- und kulturhistorischer Perspektive betrachten. Die Reihe versteht sich zugleich als Fortsetzung der von Ludwig Aschoff 1938/39 mit zwei Heften begründeten, von Eduard Seidler 1971-1994 mit 17 Bänden weitergeführten *Freiburger Forschungen zur Medizingeschichte*. Die Bände 1 bis 11 (1999 bis 2004) wurden von Karl-Heinz Leven und Ulrich Tröhler herausgegeben.

Band 1 Christine Hummel: Das Kind und seine Krankheiten in der griechischen Medizin. Von Aretaios bis Johannes Aktuarios (1. bis 14. Jahrhundert). 1999.

Band 2 Cécile Mack: Henriette Hirschfeld-Tiburtius (1834-1911). Das Leben der ersten selbständigen Zahnärztin Deutschlands. 1999.

Band 3 Susanne Mende: Die Wiener Heil- und Pflegeanstalt *Am Steinhof* im Nationalsozialismus. 2000.

Band 4 Bernhard Gessler: Eugen Fischer (1874-1967). Leben und Werk des Freiburger Anatomen, Anthropologen und Rassenhygienikers bis 1927. 2000.

Band 5 Jochen Binder: Zwischen Standesrecht und Marktwirtschaft. Ärztliche Werbung zu Beginn des 20. Jahrhunderts im deutsch-englischen Vergleich. 2000.

Band 6 Cécile Mack: Die badische Ärzteschaft im Nationalsozialismus. 2001.

Band 7 Beate Waigand: Antisemitismus auf Abruf. Das Deutsche Ärzteblatt und die jüdischen Mediziner 1918-1933. 2001.

Band 8 Georg Schomerus: Ein Ideal und sein Nutzen. Ärztliche Ethik in England und Deutschland 1902-1933. 2001.

Band 9 Barbara Rabi: Ärztliche Ethik – Eine Frage der Ehre? Die Prozesse und Urteile der ärztlichen Ehrengerichtshöfe in Preußen und Sachsen 1918-1933. 2002.

Band 10 Bernd Grün / Hans-Georg Hofer / Karl-Heinz Leven (Hrsg.): Medizin und Nationalsozialismus. Die Freiburger Medizinische Fakultät und das Klinikum in der Weimarer Republik und im „Dritten Reich". 2002.

Band 11 E. Caroline Jagella: Ignaz Schwörer (1800–1860). Freiburger Geburtshelfer zwischen Romantik und Positivismus. Ein Beitrag zur Geschichte der medizinischen Ethik im 19. Jahrhundert. 2004.

Band 12 Stephan Anis Towfigh: Das Bahá'í tum und die Medizin. Ein medizinhistorischer Beitrag zum Verhältnis von Religion und Medizin. 2006.

Band 13 Nils Kessel: Geschichte des Rettungsdienstes 1945–1990. Vom „Volk von Lebensrettern" zum Berufsbild „Rettungsassistent/in". 2008.

Band 14 Jette Sophia Jung: Erfolg und Scheitern der Hegar-Operation. Eine wissenschaftsgeschichtliche Untersuchung über die Kastration der Frau im 19. Jahrhundert. 2007.

Band 15 Jasmin Beatrix Mattes: Die Stationsbenennungen des Klinikums der Albert-Ludwigs-Universität Freiburg im Breisgau. Erinnerungskultur, kollektives Gedächtnis und Umgang mit nationalsozialistischer Vergangenheit. 2008.

Band 16 Simon Reuter: Im Schatten von Tet. Die Vietnam-Mission der Medizinischen Fakultät Freiburg (1961–1968). 2011.

Band 17 Ute Caumanns / Fritz Dross / Anita Magowska (Hrsg. / red.): Medizin und Krieg in historischer Perspektive. Beiträge der XII. Tagung der Deutsch-Polnischen Gesellschaft für Geschichte der Medizin, Düsseldorf 18.-20. September 2009. Medycyna i wojna w perspektywie historycznej. Prace XII. konferencji Polsko-Niemieckiego Towarzystwa Historii Medycyny, Düsseldorf 18 do 20 września 2009 r.. 2012.

Band 18 Philipp Rauh / Karl-Heinz Leven: Ernst Wilhelm Baader (1892-1962) und die Arbeitsmedizin im Nationalsozialismus. 2013.

www.peterlang.de